実践 & 入門

PRACTICE & INTRODUCTORY

診療情報管理
パーフェクトガイド
改訂新版 Ver.3

資格取得からICDコーディング，統計，DPCデータ活用まで

HEALTH INFORMATION MANAGEMENT

国立国際医療研究センター 医事管理課 課長
日本診療情報管理士会 会長
須貝和則
KAZUNORI SUGAI

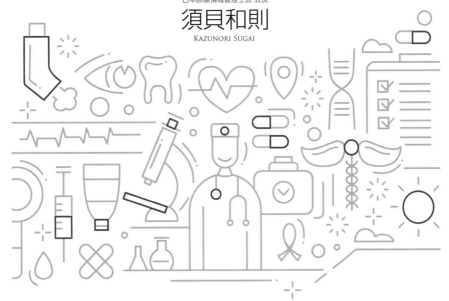

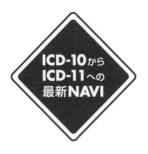

ICD-10から
ICD-11への
最新NAVI

医学通信社

序　文

　本書は，診療情報管理士の資格取得を目指す学生諸氏，そして初めて診療情報管理に係わる医療関係者に向けて執筆いたしました。

　本書では，これまで診療情報管理がふれることが少なかった保険診療（診療報酬）部分を意識して解説し，診療情報管理の基本部分は事例をまじえてわかりやすく説明しています。また，初心者にとって最もむずかしいとされる ICD コーディングにも重点を置き，最新の情報として ICD-11 まで詳しく解説しました。さらに，統計については，数字による解説を極力避け，統計の考え方を中心に初心者向きに説明を加えています。

　必ずや，学生からシニアまで，日常活用できる成書になりえたと信じています。

　さて，ここで診療情報管理の将来展望について，著者の考え方を説明しておきます。ご存知のとおり，日本の医療制度は急速な高齢化によってたくさんの課題を抱えていますが，私は真剣に，今後，医療の鍵を握る職種は，診療情報管理士になると考えています（それも，医療事務の知識をもった診療情報管理士が飛躍して活躍すると）。

　そのように考える根拠は，"病院は診療情報でコントロールされる"時代が訪れるからです。近い将来，医療機関は，地域医療構想という医療制度改革によって，診療機能が分化されます。つまり，高度急性期から急性期，そして回復期から療養，在宅医療といった流れに沿って機能分化した複数の医療機関が，連携して1人の患者さんの治療に当たることになります。この仕組みづくりには，それぞれの医療機関が自院の特性や役割を認識して医療を提供することが必須条件になります。医療機関では，自院で行っている医療を常に分析し，診療プロセスなどを管理する仕組みを構築する必要があります。ここに診療情報管理士の活躍が期待されるのです。

　下図は，診療情報管理士の基本的な業務の考え方を整理したものです。業務の軸は4区分から構成されます。

　それでは，現在の診療情報管理士の業務をより具体的にみてみましょう。

　診療情報管理士は，診療録の保管・管理や退院時要約の作成支援，診療記録の点検業務などに比重を置いて専門性を磨いてきました。しかし，今後，強化すべき資質は，診療情報の分析や活用する力，そして診療の質に係わる業務に介入できる知識です。情報の分析や活用は，診療プロセスの改善や経営改善のマネジメントを行う方向に進みます。

　一方，診療の質に関する部分は，診療記録の点検や監査が主流になり，医療の安全性や手順の適切性を確保する業務へと進みます。具体的には，医療安全管理部門と診療情報管理部門が連携して，侵襲性の高い手術・処置に対する IC と記録の点検や，死亡退院患者の臨床経過の把握と診療記録の記載を行うようになります。このように診療情報管理は，臨床に広く関わりながら情報の分析や活用を推進していくことになります。

　ところが，その一方で業務の効率化も進みます。たとえば，入院診療計画書の写しの保存チェックや必要な様式漏れをみる点検，研修医の記載に対する指導医の承認漏れの点検など，診療記録を1枚1枚めくる単純作業は，電子カルテの機能が向上するのに伴い，ページをめくることなく電子カルテの管理画面上で把握できるようになります。このような動きは，すでに一部の企業が開発し，大学病院を中心に導入が進んでいるようです。

　さらにここで，診療記録の監査に注目して，より深く考えてみたいと思います。

　前述したように，監査は将来的に診療情報管理士

診療情報管理士の役割（概念）

┌─── 診療情報管理業務 ───┐

医療事務（保険診療・施設基準・保険請求・クラーク）

診療録管理（カルテ管理，統計，DPC，がん登録）

診療の質（医療安全，診療監査，QI，医療監視）

病院経営（収入，コスト，原価，分析，マネジメント）

の専門的な業務の中心になると考えていますが，この監査体制を3種類（保険・医師・診療情報管理）に分けて整備することを提案します。

(1) 保険の監査

保険診療のルールに則った診療記録の作成や，保険請求したそれぞれの加算や医学管理料，指導料等が定められた記録として残されているか，また，作成された様式は条件に沿っているかなどを算定実績と照らし合わせながら診療記録を点検し，評価する。監査結果は，診療科の科長や医長に報告し，特に注意すべきポイントをある程度絞り込んだうえで改善する。

(2) 医師の監査

別名ピュアレビューといわれている。医師が第三者の立場で他の医師の診療録の記載を監査する。診療科単位で同じ診療科の上席医師が監査することが教育的で効果が得られやすい。また，継続して行い，医師に監査を意識させ，診療情報の質的改善を図ることが特に重要である。

(3) 診療情報管理士の監査

死亡退院患者のなかで予期せぬ死亡が隠れていないか，死亡診断書は適切に記載されているか，侵襲性の高い手術や処置に対する説明と同意の記録と手術記録は揃っているか，入院患者すべてに入院診療計画書が作成され控えが保存されているか──といったような重要な監査項目を検討し，常に続ける監査項目とスポット的に行う監査に分けて効率的に行う。監査結果は広く院内に公表し，改善を促す。

これら監査の注意点は，3種類のいずれの監査においても，診療情報管理委員会のもと，実施する目的やその趣旨を院内にしっかりと周知することです。そして，監査結果は必ずフィードバックし，改善に結び付けなければ意味はありません。

その改善の手法はいろいろありますが，「何が際立って悪いのか」，「どうすればいいのか」を明確に示して「見える化」することです。たとえば，説明と同意の IC の部分の記載が乏しいという傾向がみえた場合には，他の記載に関する部分（主訴，現病歴，既往歴等）と比較した図（グラフ）を用いて強調し，診療科としてどこの科が特に悪いのかを明らかにすることができれば，改善に結びつきます。「比べて強調する」ということが大切です。

以上，診療情報管理およびそれに携わる診療情報管理士の将来展望について述べてきました。監査については，著者が使用している監査関係の資料を**巻末**に**参考資料**として掲載しました。併せてご参照ください。多くの医療機関で，診療情報管理士による新しい監査が実施されることを期待します。

最後に，刊行に当たり本書の執筆にご協力いただいた安孫子かおり氏，石崎義弘氏，瀬戸僚馬氏，東城恵子氏，石割大範氏の諸氏に，この場を借りて深くお礼を申しあげます。

そして，なかなか届かない原稿を，執筆を励ましつつ数年にわたり温かく見守ってくださった医学通信社の編集部に心から感謝申しあげます。

　２０２３年残暑

著者識

目　次

第7章　電子カルテと診療録／64

第8章　ICD コーディング／75

第9章　がん登録の基本と診療情報管理／124

第10章　統計とデータの活用／131

第11章　DPCと診療情報管理／155

第12章　クリニカルパスと診療記録／175

第1章　診療情報管理とは何か

診療情報は患者の診療の過程において，たいへん重要な情報であることはもちろんのこと，診療の適切性やその事実を証明するものでもあります。診療を行うときは，そのつど診療記録を記載することや所定の要件に則って正確に記述すること，また定められた年限の間，いつでも利用できるように管理することも，医療を行ううえでの義務とされています。

また，何よりも診療情報は患者自身の大切な個人記録（病歴）であり，個人情報の取扱いを定めた個人情報保護法によって保護されるべき対象として定められた保有個人データに属します。

さらに，診療情報は，医療機関の診療の実態を明らかにするデータであり，病院経営や公衆衛生といった範囲まで利用されることがあります。

このような貴重な診療情報は，しっかりとした医療体制によって，専門的な知識をもつ担当者のもとで管理が行われる必要があり，医療における**診療情報管理体制の整備**は，すなわち**診療情報管理士の役割**として認識されています。

1. 診療情報管理の基本要件

診療情報管理は，医療機関の中で常に発生する膨大な診療情報について，しっかりとした管理体制のもと，その利活用を推進させる仕組みをいいます。医療者が診療を行ううえでは，信頼できる最新の情報が必要となりますが，患者においても診療情報は大切な個人情報です。

日本診療情報管理学会では，適切な診療情報管理体制を整備するためには，診療情報管理士による専門的な取組みが必要であるとし，『**診療情報管理士業務指針2021**』を公開しています。

以下は適切な診療情報管理の基本条件を示したものです。

①患者中心の医療の実現と質の高い安心・安全な医療の保証
・患者中心の医療の実現のため，診療情報管理士は，医療従事者の一員として診療情報を適切に管理・点検し，患者に提供された医療内容に関する検証・評価に資することで，質の高い安心・安全な医療を保証する役割を担う。

②チーム医療の促進と情報共有の徹底
・チーム医療の実践のため，患者の診療情報を相互に参照し，共有することが前提となり，診療情報管理士は，診療情報の標準化・共通化と相互の参照手順の整備に関与し診療情報の共有を徹底することに努める。

③個人情報の保護とセキュリティの確保

・診療情報は守秘性の高い個人情報である。

・診療情報管理士は守秘義務を遵守し，個人情報の保護に関する法律（個人情報保護法）の趣旨と運用方法を十分に理解し，「個人情報の適切な取扱いのためのガイダンス」に基づく対応を行うことが必要である。

④ 「説明と同意」に関する文書，および「入院診療計画書」等の点検と整備

・医療を提供するにあたって，所定の手術・処置等に関する「説明と同意」文書（インフォームドコンセント）の作成と，クリティカルパス等を含む「入院診療計画書」の整備は，患者中心の医療を実践するうえでの基本的な手順である。

・診療情報管理士は，説明と同意に関する文書や入院診療計画書といった文書の様式や運用手順の整備に関与するとともに，その確実な実施を図るために，各文書の有無や記録内容について点検を行う必要がある。

⑤ 診療情報の「コード化」の進展への対応

・診療情報管理士にとって，診療情報を「コード化」し，対象となる患者や集団についての情報を収集・分析・加工をすることは，専門職としての基本的業務である。

・診療情報管理士は，診療情報の「コード化」の進展に遅れることなく対応し，求められている医療・介護と生活の質の継続的な改善に向けた情報化の取組みに，積極的に参画して行く必要がある。

2. 診療情報のとらえ方

診療に関する情報は，**"診療録"**，**"診療記録"**，**"診療情報"**の3段階に分けて考えることになります（**図表1**）。

"診療録"とは医師法第24条に定められた「医師が記載する記録」を指します。

"診療記録"は，診療に伴う記録全体を示す表現で，医師以外の医療職種の記録や検査所見，画像の範囲までを含みます。

"診療情報"は，診療録および診療記録に加え，電子化された情報（電子カルテ・部門システムといった院内情報システム全般）にまで広がります。

なお，医療法第21条では，病院に"診療に関する諸記録"を備えておくことを定めています。

これらについての法的な裏付けと診療情報の関係を整理すると，以下のようになります。

【診療録】医師が診療を行ったときに医師が記載する記録（いわゆるカルテ）

図表1　診療に関する情報のとらえ方

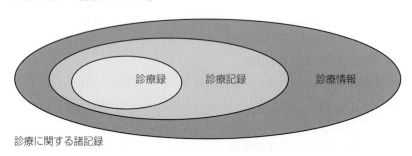

診療録　診療記録　診療情報

診療に関する諸記録

（⇒医師法第24条）

【診療記録】 診療録，処方せん，手術記録，看護記録，検査所見記録，エックス線写真，紹介状，退院した患者に係る入院期間中の診療経過の要約，その他の診療の過程で患者の身体状況，病状，治療等について作成，記録または保存された書類，画像等

（⇒**診療情報の提供等に関する指針**）

【診療情報】 診療の過程で，患者の身体状況，病状，治療等について医療従事者が知り得たすべての記録

（⇒**診療情報の提供等に関する指針**）

【診療に関する諸記録】 病院日誌，各科診療日誌，処方せん，手術記録，看護記録，検査所見記録，エックス線写真，入院患者および外来患者の数を明らかにする帳簿ならびに入院診療計画書

（⇒**医療法第21条第1項第9号および医療法施行規則第20条第10号**）

図表2　トーマス・マッケクレンの6つの価値

3. 診療情報の価値

　診療情報の価値について，病院管理学の創設者**トーマス・マッケクレン**（Dr. Malcolm Thomas MacEachern）は，6つの考え方を挙げています（**図表2**）。日本では，この6つの価値に**国民皆保険制度**の考え方が加わり"医療保険上の価値"がプラスされます。これは，日本の医療機関の大半は保険診療を行っているので，保険請求を行った際には診療記録の記載義務が定められているからです。

　それぞれの意味は以下のとおりとなります。

患者にとっての価値→ 　診療を受ける患者側の価値	患者が診断・治療などを受けていく過程において診療情報が重要な意味をもつことをいう
病院にとっての価値→ 　医療を提供する側の価値	病院の運営や実施された医療を把握し，また時に適正さなども検証できることの価値をいう
医師にとっての価値→ 　医師や医療提供側の価値	医師や医療チームなど，医療を提供する側が診療を行ううえで利用する情報の価値をいう
法的防衛上の価値→ 　事実を証明する価値	医療事故・医療訴訟などの際に，診療情報が法的な証拠となることをいう
公衆衛生上の価値→ 　調査・統計に役立つ価値	行政上の調査や研究といったものに対し，診療情報がその基礎データとなることをいう
医学研究上の価値→ 　医師や医療チームなどの専門性の価値	医師や医療チームがここの専門性を高めていくための，研究や検証のもとになる情報をいう
医療保険上の価値→ 　保険診療を行ううえでの価値	保険診療要件に沿って実施した医療であることを証明するもので，適正さの証拠となるものをいう

注）国民皆保険制度とは，全国民を義務的に加入させる公的・準公的な社会保険としての医療保険の仕組みをいいます。

4. 診療情報管理の意義

　診療情報管理とは，冒頭述べたように，診療の過程で作成される記録やデータを医学・医療に利活用できるように情報化し，患者の個人情報として適切に管理することです。

　診療情報管理士の職能団体「**日本診療情報管理士会**」では，診療情報に対して"診療の継続，医療従事者の研究および教育・病院経営，公衆衛生上大変重要"とし，その価値を最大限発揮させることが，診療情報管理がもつ意義であると説明しています。

　診療情報がもつ機能と重要性の考え方には，次の4つの軸があります。

1) 多職種による情報共有

　診療情報は，事務が診察受付を行った時点から情報が発生し，医師の診療録の記載を中心に，多職種からなる医療専門職の記録が加わり，完成されます。医療職種が協同して一人ひとりに合った適切な医療を提供するためには，情報の信頼性を確保することと情報共有は必要不可欠なことです。よって情報が適切に管理されていることが重要です。

2) 患者の個人情報

　診療情報の第一の利用目的は医療を提供することにありますが，一方で情報の主体は患者自身にあり，診療情報は個人情報という取扱いになります。よって，医療者だけを意識して記録を残すのではなく，患者が見て必要な情報や理解できる記録が求められます。日々発生する診療情報からその精度を維持するためには管理が必要になります。

3) 医療実施を証明する記録

　医療者が正しい判断のもと，適切な医療行為を実施したということを証明するものは，診療情報として残された記録以外にありません。医療に対する患者の権利意識が増すなかで，訴訟対策・クレーム対応・医療事故発生への対応など，医療者が身を守るためには診療情報の適切な管理が重要な意味をもちます。

4) 病院管理的な利用と研究・教育

　医療機関が，より良い医療を提供するための診療の質の評価や医療安全の実施，病院運営のための経営分析，医学的な研究や専門職的教育を行うことは，診療情報を2次的に利活用させることから実現されます。よって，診療情報が分析・加工できるよう，データベースとして構築することや，必要な情報を確保するためには診療情報管理体制の整備が必要になります。

5. 診療情報管理の歴史

1) 医療記録の始まり

　診療情報管理の歴史は，古くは，古代の世界遺産に登録されているアルタミラ洞窟（スペイン）の壁画に原始的な医術のイラストが残されています。またエジプトの象形文字にも医学の記録が書かれたパピルス紙が発見されています。一方，ギリシャのヒポクラテス（紀元前460年生）は，科学的医療を普及させ，「**ヒポクラテスの誓い**」を残しています。このなかには個人情報保護の考え方や，詳細な診療記録も存在し，ヒポクラテス全集として伝えられています。

2) アメリカの診療情報管理

　日本の診療情報管理は，アメリカの影響を強く受けて発展してきました。ここでは，アメリカの診療情報管理の歴史をみてみましょう。

(1) アメリカでの診療記録の始まり

18世紀：**ペンシルバニア病院**で事務を担当した**ベンジャミン・フランクリン**が，患者台帳（患者氏名，住所，病名，入院日）を残し，1873年から診療記録を保管するようになりました。

1791年：**ニューヨーク病院**で患者登録が始まり，診断名・年齢・入院日・職業・現病歴・処置・経過が記載されます。

1821年：**マサチューセッツ総合病院**で全入院患者の臨床記録が残されるようになり，臨床・研究・統計に利用されます。1897年診療記録の司書としてグレイス・ホワイティングマイヤーが業務を担当し，**ARLNA＝北米診療記録司書協会会長**を務めました。

(2) 記録の質向上へ

1902年：**アメリカ病院協会**により，初めて診療記録の重要性が指摘されます。

1905年：第56回**アメリカ医師会年次総会**でジョージ・ウイルソン博士が「小病院における患者記録のための臨床記録」論文を発表。医師が細かい事務的な仕事を好まないため，記録作成に多くの困難があると強調していますが，これは今も続く問題となっています。

1913年：**アメリカ外科学会**が発足し，外科手術の水準を上げるためには，病院業務を標準化し，評価できるように記録を取っておくことが第一要件であるとしました。

1918年：同学会により「すべての患者についての正確かつ完全な診療記録とそれらの適切な保管の必要性」が設定され，病院医療の標準化が進むことになります。

(3) 診療記録に関する職能団体の変遷

① **ARLNA**（The Association of Record Librarians of North America）北米診療記録司書協会

　1928年：診療記録司書の本格的な会合が初めて開催されました。活発な活動により進歩をし，専門分野として確立していきます。1930年に機関紙 Medical Record News が発行され，現在の月刊で発行される **Journal of AHIMA** に至っています。

② **AAMRL**（The American Association of Medical Record Librarians）アメリカ診療記録司書協会

　1942年：カナダ会員が独立したため"北米"から"アメリカ"に変更されました。その後，1948年イギリス，1952年オーストラリアで診療記録司書の会が設立され，1952年ロンドンで国際診療記録会議が開かれました。1968年ストックホルムの第5回会議で**国際医**

療記録組織連盟 **IFHRO** が設立されます。

③ **AMRA**（The American Medical Record Association）アメリカ診療記録管理士協会

1970 年：Librarian をはずし，AMRA となり，病院だけでなく地域医療センターや医療関連施設へも進出します。

④ **AHIMA**（The American Health Information Management Association）アメリカ医療情報管理協会

1991 年：名称を AHIMA へ変更し，病院の診療記録の管理から**一生涯の医療情報を扱う専門職**となり，あらゆる医療分野で活躍することとなりました。

3) 日本の診療情報管理

(1) 古代から近代の歴史

日本の医療記録らしきものは「古事記」にみられます。病院としての機能をもったものは，聖徳太子が四天王寺に**施薬院**を建てたのが最初と思われます。その後，奈良時代の東大寺，国分寺の**施療院**から平安鎌倉時代へと施療活動が活発化します。「病草紙」には 22 疾患の図説が絵巻物のように描かれています。天正・慶長年間に曲直玄朔が診療した患者の治験録「医学天正記」，片倉鶴陵の「静倹堂治験」は**診療録の原型**といえます。

江戸中期には本居宣長が「済世録」を，中～後期には華岡青洲が「華岡氏治術圖識」を書き記し，華岡青洲は手術承諾書にあたる契約書も作成しています。1847 年には，青洲の弟子の不破為信が手術記録を残しています。**江戸時代は日付順に記載した診療記録と処方録**が台帳形式で綴じられ，手術記録，承諾書，容体書も記録されるようになりました。小石元端の「処治録」は日付順に患者の診療記録が残っています。明治初期の村上敬忠の「診断録」も同形式です。

(2) 近代の診療記録の発展

幕末から**西洋医学**が採用されるようになり，診療記録が医制として法的に整備されるようになります（**図表 3**）。

1933 年の**医師法の改正**では，診療録の記載事項として，住所・氏名・年齢・病名・主要症状・療

図表 3　近代日本の診療記録に関する法整備

年	法律	記録の呼称	保存期間
1874 年	医制　第 42 条第 67 条	処方書	20 年
1906 年	医師法　第 6 条	帳簿	10 年
1909 年	医師法　第 6 条	診療簿	10 年
1933 年	医師法　第 6 条	診療録	5 年

法（治療内容：処方・処置）があり，現在と同様の形式が整えられてきました。

(3) 第二次世界大戦後～現在

戦後，日本の公衆衛生・医療水準の低さを感じた GHQ のもとで，PHW（公衆衛生福祉部）が改善を勧告したなかで，診療記録の不完全が指摘されました。1948 年の**新医療法制定**から病院の近代化が始まり，1955 年以降アメリカ式の病院管理が採り入れられ，それに伴い，日本の診療記録管理は急速に進歩していきました（**図表 4**）。

図表4　戦後日本の診療記録管理の進歩

年	進歩の内容
1952年	国立東京第一病院で退院記録が中央保管となる。病歴室発足
1956年	聖路加国際病院の診療記録管理室発足
1958年	駿河台日本大学病院の病歴管理室発足
1964年	厚生省（当時）病院管理研究所に病歴管理専攻科開設
1967年	日本診療録管理研究会設立 日本病院協会〔現（一社）日本病院会〕に病歴管理研究会設立 大阪に近畿病歴管理セミナー設立
1972年	日本病院協会〔現（一社）日本病院会〕で診療録管理士通信教育開講
1974年	臨床研修指定病院の指定基準に「組織的な病歴管理が行われていること」とされる
1992年	医療法改正により特定機能病院で診療に関する諸記録の管理に関する責任者の配置が義務づけられる
1997年	（公財）日本医療機能評価機構設立。第三者評価開始
1998年	国が患者への診療情報提供について通達
2000年	入院基本料等加算に診療録管理体制加算が新設される
2003年	診療情報開示のための情報提供の周知の徹底と遵守の要請
2005年	個人情報保護法施行

6. 最近の診療情報の活用の方向性

　昨今の医療では，診療情報の価値の対象範囲を患者，病院，医療者に加えて地域医療まで広げて考えます。

　特に注目されているのは，電子通信機器の発展とネットワーク環境のインフラの整備が進んだことにより，地域社会を1つの医療機能として捉える考え方（地域完結型医療）への診療情報の活用です（図表5）。

図表5　地域完結型医療

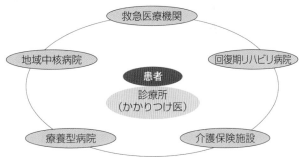

　これまでの医療は，医療機関単体で医療提供体制を考えてきましたが，少子高齢化による疾病構造の変化や医療の高度化，医療財政の危機といったことにより，効率的な医療提供が望まれており，すべての機能を1つの医療機関に求める考え方から，医療機関を機能別に捉え，効率的に提供体制をつくる連携医療が注目されています。

　この連携医療には，施設を結ぶための患者の診療情報が必要不可欠であり，医療の役割分担を行うための情報共有の価値が大きくなっています。

　したがって，昨今の診療情報管理士には，医療連携といった概念を念頭に置き，診療情報の信頼性を担保する役割を担うことが求められ始めています。

第2章　診療情報管理士の資格のためには

1. 診療情報管理士の資格認定と学校教育

　診療情報管理士の資格は，**四病院団体協議会**（日本病院会，全日本病院協会，日本医療法人協会，日本精神科病院協会）および**医療研修推進財団**による認定資格です。

　診療情報管理士の資格を取得するためには，年1回実施される**診療情報管理士認定試験**に合格する必要がありますが，受験資格を得るには，大きく分けて2通りの選択肢があり，**①通信教育と②学校教育**のどちらかにより，必要な単位を取得するための教育を受け，卒業することが条件になります。

　①通信教育は，日本病院会による**診療情報管理士通信教育**（2年）によるもので，②学校教育は，日本病院会の指定した**受験指定校**（大学・専門学校，3年）で必要単位を取得するものです。

　通信教育で受験資格を取得する場合には，基礎課程1年，専門課程1年の計2年間に全科目（e-ラーニングを含む）を修了することが条件となります。**通信教育は，自宅学習＋e-ラーニングの組み合わせ**によって必要な単位を取得することになるわけですが，自分自身で学習計画を立て，コンスタントに勉強を進めていくことが求められます。その分，教材やサポート体制も充実しており，受講者には病院勤務者や一般の会社勤務，都合により自宅学習を希望する人など，幅広くたくさんの方が在籍しています。

　診療情報管理士の通信教育の受講資格は，「原則2年以上の短期大学または専門学校卒以上の学歴を有する者」，ただし，現在，病院に勤務している者は高卒者でもよいという例外条件が設定されています（一部病院勤務者でない者も2週間の病院実習を行うことで受入れを行っています）。

　一方，**学校教育は，大学18と専門学校42**の合計60校（2023年4月1日現在）の指定大学や指定専門学校が各地に展開しており（**図表6**），それぞれの特徴を生かしながら教育環境を提供しています。これらの各大学や専門学校は，診療情報管理士の資格取得の認定校となるためにきびしい審査に合格した施設であり，単位取得の**学習計画**（**基礎課程24単位，専門課程24単位**）と一定の講師陣（臨床経験のある医師，診療情報管理士指導者等）が確保されている学校ということが前提になっています。受験指定校により認定試験受験資格を取得する場合には，各々の学校が定めた3年間の教育計画により単位を取得しなければなりません。

　まずは，診療情報管理士になるためには，どちらの方法で受験資格を得るのか，自分に適した方法を選択することが第1のステップです。

図表6　診療情報管理士資格認定試験の受験指定校

大学（18大学）

都道府県	大学名
北海道	北海道情報大学
宮城県	東北福祉大学
栃木県	国際医療福祉大学（大田原キャンパス）
群馬県	群馬医療福祉大学短期大学部
群馬県	高崎健康福祉大学
東京都	日本薬科大学（東京 お茶の水キャンパス）
東京都	帝京平成大学
東京都	東京医療保健大学
東京都	国際医療福祉大学（東京赤坂キャンパス）
新潟県	新潟医療福祉大学
石川県	金城大学
愛知県	名古屋産業大学
三重県	鈴鹿医療科学大学
京都府	京都橘大学
京都府	福知山公立大学
岡山県	川崎医療福祉大学
広島県	広島国際大学
沖縄県	名桜大学

専門学校（42校）

都道府県	専門学校名
北海道	青山建築デザイン・医療事務専門学校
北海道	大原医療福祉専門学校　札幌校
北海道	札幌医療秘書福祉専門学校
北海道	北海道医学技術専門学校
北海道	北海道ハイテクノロジー専門学校
宮城県	仙台医療秘書福祉専門学校
宮城県	東北文化学園専門学校
茨城県	筑波研究学園専門学校
茨城県	水戸経理専門学校
群馬県	中央情報経理専門学校

都道府県	専門学校名
埼玉県	大原医療秘書福祉専門学校　大宮校
埼玉県	大宮医療秘書専門学校
千葉県	千葉医療秘書＆IT専門学校
東京都	東京医療秘書福祉＆IT専門学校
東京都	早稲田速記医療福祉専門学校
神奈川県	横浜医療情報専門学校
神奈川県	横浜医療秘書専門学校
新潟県	国際メディカル専門学校
富山県	富山情報ビジネス専門学校
山梨県	専門学校 甲府医療秘書学院
愛知県	あいちビジネス専門学校
愛知県	名古屋医専
愛知県	名古屋医療秘書福祉＆IT専門学校
京都府	京都栄養医療専門学校
大阪府	大阪医療技術学園専門学校
大阪府	大阪医療秘書福祉＆IT専門学校
大阪府	日本医療秘書専門学校
大阪府	ユービック情報専門学校
岡山県	専門学校 岡山情報ビジネス学院
岡山県	専門学校 岡山ビジネスカレッジ
愛媛県	河原医療大学校
福岡県	ILPお茶の水医療福祉専門学校
福岡県	麻生医療福祉専門学校　福岡校
福岡県	F・Cフチガミ医療福祉専門学校
福岡県	大原医療福祉製菓専門学校　小倉校
福岡県	大原保育医療福祉専門学校　福岡校
福岡県	福岡医療秘書福祉専門学校
熊本県	大原保育医療福祉専門学校　熊本校
大分県	大原医療介護福祉専門学校　大分校
宮崎県	宮崎医療管理専門学校
宮崎県	宮崎情報ビジネス医療専門学校
鹿児島県	鹿児島キャリアデザイン専門学校

（日本病院会診療情報管理士通信教育ホームページより）
（2023年4月1日現在）

2. 診療情報管理士の資格取得に向けた学習

　診療情報管理士通信教育による授業科目は，以下のとおり**24科目（48単位）**が指定されています。受験指定校においてもこの科目数が基本になります。

　基礎科目は**医学知識の基礎**となる部分が網羅され，専門科目は主に**診療情報管理士の実務知識**の習得が目的になります。診療情報管理士の認定試験は，このすべての科目範囲から出題されるので，しっかりとした受験対策が必要になります。

3. 新カリキュラムの変更と対応

　診療情報管理士資格取得における授業科目についてはすでに述べましたが，この**カリキュラムは2017年7月に大幅に改定**され，教科書も改訂されました。この改定は，1994年の診療録管理士から

科目 No. 科目名称
基礎科目（各 2 単位，合計 24 単位）
1   医療概論
2   人体構造・機能論
3   臨床医学総論（外傷学・先天異常等含む）
4   臨床医学各論 I （感染症および寄生虫症）
5   臨床医学各論 II （新生物）
6   臨床医学各論 III （血液・代謝・内分泌等）
7   臨床医学各論 IV （精神・脳神経・感覚器系等）
8   臨床医学各論 V （循環器・呼吸器系等）
9   臨床医学各論 VI （消化器・泌尿器系等）
10   臨床医学各論 VII （周産期系）
11   臨床医学各論 VIII （皮膚・筋骨格系等）
12   医学・医療用語
専門科目（各 2 単位，合計 24 単位）
1   医療管理総論
2   医療管理各論 I （病院管理）
3   医療管理各論 II （医療保険・介護保険制度）
4   医療管理各論 III （医療安全・医療の質管理）
5   保健医療情報学
6   医療統計 I （統計理論）
7   医療統計 II （病院統計・疾病統計）
8   診療情報管理 I （法令・諸規則）
9   診療情報管理 II （診療情報管理士の実務）
10   診療情報管理 III （DPC・医師事務作業補助者・がん登録の実務）
11   国際統計分類 I
12   国際統計分類 II
合計　24 科目

（日本病院会診療情報管理士通信教育ホームページより）

　診療情報管理士への名称およびカリキュラムの変更，2007 年の教科書全面改定に続く，3 度目の大変革といえます。これに伴い，認定試験科目も変更され，特に分類に関しては，**「分類法」**から**「国際統計分類」**へと名称が変わり，内容も変更されました。従来は ICD-10 の索引表と内容例示表を使用し，正確に分類（コーディング）を行う試験内容でしたが，変更後は，内容例示表のみを使用し，正しい分類コードが付与されているか等，分類体系や構造について正しい知識が得られているかを問われるようになりました。さらに，病因や病態の因果関係の判断等の医学的知識がより求められるようになったため，基礎科目のしっかりした理解が必要となります。

　教科書の内容についても，チーム医療，個人が管理する保健医療記録，診療情報の二次利用，臨床研究の主な手法と医学系研究に関する倫理指針，診療情報管理士による改善への取組み，医師事務作業補助者，がん登録の実務等，現在行われている**実務を意識した新規項目**が増えています。また，電子カルテを取り入れる医療機関が増えているため，電子カルテに関するより詳細な内容が取り上げられ，さらに診療記録の記載方式とは別項目として，診療情報の記載が設けられています。その一方で，2003 年から変わらない項目として，日本の医療制度，医療の需要と供給，地域医療（医療供給

体制），医療関連の法規定等があげられます。カリキュラムの変更内容は，**図表7**のとおりです。

図表7　カリキュラムの比較

2003年からのカリキュラム	2017年からの新カリキュラム
1．医療管理総論	1．医療管理総論
2．医療管理各論Ⅰ	2．医療管理各論Ⅰ
3．医療管理各論Ⅱ	3．医療管理各論Ⅱ
4．医療情報学	4．医療管理各論Ⅲ
5．医療統計学	5．保健医療情報学
6．診療情報管理論Ⅰ	6．医療統計Ⅰ
7．診療情報管理論Ⅱ	7．医療統計Ⅱ
8．国際疾病分類概論	8．診療情報管理論Ⅰ
9．分類法	9．診療情報管理論Ⅱ
	10．診療情報管理論Ⅲ
	11．国際統計分類Ⅰ
	12．国際統計分類Ⅱ

　このカリキュラム変更の背景には，社会・医療情勢の変化（**図表8**）やIT環境の推進が関わっており，診療情報管理士への期待の高まりが考えられます。診療報酬上においても診療録管理体制加算が導入されるなど，病院機能評価などの関与が求められ，診療報酬制度（DPC/PDPS），がん登録推進法，医療事故調査制度といった診療情報管理士が関係する重要な制度も増えています。

　以前の，診療情報管理士テキストには，「診療情報管理士とは，ライブラリーとしての診療録を高い精度で機能させ，そこに含まれるデータや情報を加工，分析，編集し活用することにより医療の安全管理，質の向上および病院の経営管理に寄与する専門職業です」と記載されていました。現在のテキストには，「診療情報管理士とは，医療機関における患者の様々な診療情報を中心に人々の健康（health）に関する情報を国際統計分類等に基づいて収集・管理し，データベースを抽出・加工・分析し，様々なニーズに適した情報を提供する専門職種です」と記載されており，診療情報管理士が行う業務内容に変化があることがわかります。

　日本診療情報管理学会が発行している「診療情報管理士業務指針」においても，診療情報管理士が行う業務が示されていますが，個人情報としての診療情報の保護，病院の管理・運営，診療情報の活用に向けたデータ処理・提供等，業務内容が多岐にわたっていることがわかります（**図表9**）。また，今後，診療情報管理士に期待される役割として，

1）診療情報管理部門の組織としての確立
2）保健医療分野における電子的診療情報の整備を促進する役割
3）地域における情報共有と医療・介護の連携推進を支援する役割
4）WHOの動向を踏まえて診療情報管理の発展と普及を推進する役割

——の4点があげられています。

　「診療情報管理士の現況調査のアンケート」では，診療情報管理士の業務は診療情報管理業務（統計・記録監査・退院情報・診療録点検・入出庫管理・コーディング等）が最も多く，次にDPC関連，医事請求業務，医師事務作業補助，がん登録の順となっています。この結果からも，診療情報管理士が関わる**業務の範囲が広がっている**ことと，**医事業務や電子カルテ業務等の比重が増えている**ことがわかります。

　カリキュラム改定の流れにおいて，当初の目的は電子化の推進に伴う診療情報管理の環境の変化へ

図表 8　社会情勢の変化

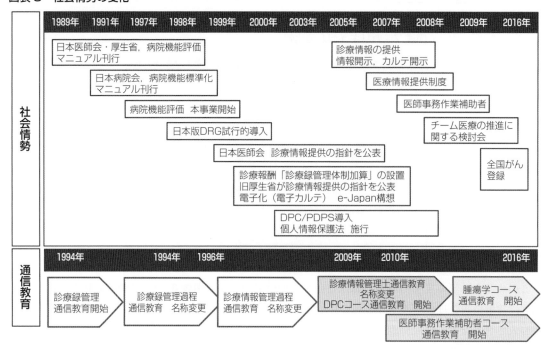

の対応でした。そして，電子的な環境が構築された後に情報の利活用が期待され，現在では，その情報の利活用に伴う**質の担保と法律的知識の習得**を求められるようになっています。まさに**量から質の変化**が見られるといえます。

　新カリキュラムへ対応するには，**医療情勢や実務の状況**の把握，法律知識等のより**多方面に及ぶ知識**の習得，そして業務拡大に伴う情報技術と統計スキルを中心とした**実務に対する能力**を習得する必要があります。

4. 診療情報管理士の認定試験

　認定試験は**年1回，2月頃**に全国各地で一斉に行われます。

　試験は，**基礎分野・専門分野**（1～10章・11，12章）の3部構成により，筆記試験が行われます（医師，看護師，薬剤師等の国家資格取得者は基礎分野の試験が免除されます）。試験内容は，医学的

図表 9　診療情報管理士業務指針における診療情報管理士の業務

2011 年 12 月版	2021 年 3 月版
業務の範囲 1）診療情報を体系的・一元的に管理する業務 2）診療情報を安全に管理する業務 3）診療情報を点検する業務 4）診療情報を有効に活用する業務 5）診療情報を提供する業務	診療情報管理の業務と実施方法 1）診療情報を体系的・一元的に管理する業務 2）診療情報を安全に保存・管理する業務 3）診療情報を点検・管理する業務 4）個人情報としての診療情報を保護する業務 5）病院の管理・運営のための業務 6）診療情報の活用に向けたデータ処理・提供業務

図表 10　認定試験受験者数と合格者数の推移

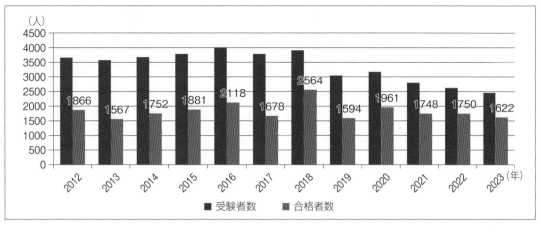

（日本病院会診療情報管理士通信教育ホームページより改変）

な基礎知識から診療情報管理の専門知識，病名等の分類法（ICD-10 コーディング）と広範囲に及ぶ学力が試されます。

　過去問題などは出版（公開）されていませんので，診療情報管理通信教育のテキストおよびリポート問題を中心に学習することになります。基礎分野から専門分野，そして分類法の概論とコーディングまで，短い時間内で多くの問題に向かうことになるので，認定試験対策は**時間配分とどれだけの知識が身についているか──特に，3つの分野の知識が均等に得られていることや，試験時間内で正確に分類番号（コーディング）を把握できること**が重要なポイントになります。

　最近の認定試験の受験者数は 2,500～3,000 人で，合格者は 1,500～2,000 人程度です（**図表 10**）。合格率は 50～60％ほどですので，しっかりとした受験対策を行うことが大切です。

　（2022 年度の認定試験結果は，右のとおりとなっています。）

①	受験者数	2,457 名
②	合格者	1,622 名
③	合格率	66.0％

（日本病院会診療情報管理士通信教育ホームページより）

5. 診療情報管理士の認定者数

　診療情報管理士の資格制度は，1972 年に日本病院会「**診療録管理通信教育**」が開講したことに始まり，認定者数は増加の一途を辿っています。

　増加要因の一つとしては，2000 年 4 月の診療報酬改定で，診療情報管理について一定の基準を満たした病院に 1 入院当たりの**診療録管理体制加算**という点数が設定されたことが挙げられます。これをきっかけに，医療機関における診療情報管理士の役割・意義の重要性が大きく増したともいわれています。さらには，**個人情報保護法の成立**とともに患者の権利意識が高まり，カルテ開示等の要求も増え，診療情報管理の重要性が高まったこともあります。

　日本病院会が公表している診療情報管理士の認定者数の推移を見ると，特に DPC/PDPS の始まった 2003 年以降は急激に増加し，2023 年には 45,617 名に達しました。診療情報管理士に寄せられる社会的期待とそのニーズを表しているといえます。

6. 認定資格取得後の心構え

　診療情報管理士の認定試験に合格すると，診療情報管理士認定を証明する認定証が授与されます。この認定証とその際の登録番号が診療情報管理士としての重要な証明書になります。したがって，診療情報管理士として医療機関に就職する場合に，認定証の写しの提出が求められますので，大切に保管する必要があります。

　また同時に，診療情報管理士としての専門知識や専門性を活かした業務を行うことになりますので，常に新しい知識や技術を習得することが求められます。このような資格取得後の専門的な研究や学習のためには，関係する学会（日本診療情報管理学会）や診療情報管理士の職能団体（日本診療情報管理士会）に所属し，自らが進んで研究や学習の場を確保する姿勢が大切です。

　医療の一分野としての診療情報管理の専門資格を取得したということは，診療情報を取り扱う専門職である知識や能力を常に維持しなければならず，専門的知識向上のために研究することの自覚を維持することが，資格取得とその後までを含めた最終ステップになるといえます。

第3章　診療情報管理と関連法規

診療情報管理に係る関連法規は，大別すると3つの区分によって構成されています。

(1) 医療を提供する体制の確保を目的にした「医療法」

(2) 医療関係職種の責務等を示した「医師法」「保健師助産師看護師法」等

(3) 医療保険制度（保険診療）を示す「健康保険法」「保険医療機関及び保険医療養担当規則」等

また，法的な規制以外にも保険診療の診療報酬の算定上のルールや解釈等も関係するため，診療情報管理の実務には，基本的な**関連法規の知識**と**保険診療に係る算定上の知識**が必要不可欠なものになります。

一方，診療情報が医療の実践に必要な情報であることはいうまでもないことですが，医療訴訟等においては，**医療実施の証拠となる記録**であるという一面も認識しなければなりません。

したがって，診療情報管理を整備する場合には，この診療情報の多面性を意識し，常に適切な取扱いに留意しながら業務を遂行することが大切です。

1. 記載に関する法的要件

1）医師の診療録等の記載

医師法により，医師は医業を行ったときには，診療録を記載することが義務付けられています。その記載内容については，医師法施行規則により基本的な4つの項目が挙げられています。

これらのことを整理すると，医師は"診療のつど，病名や症状，治療内容等を遅滞なく診療録に記載する"ことが義務となっていることがわかります。

> **医師法第24条**　医師は，診療をしたときは，遅滞なく診療に関する事項を診療録に記載しなければならない。
>
> **医師法施行規則第23条**　診療録の記載事項は，左の通りである。
>
> 一　診療を受けた者の住所，氏名，性別及び年齢
>
> 二　病名及び主要症状
>
> 三　治療方法（処方及び処置）
>
> 四　診療の年月日

また，**保険医療機関及び保険医療養担当規則**（以下，**療養担当規則**）においては，保険医が診療を行った場合には，診療録にその内容を記載することが示されています。

保険医とは保険医療機関で診療にあたる医師を指し，日本の医療機関では一般的に保険診療を行っ

図表 11　診療録・様式第 1 号（1）の 1　　　（1）の 2

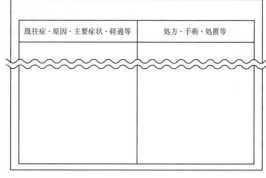

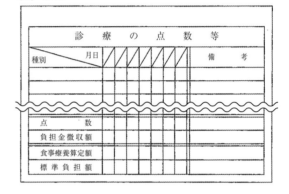

ているため，医師法第 24 条の記載義務と同様のことをいっています。

　ただし，「様式第 1 号又はこれに準ずる様式」（**図表 11**）とあるように，記載する様式を限定しているところが違いとなります。

> **療養担当規則第 22 条**　保険医は，患者の診療を行った場合には，遅滞なく，様式第 1 号又はこれに準ずる様式の診療録に，当該診療に関し必要な事項を記載しなければならない。

　さらに医師は，医師法施行規則によって**死亡診断書**や**死体検案書**の記載についても義務付けられており，記載項目も詳細に指定されています。

> **医師法施行規則第 20 条**　医師は，その交付する死亡診断書又は死体検案書に，次に掲げる事項を記載し，記名押印又は署名しなければならない。
> 　一　死亡者の氏名，生年月日及び性別
> 　二　死亡の年月日時分
> 　三　死亡の場所及びその種別〔病院，診療所，介護老人保健施設，助産所，養護老人ホーム，特別養護老人ホーム，軽費老人ホーム又は有料老人ホーム（以下「病院等」という）で死亡したときは，その名称を含む〕
> 　四　死亡の原因となった傷病の名称及び継続期間
> 　五　前号の傷病の経過に影響を及ぼした傷病の名称及び継続期間
> 　六　手術の有無並びに手術が行われた場合には，その部位及び主要所見並びにその年月日
> 　七　解剖の有無及び解剖が行われた場合には，その主要所見
> 　八　死因の種類
> 　九　外因死の場合には，次に掲げる事項
> 　　イ　傷害発生の年月日時分
> 　　ロ　傷害発生の場所及びその種別
> 　　ハ　外因死の手段及び状況

図表 12　処方箋・様式第 2 号

処　　　方　　　箋

（この処方箋は，どの保険薬局でも有効です。）

公費負担者番号		保険者番号	
公費負担医療の受給者番号		被保険者証・被保険者手帳の記号・番号	・（枝番）

患者	氏名		保険医療機関の所在地及び名称	
	生年月日	明大昭平令　年　月　日　男・女	電話番号	
			保険医氏名	㊞
	区分	被保険者　被扶養者	都道府県番号　点数表番号　医療機関コード	

交付年月日	令和　年　月　日	処方箋の使用期間	令和　年　月　日	特に記載のある場合を除き，交付の日を含めて 4 日以内に保険薬局に提出すること。

処方	変更不可	個々の処方薬について，後発医薬品（ジェネリック医薬品）への変更に差し支えがあると判断した場合には，「変更不可」欄に「✓」又は「×」を記載し，「保険医署名」欄に署名又は記名・押印すること。
備考	保険医署名	「変更不可」欄に「✓」又は「×」を記載した場合は，署名又は記名・押印すること。
		保険医局が調剤時に残薬を確認した場合の対応（特に指示がある場合は「✓」又は「×」を記載すること。） □保険医療機関へ疑義照会した上で調剤　□保険医療機関へ情報提供

調剤済年月日	令和　年　月　日	公費負担者番号	
保険薬局の所在地及び名称 保険薬剤師氏名	㊞	公費負担医療の受給者番号	

備考　1．「処方」欄には，薬名，分量，用法及び用量を記載すること。
2．この用紙は，A 列 5 番を標準とすること。
3．療養の給付及び公費負担医療に関する費用の請求に関する省令（昭和 51 年厚生省令第 36 号）第 1 条の公費負担医療については，「保険医療機関」とあるのは「公費負担医療の担当医療機関」と，「保険医氏名」とあるのは，「公費負担医療の担当医氏名」と読み替えるものとすること。

十　生後 1 年未満で病死した場合には，次に掲げる事項
　イ　出生時の体重
　ロ　単胎か多胎かの別及び多胎の場合には，その出産順位
　ハ　妊娠週数
　ニ　母の妊娠時及び分娩時における身体の状況
　ホ　母の生年月日
　ヘ　母の出産した子の数
十一　診断又は検案の年月日
十二　当該文書を交付した年月日
十三　当該文書を作成した医師の所属する病院等の名称及び所在地又は医師の住所並びに医師である旨

また，医師は診療を行い処方する場合には定められた形式の**処方せんに必要事項を記載**して患者に交付し，その処方せんを受けて薬剤師が調剤を行うことになっています（**図表 12**）。

その際，処方せんを受けた薬剤師からの疑義照会に対して，適切に対応する義務があります。

医師法施行規則第 21 条　医師は，患者に交付する処方せんに，患者の氏名，年齢，薬名，分量，用法，用量，発行の年月日，使用期間及び病院若しくは診療所の名称及び所在地又は医師の住所を記載し，記名押印又は署名しなければならない。

療養担当規則第 23 条　保険医は，処方せんを交付する場合には，様式第 2 号若しくは第 2 号の 2 又はこれに準ずる様式の処方せんに必要な事項を記載しなければならない。

3　保険医は，その交付した処方せんに関し，保険薬剤師から疑義の照会があった場合には，これに適切に対応しなければならない。

一方，実務的なところでは，医師の診療録の記載に対し，医療クラークなどの**代行記載**について，厚生労働省通知「医師及び医療関係職と事務職員等との間等での役割分担の推進について」により，

これを行ってもよいことが明示されています。ただし，最終的に医師の確認，署名などを受けることを条件にしており，**記載責任は医師**にあります。また，電子カルテの場合には，**代行入力機能**を有することを条件とすることについてもふれられており，責任の所在が明確になることが必須です。

> 医師及び医療関係職と事務職員等との間等での役割分担の推進について（医政発第1228001号　厚生労働省医政局長発　平成19年12月28日）
> 　……診断書，診療録及び処方せんは，診療した医師が作成する書類であり，作成責任は医師が負うこととされているが，医師が最終的に確認し署名することを条件に，事務職員が医師の補助者として記載を代行することも可能である。……

2）看護師の看護記録等の記載

　保健師，助産師および看護師に対する法律（**保健師助産師看護師法**）には，看護記録に関する規定は，助産録を除いてありません。助産師には助産録の作成が詳細に定められています。

> **保健師助産師看護師法第42条**　助産師が分べんの介助をしたときは，助産に関する事項を遅滞なく助産録に記載しなければならない。
> **保健師助産師看護師法施行規則第34条**　助産録には，次の事項を記載しなければならない。
> 　一　妊産婦の住所，氏名，年令及び職業
> 　二　分べん回数及び生死産別
> 　三　妊産婦の既往疾患の有無及びその経過
> 　四　今回妊娠の経過，所見及び保健指導の要領
> 　五　妊娠中医師による健康診断受診の有無（結核，性病に関する検査を含む）
> 　六　分べんの場所及び年月日時分
> 　七　分べんの経過及び処置
> 　八　分べん異常の有無，経過及び処置
> 　九　児の数及び性別，生死別
> 　十　児及び胎児附属物の所見
> 　十一　産じょくの経過及びじょく婦，新生児の保健指導の要領
> 　十二　産後の医師による健康診断の有無

　しかし，保健師助産師看護師法に規定されていないから看護記録の記載が不要というわけではなく，むしろ医療において看護記録はたいへん重要な役割を果たしています。
　たとえば，医療法施行規則や診療報酬点数表には次のような規定があります。

> 医療法施行規則第20条（病院の施設及び記録）
> 十　診療に関する諸記録は，過去2年間の病院日誌，各科診療日誌，処方せん，手術記録，看護記録，検査所見記録，エックス線写真，入院患者及び外来患者の数を明らかにする帳簿並びに入院診療計画書とする。
> 基本診療料の施設基準等及びその届出に関する手続きの取り扱いについて
> 　第2　病院の入院基本料等に関する施設基準　4（6）
> 　　エ　看護に関する記録としては，看護体制の1単位ごとに別添6の別紙6に掲げる記録がなされている必要がある。なお，これらの記録の様式・名称等は各病院が適当とする方法で差し支えないが，記録の作成に際しては，重複を避け簡潔明瞭を旨とすること。
> 　別添6―別紙6　入院基本料に係る看護記録
> 　　入院基本料の届出を行った病棟においては，看護体制の1単位ごとに次に掲げる記録がなされている必要がある。ただし，その様式，名称等は各保険医療機関が適当とする方法で差し支えない。

1　患者の個人記録
（1）経過記録
　　個々の患者について観察した事項及び実施した看護の内容等を看護要員が記録するもの。
　　ただし，病状安定期においては診療録の温度表等に状態の記載欄を設け，その要点を記録する程度でもよい。
（2）看護計画に関する記録
　　個々の患者について，計画的に適切な看護を行うため，看護の目標，具体的な看護の方法及び評価等を記録するもの。
2　看護業務の計画に関する記録
（1）看護業務の管理に関する記録
　　患者の移動，特別な問題を持つ患者の状態及び特に行われた診療等に関する概要，看護要員の勤務状況並びに勤務交代に際して申し送る必要のある事項等を各勤務帯ごとに記録するもの。
（2）看護業務の計画に関する記録
　　看護要員の勤務計画及び業務分担並びに看護師，准看護師の受け持ち患者割当等について看護チームごとに掲げておくもの。看護職員を適正に配置するための患者の状態に関する評価の記録。

　この医療法施行規則によって，**看護記録が「診療に関する諸記録」の一つ**として位置づけられていると捉えられます。また，保険診療のなかでは入院基本料等の施設基準等に，看護体制の1単位ごとに必要とされる一定の記録項目が示されており，そのことからも看護記録の重要性がわかります。

2. 保存に関する法的要件

1）診療録の保存とその期間

　医師は，診療を行った際に診療録に記載する義務を負っていますが，記載した診療録は，医療機関の管理者による**5年間の保存**が医師法で義務付けられています。また，病院が診療録以外の診療記録を管理する必然性については，医療法第21条に「診療に関する諸記録」という区分で明示されており，医療法施行規則第20条には，「診療に関する諸記録」の内容が明示され，**2年間の保存**が義務付けられています。

　一方，療養担当規則では，療養の給付（診療報酬請求）に関する記録という表現を用い，保険診療に係る診療録とその他の診療録を区分できるようにしたうえで，**保険診療の診療録は5年間，その他の記録を3年間保存**すると定めています。さらにこの保存年限の起算日（基準日）を「その完結の日から」としており，この解釈は一般的には診療の完結の日（最終来院日）として捉えることが多くみられます。

　また，診療録は5年間，医療法施行規則による診療の諸記録は2年間，療養担当規則による療養の給付に関する記録は3年間（診療録5年間）とされていることのバラツキについて，これらの記録全体が1つの診療記録として医療機関で管理されている実態を鑑みれば，**診療録の5年間に合わせて保存**することが妥当ではないかといわれています。

　さらに，この保存年限は最低限の期間を法が示したものと理解すべきであり，医療事故に関する時効が20年であること，臨床研究はさらに長期を求める可能性があることなども考慮し，それぞれの医療機関での保存年限を決める必要があります。

医師法第24条

2 前項の診療録であって，病院又は診療所に勤務する医師のした診療に関するものは，その病院又は診療所の管理者において，その他の診療に関するものは，その医師において，5年間これを保存しなければならない。

医療法第21条 病院は，厚生労働省令……の定めるところにより，次に掲げる人員及び施設を有し，かつ，記録を備えて置かなければならない。

九 診療に関する諸記録

医療法施行規則第20条（病院の施設及び記録）

十 診療に関する諸記録は，過去2年間の病院日誌，各科診療日誌，処方せん，手術記録，看護記録，検査所見記録，エックス線写真，入院患者及び外来患者の数を明らかにする帳簿並びに入院診療計画書とする。

保険医療機関及び保険医療養担当規則第8条（診療録の記載及び整備） 保険医療機関は，第22条の規定による診療録に療養の給付の担当に関し必要な事項を記載し，これを他の診療録と区別して整備しなければならない。

同第9条（帳簿等の保存） 保険医療機関は，療養の給付の担当に関する帳簿及び書類その他の記録をその完結の日から3年間保存しなければならない。ただし，患者の診療録にあっては，その完結の日から5年間とする。

2）診療録等の保存を行う場所

診療録等の保存場所については，従来は診療の利便性や管理上の問題から医療施設内に保管することが一般的でしたが，電子カルテの普及や高度情報化によるネットワーク環境の整備等が進んだことにより，院外のデータサーバを使用するケースが出てきました。そこで，厚生労働省は2002年3月29日付で「診療録等の保存を行う場所について」（医政発0329003号，保発0329001号）として，一定の条件のもとで**診療録等の外部保存を認める**通知を出しました（**図表13**）。

その後，2010年2月1日には，「医療情報システムの安全管理に関するガイドライン」などの情報セキュリティ対策の整備を受け，改正が行われています。

また，電子媒体により外部保存を行う際の留意事項に，厳守すべき項目が2つ挙げられています。

① 外部保存を行う病院，診療所等の管理者は運用管理規程を定め，これに従い実施すること

② ①の運用管理規程の作成にあたっては，「民間事業者等が行う書面の保存等における情報通信の技術の利用に関する法律等の施行等において」の第三に掲げられている事項を定めること

紙媒体であっても，こうした体制，すなわち運用管理規程の作成と規程に則った運用は厳守すべきだと言えます。

一方，体制づくりにおいては，**図表13**にある「医療情報システムの安全管理に関するガイドライン」をはじめとして，指定された情報通信関連のガイドラインに準拠していることも大切になります。

【参照】 医療情報システム安全管理に関するガイドライン第6.0版 概説編「4.7 医療情報の外部保存」
　（https://www.mhlw.go.jp/content/10808000/001102570.pdf）
　医療情報システム安全管理に関するガイドライン第6.0版 企画管理編「7.5 外部保存・外部委託の終了」
　（https://www.mhlw.go.jp/content/10808000/001102575.pdf）
　医療情報システム安全管理に関するガイドライン第6.0版 システム運用編（システム運用編は実務担当者を対象とした内容になっているため全般的に参照し，自施設の運用が適切に行われているか確認しましょう）
　（https://www.mhlw.go.jp/content/10808000/001112044.pdf）
　「医療情報システム安全管理に関するガイドライン第6.0版」に関するQ & A（下記項番のQ&Aも参照）
　企Q-14，企Q-16，企Q-22，企Q-24～Q-26，企Q-28～Q-33，シQ-8，シQ-30
　（https://www.mhlw.go.jp/content/10808000/001102588.pdf）

図表 13　診療録等の外部保存を行う際の基準（医政発 0325 第 15 号　平成 25 年 3 月 25 日「診療録等の保存を行う場所について」）

1　電子媒体により外部保存を行う場合

(1)　「民間事業者等が行う書面の保存等における情報通信の技術の利用に関する法律等の施行等について」第 2 (3) に掲げる基準（第 1 に掲げる記録の真正性，見読性及び保存性の確保をいう）を満たさなければならない。

(2)　電気通信回線を通じて外部保存を行う場合にあっては，保存に係るホストコンピュータ，サーバ等の情報処理機器が医療法第 1 条の 5 第 1 項に規定する病院又は同条第 2 項に規定する診療所その他これに準ずるものとして医療法人等が適切に管理する場所，行政機関等が開設したデータセンター等，及び医療機関等が民間事業者等との契約に基づいて確保した安全な場所に置かれるものであること。

　　なお，当該電気通信回線を通じて行う外部保存を委託する医療機関等においては，「医療情報システムの安全管理に関するガイドライン」，受託する民間事業者等においては，「医療情報を受託管理する情報処理事業者向けガイドライン」，さらに ASP・SaaS を利用する事業者の場合においては，「ASP・SaaS における情報セキュリティ対策ガイドライン」及び「ASP・SaaS 事業者が医療情報を取り扱う際の安全管理に関するガイドライン」が遵守されることが前提条件である。

　　なお，上記ガイドラインについては，必要に応じて見直しが行われるため留意する。

(3)　個人情報の保護に関する法律（平成 15 年法律第 57 号。以下「個人情報保護法」という）等を遵守する等により，患者のプライバシー保護に十分留意し，個人情報の保護が担保されること。

(4)　外部保存は，診療録等の保存の義務を有する病院，診療所等の責任において行う。また，事故等が発生した場合における責任の所在を明確にしておく。

2　紙媒体のままで外部保存を行う場合

(1)　第 1 に掲げる記録が診療の用に供するものであることにかんがみ，必要に応じて直ちに利用できる体制を確保しておく。

(2)　個人情報保護法等を遵守する等により，患者のプライバシー保護に十分留意し，個人情報の保護が担保されること。

(3)　外部保存は，診療録等の保存の義務を有する病院，診療所等の責任において行う。また，事故等が発生した場合における責任の所在を明確にしておく。

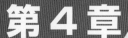

第4章　診療報酬制度と診療情報管理

1. 診療報酬制度とは

　日本の医療体制（**図表14**）は，保険診療を基本に構成されており，診療内容は診療報酬制度に則って提供されています。

　この診療報酬制度とは，保険診療を行う医師（保険医）が，**健康保険法**に定められた規定や**保険医療機関及び保険医療養担当規則**（療養担当規則），**診療報酬点数表**等のルールに沿った診療行為を行い，その診療行為の対価として診療報酬が支払われる仕組みのことをいいます。

　"診療報酬請求の根拠は，診療録にある"といわれているように，保険医，すなわち保険医療機関

図表14　日本の医療制度（厚生労働省ホームページより）

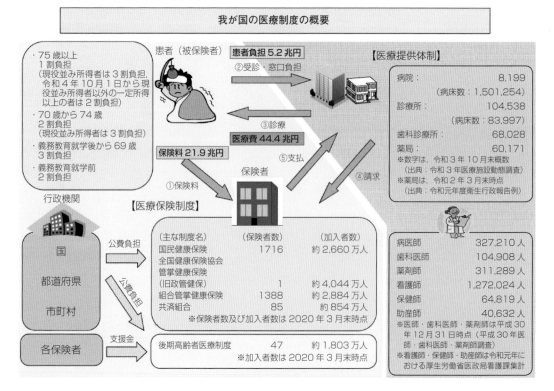

が医療行為の対価として保険者へ支払いを求めること（請求）の妥当性は，診療録や診療記録によって証明することになり，診療報酬制度と診療情報管理の関係は，病院経営を支えるうえで必要不可欠なものといえます。

2. 保険診療の基本となる診療記録

　適切な保険診療の実施のため，医療機関の指導・監査に当たる地方厚生局では，保険診療の基本的ルールなどレセプト作成に必要な知識を『保険診療の理解のために』という指導書にまとめ，医療機関向けにホームページ等で公開しています。

　以下，その内容に沿って診療記録における記載事項をみていきます。まず，大原則として次の点が掲げられています。

◇診療報酬請求の根拠は，診療録にある。
◇診療録記載は医師法，療養担当規則に基づく重要な義務である。

1）基本的な記載の考え方（記載上の留意点）

(1) 診療のつど，診療の経過を記載する。必然的に，**外来患者であれば受診のつど，入院患者であれば原則として毎日，診療の記載**がなされていること
　　✓医療行為に沿って，直ちに記録を残すことが基本となります。

(2) **慢性期入院患者，集中治療室入室の患者，慢性疾患で長期通院中の患者**についても診療録の記載が必要
　　✓慢性期（慢性疾患長期入院）は病態の変化が少なく，看護記録が中心になり，診療録の記載が乏しくなる傾向があります。また，集中治療室の患者は逆に重症な状態にあるため，時間単位で経時的にみられる観察記録が重んじられてしまい，診療録の記載が疎かになりがちです。

(3) **診療録に記載すべき事項**が，算定要件として定められている**診療報酬点数項目**があることに留意
　　✓保険診療には，診療報酬を算定するための必須条件として，それぞれに指定された記載項目があります（**図表15**）。

(4) **修正等の履歴**が確認できるよう，記載はペン等で行うとともに，修正は修正液・貼り紙等を用いず，二重線で行うこと
　　✓紙の診療録を前提としたものです。修正を行う際には，前回の記載が見えるように二重線を引くこと（見え消し）が求められています。

(5) 責任の所在を明確にするため，記載のつど必ず**署名を行う**こと
　　✓記載者が誰なのかを明らかにする必要があります。

図表 15　診療録への記載が要件とされる主な点数表項目とその内容（2023 年 4 月現在）

1．基本診療料

区分番号	細項目	記載内容
A000 初診料	注 1　情報通信機器を用いた初診	診療内容，診療日及び診療時間，オンライン指針に沿った診療であること
A001 再診料	注 8　外来管理加算	患者からの聴取事項・診察所見の要点
	注 9　電話再診	ファクシミリ，電子メール等の場合，送受信の時刻を記載し，当該ファクシミリ等の写しを添付
	注 12　地域包括診療加算	患者に処方されている医薬品を全て記載
		お薬手帳若しくは保険薬局からの文書のコピー添付又は当該算定時の投薬内容の記載
		健康診断や検診の受診勧奨とその結果
		初回算定時に患者の署名つき同意書を添付
第 2 部 入院料等	通則 7　入院診療計画	入院診療計画書を作成し，患者・家族に説明のうえ，その写しを添付。治療上の必要性から病名について情報提供しがたい場合は，その旨を記載
	通則 7　栄養管理体制	栄養補給，栄養食事相談に関する事項等を記載した栄養管理計画書を作成し，当該計画書またはその写しを添付
	入院中の患者の他医療機関への受診	他医療機関に対し，当該診療に必要な診療情報を文書により提供しその写しを添付
A100 一般病棟入院基本料	注 5　救急・在宅等支援病床初期加算	入院前の患者の居場所（転院の場合は入院前の医療機関名），自院の入院歴の有無，入院までの経過等を記載
	注 11　療養病棟入院基本料 1 で算定する場合	A101 の A～F を算定する場合，別紙様式 2 の "医療区分・ADL 区分に係る評価票" を添付
	注 12　ADL 維持向上等体制加算	指導内容等
A101 療養病棟入院基本料	注 1　病院の療養病棟	入院基本料 A～F を算定する場合，別紙様式 2 の "医療区分・ADL 区分に係る評価票" を添付
		定期的に患者の状態の評価及び入院療養の計画を見直し，その要点を記載，入院時と退院時の ADL の程度
		患者の状態に著しい変化がみられた場合，患者の状態を評価し，治療・ケアを見直し，その要点を記載
	注 4　褥瘡対策加算	治療及び看護の計画を見直した場合，その内容
A102 結核病棟入院基本料		化学療法を行う場合，退院後の服薬継続等に関し，入院中から保健所の担当者と連絡調整を行い，その要点を記載
A103 精神病棟入院基本料	注 4　重度認知症加算	施設基準に基づく日常生活自立度判定基準による評価と進行予防対策の要点および評価日を記載
A104 特定機能病院入院基本料	「2」結核病棟の場合	化学療法を行う場合，退院後の服薬継続等に関し，入院中から保健所の担当者と連絡調整を行い，その要点を記載
	注 4　重度認知症加算	施設基準に基づく日常生活自立度判定基準による評価と進行予防対策の要点および評価日を記載
A106 障害者施設等入院基本料　注 6		疾患および状態の該当する医療区分項目を記載
A108 有床診療所入院基本料	注 7　看取り加算	看取りに係る診療内容の要点等を記載
	注 9　有床診療所療養病床入院基本料算定の場合	入院基本料 A～C を算定する場合，別紙様式 2 の "医療区分・ADL 区分に係る評価票" を添付
	注 10　栄養管理実施加算	栄養管理計画書又はその写しを診療録等に貼付
A109 有床診療所療養病床入院基本料		患者の状態の評価と入院療養の計画の要点，入・退院時の ADL の程度
		患者の状態に著しい変化がみられた場合，患者の状態を評価し，治療・ケアを見直し，その要点を記載
		入院基本料 A～C を算定する場合，別紙様式 2 の "医療区分・ADL 区分に係る評価票" を添付
	注 7　看取り加算	看取りに係る診療内容の要点等を記載
A204-2 臨床研修病院入院診療加算		研修の指導の内容がわかるように指導医自らが記載を行い署名
A205-3 妊産婦緊急搬送入院加算		受診歴に含まないとされる嘱託医療機関名または嘱託医の氏名を記載
A206 在宅患者緊急入院診療加算「2」		診療所（機能強化型在宅療養支援診療所・病院を除く）が連携先の緊急時受入保険医療機関の名称等を患者・家族に提供した文書の写しを添付
A226-2 緩和ケア診療加算		別紙様式 3 の "緩和ケア実施計画書" の写しを添付
	注 4　個別栄養食事管理加算	緩和ケア診療実施計画に基づき実施した栄養食事管理の内容
A226-3 有床診療所緩和ケア診療加算		別紙様式 3 の "緩和ケア実施計画書" の写しを添付
A229 精神科隔離室管理加算		隔離の理由および 1 日 1 回の診察内容を記載
A230-4 精神科リエゾンチーム加算	初回の診療時	別紙様式 29 の 2 の "診療実施計画書" を添付
	週 1 回程度のカンファレンスおよび回診時	別紙様式 29 の "治療評価書" を添付

	治療終了時または退院・転院時	別紙様式 29 の "治療評価書" を添付
A231-3 依存症入院医療管理加算		詳細な診療計画の写しを添付
A233-2 栄養サポートチーム加算	カンファレンスおよび回診の結果	別紙様式 5 の "栄養治療実施計画 兼 栄養治療実施報告書" の写しを添付
	治療終了時または退院・転院時	別紙様式 5 の "栄養治療実施計画 兼 栄養治療実施報告書" の写しを添付
A234-4　重症患者初期支援充実加算		患者及びその家族等に対して実施した支援の内容及び実施時間
A236　褥瘡ハイリスク患者ケア加算	注 2　褥瘡ハイリスク患者ケア加算	褥瘡ケアの内容
A242-2　術後疼痛管理チーム加算		術後疼痛管理プロトコルを作成し，その内容に基づき，術後疼痛管理が必要な患者の状態に応じた疼痛管理及びその評価を行った内容
A244 病棟薬剤業務実施加算		書面で作成した服薬計画の写しを添付
		病棟専任薬剤師は別紙様式 30 の "病棟薬剤業務日誌" を作成・管理し，記入の日から 5 年間保存
		薬物療法に直接関わる業務の実施内容を記録
A246 入退院支援加算	「1」又は「2」の場合	退院支援計画について，文書で患者又は家族に説明・交付しその内容を添付又は記載
	「3」の場合	入院後 1 カ月以内に退院支援計画の作成に着手し，文書で家族等に説明・交付し添付又は記載
		退院先の記載，退院先を記載した文書を添付
	注 4　地域連携診療計画加算	入院後 7 日以内に地域連携診療計画に基づく個別の患者毎の診療計画を作成し，文書で家族等に説明・交付し添付又は記載
	注 7　入院時支援加算	療養支援計画書を，入院前又は入院日に患者又はその家族等に説明・交付し添付又は記載
	注 8　総合機能評価加算	総合的な機能評価の結果の説明内容を診療録に記載又は添付
A247 認知症ケア加算	「1」の場合	看護計画，ケア実施とその評価，退院支援などの内容を記載
	注 2　身体拘束実施日	開始・解除日および必要な状況等を記載
A248 精神疾患診療体制加算	「1」の場合	持参薬がある場合，薬剤名・規格・剤形等を記載
A 250 薬剤総合評価調整加算	注 1	評価した内容や変更の要点を記載
A 251 排尿自立支援加算		病棟の看護師等による患者抽出等の取組や排尿自立に向けた包括的排尿ケアの計画，実施した包括的排尿ケアの評価を記載
		退院後に外来において引き続き包括的排尿ケアを実施する必要性を認めた場合には，その旨を記載
A 301 特定集中治療室管理料	注 4　早期離床・リハビリテーション加算	早期離床・リハビリテーションチームによる総合的な離床の取組等の内容及び実施時間を記載
	注 5　早期栄養介入管理加算	入室患者全員に栄養スクリーニングを実施し，抽出された患者に対し，実施した項目の内容を記載（腸管機能評価に関しては，入室時刻及び経腸栄養の開始時刻を記載）
A303　総合周産期特定集中治療室管理料	注 3　成育連携支援加算	成育連携チーム及び関係職種が共同してカンファレンスで決定した治療，出生後利用可能福祉サービス等を文書により説明・交付し添付
A306　特殊疾患入院医療管理料	注 4	疾患及び状態の該当する医療区分の項目
A307　小児入院医療管理料	注 6　退院時薬剤情報管理指導連携加算	保険薬局に対して，調剤に関して情報等を文書で提供した写しを添付。患者 1 人につき 1 回のみ算定
A308 回復期リハビリテーション病棟入院料		入院時または転院時および退院時に，"日常生活機能評価" または "機能的自立度評価法" の測定結果を記載
A308-3 地域包括ケア病棟入院料		別添 6-別紙 2 の "入院診療計画書"（ただし，同一医療機関からの転室の場合は，別紙様式 7 の在宅復帰支援に係る文書のみ）の写しを添付
		退室した場合，退室した先を記載
	注 5　急性期・在宅等支援病床初期加算	入院前の居場所・自院入院歴の有無・入院までの経過等を記載
A309 特殊疾患病棟入院料　注 4		疾患および状態の該当する医療区分を記録
A311 精神科救急急性期医療入院料	注 3　非定型抗精神病薬加算	治療計画および指導内容の要点を月 1 回記載
A311-4 児童・思春期精神科入院医療管理料		別紙様式4または4の2の "児童・思春期精神医療入院診療計画書" の写しを添付
A312 精神療養病棟入院料		別紙様式 38 を用いた会議記録の写しを添付
		医療保護入院の者は，医療保護入院者退院支援委員会の審議記録を添付
A314 認知症治療病棟入院料		生活機能回復のための訓練および指導の内容の要点と実施時間を記載
A318 地域移行機能強化病棟入院科		症状の悪化時等，トラブル時の対処方法や連絡先の一覧を添付

		退院支援委員会の議事の要点を記載，説明文書および退院支援計画の写しを添付
		医療保護入院の者は，医療保護入院者退院支援委員会の審議記録を添付
A319　特定機能病院リハビリテーション病棟入院料		入院時又は転院時及び退院時に日常生活機能評価の測定結果を記載
A400　短期滞在手術等基本料	3の場合	やむを得ず持参した薬剤を入院中に使用する場合，特別な理由を記載

2. 医学管理等

区分番号	細項目	記載内容
B000　特定疾患療養管理料		管理内容の要点を記載
B001 特定疾患治療管理料		
	「1」ウイルス疾患指導料	指導内容の要点を記載
	「2」特定薬剤治療管理料	薬剤の血中濃度，治療計画の要点を添付または記載
	「3」悪性腫瘍特異物質治療管理料	腫瘍マーカー検査の結果，治療計画の要点を添付または記載
	「4」小児特定疾患カウンセリング料「ロ」	疾病の原因と考えられる要素，治療計画，指導内容の要点等カウンセリングに係る概要を公認心理師が作成し，その写しを添付
	「5」小児科療養指導料	指導内容の要点を記載
	注5　人工呼吸器導入時相談支援加算	医師，看護師，他の職種と共同して病状及び治療方法等について，説明や相談を行い，内容の要点を記載
	「6」てんかん指導料	診療計画および診療内容の要点を記載
	「7」難病外来指導管理料	診療計画および診療内容の要点を記載
	注5　人工呼吸器導入時相談支援加算	医師，看護師，他の職種と共同して病状及び治療方法等について，説明や相談を行い，内容の要点を記載
	「8」皮膚科特定疾患指導管理料	診療計画および指導内容の要点を記載
	「9」外来栄養食事指導料	管理栄養士は，患者ごとに栄養指導記録を作成し，指導内容の要点および指導時間を記載
	「10」入院栄養食事指導料	指導内容および栄養管理の状況等を含む栄養に関する情報を示す文書の写しを栄養指導記録に添付
	「11」集団栄養食事指導料	管理栄養士は，患者ごとに栄養指導記録を作成し，指導内容の要点および指導時間を記載
	「12」心臓ペースメーカー指導管理料	計測した機能指標の値および指導内容の要点を添付または記載
	「13」在宅療養指導料	保健師，助産師または看護師は，患者ごとに療養指導記録を作成し，指導の要点，指導実施時間を明記
	「14」高度難聴指導管理料	指導内容の要点を記載
	「15」慢性維持透析患者外来医学管理料	特定の検査結果及び計画的な治療管理の要点を添付又は記載
	「16」喘息治療管理料「ロ」	指導内容の要点を記載
	「18」小児悪性腫瘍患者指導管理料	治療計画および指導内容の要点を記載
	「20」糖尿病合併症管理料	医師または看護師は，糖尿病足病変ハイリスク要因に関する評価結果，指導計画，指導内容を記載（または療養指導記録に記載）
	「21」耳鼻咽喉科特定疾患指導管理料	診療計画および指導内容の要点を記載
	「22」がん性疼痛緩和指導管理料	麻薬処方前の疼痛の程度（強さ，部位，性状，頻度等），処方後の効果判定，副作用の有無，治療計画および指導内容の要点を記載
	「23」がん患者指導管理料	「イ」「ロ」指導内容等の要点を記載。「ハ」指導内容等の要点を記載若しくは薬剤管理指導記録の文書を添付。「ニ」説明および相談内容等の要点を記載
	「24」外来緩和ケア管理料	別紙様式3の"緩和ケア実施計画書"の写しを添付
	「26」植込型輸液ポンプ持続注入療法指導管理料	指導内容の要点を記載
	「27」糖尿病透析予防指導管理料	透析予防診療チームは，糖尿病性腎症のリスク要因に関する評価結果，指導計画，指導内容を記載（または療養指導記録，栄養指導記録に記載）
	注6　情報通信機器を用いた場合	透析予防診療チームは，情報通信機器を用いた診療により実施した指導内容，実施時間等を記載。療養指導記録又は栄養指導記録に記載
	「28」小児運動器疾患指導管理料	毎回の指導の要点を記載
	「29」乳腺炎重症化予防ケア・指導料	当該ケアおよび指導に関する計画に基づき実施した内容の記載
	「30」婦人科特定疾患治療管理料	毎回の指導内容の要点を記載
	「31」腎代替療法指導管理料	指導内容等の要点を記載（説明に用いた文書の写しを添付でもよい）
	「32」一般不妊治療管理料	治療計画を作成し文書を交付し，同意書を添付
		毎回の指導内容の要点を記載
		不妊症とした理由を記載
		パートナーとの関係についての確認方法の記載。文書があれば添付
	「33」生殖補助医療管理料	治療計画作成時点の胚移植術の実施回数合計の記載

			治療計画の見直し時の説明文書と同意書の添付
			不妊症とした理由を記載
			パートナーとの関係についての確認方法の記載。文書があれば添付
	「35」アレルギー性鼻炎免疫療法治療管理料		説明内容の要点を記載
	「36」下肢創傷処置管理料		毎回の指導内容の要点を記載
B001-2-2 地域連携小児夜間・休日診療料			診療内容の要点，診療医師名，その主たる勤務先名を記載
B001-2-3 乳幼児育児栄養指導料			育児，栄養その他療養上の必要で行った指導の要点を記載
B001-2-4 地域連携夜間・休日診療料			診療内容の要点，診療医師名，その主たる勤務先名を記載
B001-2-5 院内トリアージ実施料			院内トリアージを行った旨を記載
B001-2-7 外来リハビリテーション診療料			リハビリテーションの効果や進捗状況等を確認し，記載
B001-2-9 地域包括診療料			処方されている医薬品を全て管理し記載
			院外処方の場合，お薬手帳のコピー又は保険薬局からの文書のコピーを添付
			健康診断や検診の受診勧奨を行い，結果等を添付又は記載
			別紙様式 48 の同意書を添付
B001-2-12　外来腫瘍化学療法診療料			指導内容の要点を記載
B001-3 生活習慣病管理料	初回		別紙様式 9 "療養計画書・初回用" に患者の署名を受け，写しを添付
	2 回目以降		別紙様式 9 の 2 "療養計画書・継続用" を算定月に（内容に変更がない場合は 4 月に 1 回以上）患者の署名を受け，写しを添付　糖尿病または高血圧症患者の管理方針を変更する場合，理由・内容等を記載
B001-3-2 ニコチン依存症管理料			治療管理の要点を記載
	「2」		診療計画書の添付
	「2」の2回目以降		受診を中断する場合にはその理由を聴取し，記載
B001-7 リンパ浮腫指導管理料			指導内容の要点を記載
B001-8 臍ヘルニア圧迫指導管理料			指導内容の要点を記載
B001-9 療養・就労両立支援指導料			治療を担当する医師が産業医等に就労と療養の両立に必要な情報を記載した文書を提供し添付
B002 開放型病院共同指導料（I）	入院させた保険医側		開放型病院で患者の指導等を行った事実を記載
	開放型病院側		入院させた保険医の指導等が行われた旨を記載
B004，B005 退院時共同指導料 1，2			指導内容等の要点を記載または患者・家族等に提供した文書の写しを添付
B005-1-2 介護支援連携指導料			指導内容等の要点を記載
			指導内容を踏まえたケアプランの写しを添付
B005-1-3 介護保険リハビリテーション移行支援料			介護サービス計画書（ケアプラン）の写しを添付
B005-4 ハイリスク妊産婦共同管理料（I）	紹介元		紹介先で医学管理等を行った事実を記載
	紹介先		紹介元医師による医学管理等が行われた旨を記載
B005-6 がん治療連携計画策定料	「1」		患者に交付した地域連携診療計画書の写しを添付
	「2」		患者の状態の変化に応じ変更した地域連携診療計画書の写しを添付
B005-7 認知症専門診断管理料	「1」		別紙様式 32 の "認知症療養計画書" の写しを添付
	「2」		認知症の症状が増悪した患者に今後の療養計画等を説明し，交付した文書の写しを添付
B005-7-2 認知症療養指導料			認知療養計画に基づき定期的な評価の要点を記載
	「2」の場合		認知症サポート医からの文書により，療養計画を記載
B005-7-3 認知症サポート指導料			患者および紹介を受けた他の医療機関に交付した文書の写しを添付
B005-8 肝炎インターフェロン治療計画料			肝炎患者に交付した治療計画書の写しを添付
B005-9 外来排尿自立指導料			退院後に継続的な包括的排尿ケアの必要があると認めたものについては，その旨を記載
			包括的排尿ケア計画の実施・評価・見直しを記載（見直した計画については添付でも可）
B 005-11 遠隔連携診療料	患者に対面診療を行っている医師		他の保険医療機関の医師と連携して診療を行った際，当該診療の内容，診療を行った日，診療時間等の要点を記載
B005-13　こころの連携指導料（II）			生活上の課題等について要点を記載
B006-3 退院時リハビリテーション指導料			指導または指示内容の要点を記載
B007 退院前訪問指導料			指導または指示内容の要点を記載
B007-2 退院後訪問指導料			指導または指示内容の要点を記載
B008 薬剤管理指導料			薬剤師が薬剤管理指導記録（患者の氏名，生年月日，性別，入院年月日，退院年月日，投薬・注射歴，薬学的管理指導内容，患者への指導・相談事項，実施日，記録作成年月日等）を作成
	注 2　麻薬管理指導加算		麻薬に係る薬学的管理指導の内容・相談事項を記載
B008-2 薬剤総合評価調整管理料			調整に当たって評価した内容，調整の要点を記載

B009 診療情報提供料（I）		紹介先ごとに別紙様式 11，11 の 2，12，12 の 2，12 の 3，12 の 4，13，14 に定める様式の写しを添付
	注 3　訪問薬剤管理指導を行う場合	保険薬局に交付した文書・処方箋の写しを添付
	注 8　退院患者の紹介	診療上必要な検査結果・画像情報等，退院後の治療計画等を添付または記載
	注 12　精神科医連携加算	精神科標榜医療機関の受診予定日を記載
	注 14　歯科医療機関連携加算 1	情報提供を行った歯科医療機関名を記載
	注 15　歯科医療機関連携加算 2	歯科を標榜する他の保険医療機関に患者が受診する日を記載
B009-2 電子的診療情報評価料		電子的に受信した検査結果・画像の評価の要点を記載
B010 診療情報提供料（II）		他の医師が助言を行うために必要かつ適切な情報および患者・家族からの希望による旨を記載
B010-2 診療情報連携共有料		診療情報を共有した文書の写しを添付
B011 連携強化診療情報提供料		診療状況を示す文書の写しを添付
B011-3 薬剤情報提供料		薬剤情報を提供した旨を記載
	注 2 手帳記載加算	薬剤の名称，処方年月日等を手帳に記載
B014 退院時薬剤情報管理指導料		入院持参薬を確認し，薬剤名称・確認結果等を記載
		薬剤を提供した旨，提供した情報，指導内容を記載
	注 2 退院時薬剤情報連携加算	保険薬局への情報提供に当たって作成した情報提供文書の写しを添付
B015 精神科退院時共同指導料		重点的な支援を要する患者に共同指導を実施する場合，「包括的支援マネジメント　導入基準」のうち該当するものを添付又は記載
		別紙様式 51 の 2 の "療養生活環境の整備に関する支援計画書" の写しを添付

3. 在宅医療

区分番号	細項目	記載内容
第 1 節　在宅患者診療・指導料	在宅療養支援診療所	緊急の往診又は訪問看護の後に診療内容等の要点を記載
C001 在宅患者訪問診療料（I）		患者または家族等の署名付き同意書を添付
		訪問診療計画・内容の要点を記載
		訪問診療日の診療時間・場所を記載
	注 6 在宅ターミナルケア加算〔C001-2 在宅患者訪問診療料（II）では注 5〕	診療内容の要点等を記載
	注 7 看取り加算	看取りに係る診療内容の要点等を記載
C002 在宅時医学総合管理料		在宅療養計画および説明の要点等を記載
C002-2 施設入居時等医学総合管理料		
C003 在宅がん医療総合診療料		連携により体制を確保する場合，連携保険医療機関に診療情報を随時提供し，その内容を添付 連携先保険医療機関，訪問看護ステーションから提供された診療内容等の要点を記載
C005-2 在宅患者訪問点滴注射管理指導料		看護師等への指示内容を記載または別紙様式 16，17 の 2，18 の在宅患者訪問点滴注射指示書で指定訪問看護事業者に指示
C006 在宅患者訪問リハビリテーション指導管理料		医師は，理学療法士等への指示内容の要点を記載 理学療法士，作業療法士，言語聴覚士は，指導の要点・時間を記録 頻回訪問が必要な場合，その理由と必要な期間
C007 訪問看護指示料		別紙様式 16，18 の "訪問看護指示書" 等の写しを添付
C010 在宅患者連携指導料		他職種から受けた診療情報内容と提供日，行った診療内容等の要点と診療日を記載
C011 在宅患者緊急時等カンファレンス料		カンファレンスの要点，実施日，参加した医療関係職種等の氏名等を記載
C013 在宅患者訪問褥瘡管理指導料		別紙様式 43 またはこれに準じた在宅褥瘡診療計画を作成し添付
第 2 節第 1 款 在宅療養指導管理料（C100〜C116）		在宅療養を指示した根拠，指示事項（方法，注意点，緊急時の措置を含む），指導内容の要点を記載
C110-2 在宅振戦等刺激装置治療指導管理料		計測した指標と指導内容を添付または記載
C110-3 在宅迷走神経電気刺激治療指導管理料		計測した指標と指導内容を添付または記載
C110-4 在宅仙骨神経刺激療法指導管理料		計測した指標と指導内容を添付または記載
C116 在宅植込型補助人工心臓（非拍動流型）指導管理料		機器の設定内容と指導管理の内容を添付または記載
C118 在宅腫瘍治療電場療法指導管理料		指導管理の内容の記載
C119 在宅経肛門的自己洗腸指導管理料		指導計画および実施した指導内容の記載

4. 検査

区分番号	細項目	記載内容
D006-11 FIP1L1-PDGFR α融合遺伝子検査		検査の必要理由を記載
D006-19 がんゲノムプロファイリング検査		解析により得られた遺伝子のシークエンスデータ等をがんゲノム情報管理センター（C-CAT）に提出する際，患者に説明し，患者の同意の有無について診療録及び管理簿等に記載
		C-CATへのデータ提出又はデータの二次利用に係る同意が得られずに当該検査を実施した際には，同意が得られなかった旨を診療録及び管理簿に記載
D008 内分泌学的検査	「51」遊離メタネフリン・遊離ノルメタネフリン分画	褐色細胞腫を疑う医学的な理由を記載
D014 自己抗体検査	「46」抗HLA抗体（スクリーニング検査）	検査の必要理由を記載
	「47」抗HLA抗体（抗体特異性同定検査）	
D023-2 その他の微生物学的検査	「4」クロストリジオイデス・ディフィシルのトキシンB遺伝子検出	下痢症状並びに本検査を行う前のクロストリジオイデス・ディフィシル抗原及びクロストリジオイデス・ディフィシルトキシンの検査結果について記載
D211-3 時間内歩行試験		検査結果の評価，到達距離・施行前後の動脈血酸素飽和度等の結果を記載
D211-4 シャトルウォーキングテスト		検査結果の評価，歩行可能距離または時間，施行前後の動脈血酸素飽和度等の結果を記載
D215 超音波検査		検査で得られた画像を添付（測定値や性状等について文書に記載した場合は，その文書を添付）
	「3」の「ニ」の胎児心エコー法以外	当該検査で得られた主な所見を診療録に記載又は検査実施者が測定値や性状等について文書に記載（医師以外が検査を実施した場合，その文書について医師が確認した旨を診療録に記載）
	「3」の「ニ」胎児心エコー法	検査で得られた主な所見を記載
D220 呼吸心拍監視，新生児心拍・呼吸監視，カルジオスコープ（ハートスコープ），カルジオタコスコープ		観察した呼吸曲線，心電曲線，心拍数の観察結果の要点を記載
D225-4 ヘッドアップティルト試験		検査中に測定された指標等を記載
D237 終夜睡眠ポリグラフィー		検査結果の要点を記載
D238 脳波検査判断料	「1」	報告された文書またはその写しを添付
D246 アコースティックオトスコープを用いた鼓膜音響反射率検査		耳鏡検査および鼓膜可動性検査を併せて行い，リコーダーで記録を残す
D282-2 行動観察による視力検査		検査結果の要点を記載
D282-3 コンタクトレンズ検査料		治療計画を作成し，視神経乳頭または網膜硝子体の所見を詳細に記載
臨床心理・神経心理検査（D283〜D285）		医師が診療録に分析結果を記載
D291-2 小児食物アレルギー負荷検査		検査の危険性，必要性，検査方法等を患者・家族に文書で説明し，その写しを添付
D291-3 内服・点滴誘発試験		検査の危険性，必要性，検査方法等を患者・家族に文書で説明し，その写しを添付
D313 大腸内視鏡検査	「2」カプセル型内視鏡によるもの	大腸内視鏡検査が必要であるが，放射線医学的に大腸過長症と診断されており，かつ慢性便秘症で，大腸内視鏡検査が実施困難であると判断された場合：診断根拠となった画像を添付

5. 画像診断

区分番号	細項目	記載内容
通則4, 5, 6 画像診断管理加算		報告された文書またはその写しを添付

6. 投薬

区分番号	細項目	記載内容
F200 薬剤		ビタミン剤を投与する場合，その必要かつ有効と判断した趣旨を具体的に記載
F400 処方箋料		保険薬局で後発医薬品の薬剤を変更した場合，その報告を受けた処方医の保険医療機関では，カルテの薬剤名記載を変更する

7. 注射

区分番号	細項目	記載内容
G004 点滴注射	注3 血漿成分製剤加算	注射の必要性，副作用等を文書で説明し，患者・家族から署名または押印を得たうえで交付し，その文書の写しを添付

8. リハビリテーション

区分番号	細項目	記載内容
第7部 リハビリテーション		すべての患者の機能訓練の内容の要点と実施時刻（開始時刻と終了時刻）の記録を記載
疾患別リハビリテーション料（H000〜H003）		3カ月に1回以上リハビリ実施計画書の内容を患者またはその家族等に説明のうえ交付するとともに，その写しを添付
H000 心大血管疾患リハビリテーション料		専任の医師が定期的な心機能チェックのもとに運動処方を含むリハビリ実施計画書を作成し記載または添付
H001-2 廃用症候群リハビリテーション料		"廃用症候群に係る評価表"を用いて月ごとに評価し，その写しを添付
H003-2 リハビリテーション総合計画評価料		"リハビリテーション総合実施計画書"を作成し，患者に説明のうえ交付するとともに，その写しを添付
	注3 入院時訪問指導加算	評価書を作成し，その写しを添付
	注5 運動量増加機器加算	適応疾患，発症年月日，運動障害に係る所見，使用する運動量増加機器の名称及び実施期間の予定をリハビリテーション総合実施計画書に記載し，その写しを添付
H003-3 リハビリテーション総合計画提供料		他の保険医療機関に提供した計画書の写しを添付
H003-4 目標設定等支援・管理料		"目標設定等支援・管理シート"を作成・交付し，その写しを添付
H004 摂食機能療法		訓練内容・治療開始日・訓練の開始時間および終了時間を記載
	注3 摂食嚥下支援加算	摂食嚥下支援計画書の写しを添付（計画書等の見直しを行った際には，見直しの要点を記載，又は計画書の写しを添付）
		摂食機能療法の効果や進捗状況，内視鏡下嚥下機能検査又は嚥下造影の結果及びカンファレンスの概要を記載又は添付
H005 視能訓練		診療計画を作成し記載または添付
H007 障害児（者）リハビリテーション料		開始時およびその後3カ月に1回以上，患者または家族に実施計画の内容を説明し，その要点を記載または添付
H007-2 がん患者リハビリテーション料		開始時およびその後3カ月に1回以上，患者または家族等に実施計画の内容を説明し，その要点を記載
H008 集団コミュニケーション療法料		開始時およびその後3カ月に1回以上実施計画内容を患者・家族に説明し，その要点を記載または添付

9. 精神科専門療法

区分番号	細項目	記載内容
I000-2 経頭蓋磁気刺激療法		治療に用いた医療機器，治療を行った日時及び刺激した時間を記載
		治療開始前にHAMD17又はHAMD24による評価を行い，その分析結果及び患者に対する説明内容の要点を記載
		治療開始から第3週目及び第6週目にHAMD17又はHAMD24による再評価を行い，その分析結果を記載
I001 入院精神療法		要点を記載，（Ⅰ）はさらに要した時間を記載
I002 通院・在宅精神療法		要点および要した時間を記載
	注4 児童思春期精神科専門管理加算	患者および家族に説明した診療計画の写しを添付
	注5 特定薬剤副作用評価加算	"薬原性錐体外路症状評価尺度全項目評価用紙"による評価結果と治療方針を記載
	注6の厚生労働大臣が定める要件	効果および副作用等を説明し，その内容および患者等の受け止めを記載　服薬状況（残薬含む）を聴取し記載　減薬計画等を説明し，その内容および患者等の受け止めを記載
	注7 措置入院後継続支援加算	毎回の指導内容を記載するとともに，都道府県等への情報提供の写しを記録
	注8 療養生活環境整備指導加算	別紙様式51の2の"療養生活環境の整備に関する支援計画書"を作成し，その写しを添付
I002-2 精神科継続外来支援・指導料		要点を記載
	注4 特定薬剤副作用評価加算	"薬原性錐体外路症状評価尺度全項目評価用紙"による評価結果と治療方針を記載
I002-3 救急患者精神科継続支援料		指導等の内容の要点を記載
I003 標準型精神分析療法		要点および診療時間を記載
I003-2 認知療法・認知行動療法		要点および診療時間を記載
I004 心身医学療法		要点を記載
I005 入院集団精神療法		要点を個々の患者ごとに記載
I006 通院集団精神療法		要点を個々の患者ごとに記載
I006-2 依存症集団療法		個別の患者の理解度・精神状態等の評価を行いその要点を記載
I007 精神科作業療法		要点を個々の患者ごとに記載
I008 入院生活技能訓練療法		要点を個々の患者ごとに記載
I008-2 精神科ショート・ケア		要点および診療時間を記載
	「2」大規模なもの	作成した診療計画に基づく診療方法・結果の評価の要点を記載

I009 精神科デイ・ケア	要点および診療時間を記載
「2」大規模なもの	作成した診療計画に基づく診療方法・結果の評価の要点を記載
I010 精神科ナイト・ケア	要点および診療時間を記載
I010-2 精神科デイ・ナイト・ケア	要点および診療時間を記載
注5 疾患別等診療計画加算	作成した診療計画に基づく診療方法・結果の評価の要点を記載
I008-2からI010-2までを週4回以上算定する場合	6月に1回以上精神医学的な評価を行い，継続が必要と判断した理由を記載
I011 精神科退院指導料	"(精神科)退院療養計画書"を作成し，退院後の治療計画，必要となる保健医療・福祉サービスなどを患者・家族に説明・交付し，その写しを添付
I011-2 精神科退院前訪問指導料	要点を記載
I012 精神科訪問看護・指導料	医師が保健師等に対する指示内容の要点を記載
注1・注2のただし書および注3	指示の必要性，急性増悪の状態・指示内容の要点を記載
I012-2 精神科訪問看護指示料	主治医が交付した"精神科訪問看護指示書"の写しを添付
I013 抗精神病特定薬剤治療指導管理料	治療計画および治療内容の要点を記載
I014 医療保護入院等診療料	治療計画および説明の要点を記載
I015 重度認知症患者デイ・ケア料	要点および診療時間を記載
I016 精神科在宅患者支援管理料	別紙様式41の"総合支援計画書"を月1回以上作成し，その写しを添付チームカンファレンスおよび共同カンファレンスの要点，参加者の職種・氏名を記載

10. 処置

区分番号	細項目	記載内容
J038 人工腎臓		人工腎臓を行った時間（開始・終了時間含む）を記載
「1」～「3」のうち，「二」～「へ」（「注13」の加算を算定する場合を含む）		HIF-PH阻害剤の服薬状況を記載
J039 血漿交換療法		全身性エリテマトーデスについては，測定した血清補体価，補体蛋白の値または抗DNA抗体の値を記載
J047-3 心不全に対する遠赤外線温熱療法		実施計画を作成し，添付

11. 手術

区分番号	細項目	記載内容
K022 組織拡張器による再建手術	「1」乳房の場合	乳房切除術または乳腺悪性腫瘍手術と乳房再建術を行う医療機関が異なる場合，双方の臨床情報，手術日，術式等を相互に交付し添付保存
K546 経皮的冠動脈形成術	「3」その他のもの	機能的虚血の原因である狭窄病変・D206心臓カテーテル法における90％以上の狭窄病変以外の病変に対して実施する場合は，実施の医学的な必要性および検討の結果を記載
K615 血管塞栓術	「2」選択的動脈化学塞栓術	選択した肝動脈等の部位を記載
K656-2 腹腔鏡下胃縮小術		手術前のBMI，術前の内科的管理の内容・期間等を記載
K920 輸血		輸血の必要性・副作用・方法等を別紙様式26による文書で患者・家族に説明・署名を得たうえで交付し，その写しを添付
K939-5 胃瘻造設時嚥下機能評価加算		嚥下機能評価の結果および患者・家族への説明の要点を記載

12. 麻酔

区分番号	細項目	記載内容
L009 麻酔管理料（Ⅰ）		麻酔前後の診察・麻酔内容を記載または麻酔記録の添付
L010 麻酔管理料（Ⅱ）		麻酔前後の診察・麻酔内容を記載または麻酔記録の添付

13. 放射線治療

区分番号	細項目	記載内容
M000-2 放射性同位元素内用療法管理料		説明・指導した内容等を記載または添付
M001 体外照射	「2」高エネルギー放射線治療	治療内容・合併症・予後等を文書で説明し，写しを添付　事後の説明・家族等関係者への説明の場合，その旨を記載
	注2 1回線量増加加算	
M001-4 粒子線治療	注2 粒子線治療適応判定加算	治療内容・合併症・予後等を文書で説明し，写しを添付

2) 診療記録の基本的記載責任者

診療記録の記載責任は，医療機関に責任が課せられている部分と診療を行った医師（保険医）に責任がある部分に分かれ，その標準的様式（**図表11**参照）も定められています。

(1) 医療機関の記載責任

医療費の請求に必要な請求情報になります。

> 公費負担番号，公費負担医療の受給者番号欄，保険者番号欄，被保険者証・被保険者手帳欄，被保険者氏名欄，資格取得欄，受診者欄，保険者名欄，点数欄

(2) 保険医の記載責任

診療に必要不可欠な記載項目です。

> 傷病名（開始日・終了日・転帰），既往症・原因・主要症状・経過等欄

3) 具体的な記載項目と記載事項

(1) 傷病名

以下のようなことが求められています。

①診断のつど，**医学的に妥当適切な傷病名**を診療録に記載すること

②いわゆる**レセプト病名**を付けるのではなく，必要があれば**症状詳記**等で説明を補うようにすること

 ※**レセプト病名**とは，保険適応外の診療行為や添付文書から外れた薬剤の使用を行った場合に査定防止を理由に事務的に付与（登録）する際の病名を指す。別名，保険病名という。

 ※**症状詳記**とは，診療報酬明細書（レセプト）を補うものとして添付する説明書き。臨床症状，診察・検査所見や診療行為の必要性，経過について担当医師が記載したものをいう。

傷病名は，医学的に妥当適切な傷病名を主治医自らがつけることが基本です。よって，請求事務担当者が傷病名を自らつけてはいけないことは言うまでもありません。ただし，主治医の指示のもとに医師事務作業補助者が行う代行（登録）業務は，問題がないとされています。

さらに細かい内容を，東京都衛生局病院事業部の編集した『**診療録等記載マニュアル**』の「**傷病名の具体的記載の注意点**」を参考にみてみましょう。

①傷病名は初診時から記載する

 ✓医学的に妥当な適切な傷病名をつける

 ✓慢性・急性・部位・左右の区別をする

②疑い病名は診断がついた時点で確定病名に変更する。また，当該病名に該当しないと判断したときは「中止」とする

③新しい処置や治療・検査などを指示した場合は，疑い病名を中止し，新たに確定病名を記入する

④医学的傷病名以外に「保険病名」は認められない

⑤入院診療録の傷病名の注意事項

 ✓確定した診断名を記載する

 ✓複数病名の場合には重要なものから記載する

 ✓新生物の場合には悪性・良性（疑い），部位を記載する

 ✓悪性新生物の場合は，原発性・転移性を記載する

 ✓炎症疾患の場合は，慢性・急性の別を記載する

　　✓肺炎の場合は急性・非定型・ウイルス性・術後等のタイプ別を記載する

　⑥感染症の場合は，病原菌が同定されている場合には記載する

(2)　診療録の記載が診療報酬点数の算定要件となっている項目

　診療報酬請求においては，入院・外来を問わず診療録の記載が算定要件となっている算定項目が多数設定されています（**図表 15**）。

　つまり，診療報酬請求を行うためには，算定要件に沿った事項を診療録に記載しなければなりません。保険診療の適正性を立入り調査される**個別指導，監査**等が行われた際に，記載が不十分であった事実が確認されたり，未記載が明らかになった場合には，不適切な算定（不当請求）を行ったとして，当該項目に対して過去に遡り保険請求した金額を**自主返還**することもあります。特に悪質なケースでは，監査によって保険医療機関の認可が**取消処分**にまで至ることもあります。

　よって，診療情報管理を担当する者は，診療報酬請求と診療録の記載（管理）は保険請求上の最重要事項であるという点を認識し，正確な診療記録の作成が行われるように体制を整備する必要があるのです。

(3)　診療に関する諸記録の取扱い

　療養担当規則では，保険診療の範囲を**療養の給付の担当の範囲**といいます。

　診療録について，「療養の給付の担当に関し必要な事項を記載し，これを他の診療録と区別して整備しなければならない」とされています。また，保険診療を行った際の診療録以外の診療記録は，**その他の診療の諸記録**とされ，「療養の給付の担当に関する帳簿及び書類その他の記録」という表現が用いられます。そして，患者の**診療録はその完結の日から 5 年間，診療録以外は完結の日から 3 年間**の保存義務が課せられています（療養担当規則第 8 条，第 9 条）。

　これらは管理上，診療録とその他の記録を別に取り扱うことを示したものになります。一方，医療法では，医師が記載する診療の記録を「診療録」とし，それ以外の職種の記録を「診療に関する諸記録」としています。また，医療機関で備えるべき診療に関する諸記録とその法的根拠は，**図表 16** のとおりです。

3. 指導・監査の実際と必要な診療記録

　保険医療機関および保険医に対する指導・監査の法的根拠は，健康保険法（第 73 条，第 78 条）に定められ，**"保険診療の質向上および適正化を図る"**ことを目的として行われます。具体的には，厚労省の保険局長通知として出されている「**指導大綱**」，「**監査要綱**」に基づいて実施されています。

　指導は，"保険診療の取扱い，診療報酬の請求等に関する事項について周知徹底させることを主眼とし，懇切丁寧に行う"ことを方針としており，一方，監査は，"保険医療機関等の診療内容または診療報酬の請求において，不正または著しい不当が疑われる場合において，的確に事実関係を把握し，公正かつ適切な措置をとることを主眼とする"ことを方針としています（**図表 17**）。

　日本における医療は，通常，保険診療で行われます。保険診療を行うに当たっては，**医療法，医師法，健康保険法**などのほか，**保険医療機関及び保険医療養担当規則や診療報酬の算定方法（診療報酬点数表）**などの規定に従う必要があります。このように保険診療には法の縛りがあるので，それを遵守して行われているかを確認する意味で，指導・監査の制度が設けられています。通常は，指導の結果を受けて，不正・違法行為が疑われ必要があるとされた場合に，監査が行われます。そのため監査

図表16　診療記録の主な種類と法的根拠

分類　名称：記録の法的義務（備考）

外来診療録

入院診療録
　様式第1号（1）の1，（1）の2，（1）の3：保険
　　医療機関及び保険医療養担当規則第8条，第2条

患者基本情報（各科共通）
　主訴・現病歴・既往歴
　飲酒歴・アレルギー歴
　職業歴・家族構成
　緩和ケア実施計画書
　児童・思春期精神医療入院治療計画書
　栄養管理計画書
　退院支援計画書
　生活習慣病療養計画書（初回用・継続用）
　リハビリテーション実施計画書
　リハビリテーション総合実施計画書
　退院療養計画書：医療法第6条の4第3項

要約書（診療報酬算定ルール，医療機能評価）
　退院時要約
　外来要約
　週間要約
　中間サマリー
　ショートサマリー　など

手術・処置記録
　手術記録：医療法施行規則第1条の10第5項
　麻酔記録：医療法施行規則第1条の10第4項
　輸血記録
　処置記録：医師法第24条，医師法施行規則第23条

検査報告書（悪性腫瘍の場合，癌取扱い規約に基づく記載あり）
　検体検査結果報告書
　生理検査結果報告書
　病理組織診断結果報告書：医療法第21条
　病理組織診断報告書（生検，手術検体）：医療法施行
　　規則第20条
　術中迅速診断報告書：医療法施行規則第21条
　細胞診断報告書
　病理解剖（剖検）診断報告書：医師法第24条
　内視鏡検査結果報告書
　CT，MRI，X線レポート
　超音波検査結果報告書

　紹介医
　一般身体所見・局所所見

計画書（以下は，掲げた条文以外に，診療報酬算定ルールで作成を求めている）
　入院診療計画書：医療法第6条第4項
　褥瘡管理計画書
　地域連携診療計画書
　クリニカルパス：診療記録とするか否かは都道府県により見解が異なる
　CPC（臨床カンファレンス）

産科記録
　分娩記録
　分娩経過記録
　新生児記録
　助産録：保健師助産師看護師法第34条，第42条

説明・同意書
　個別診療行為（手術・処置・抗がん剤・治験など）に関わる同意書
　全般的治療計画への同意書
　輸血同意書・血漿成分製剤など生物学的製剤の承諾書：薬事法
　不妊手術・人工妊娠中絶手術同意書：母体保護法
　解剖など家族への同意書
　個室使用などの差額徴収の同意書
　保険会社などの調査への同意書
　個人情報保護法に関わるもの

連絡記録
　診療情報提供書：療養担当規則第16条
　対診依頼用紙（他科診療依頼票）：療養担当規則第16条

指示記録
　医師指示表（処置・検査・投薬・注射・食事・リハビリテーション・行動制限・身体拘束　など）
　投薬指示

看護記録
　看護基本情報
　看護記録1号紙，2号紙
　温度表（バイタル記録）
　看護退院時要約

薬剤指導管理記録

栄養指示票

の結果は，行政処分などの厳しい罰則の適応を受けることになります。

　指導・監査においては，診療記録関係の書類を閲覧することが行われます。指導などの通知が来てから，それらの書類について対応するのではなく，常日頃から，療養担当規則や診療報酬点数表などをよく理解し，正確に解釈し，それに基づいて正しい診療録の記載を心掛けるよう体制を整えることが大切です（**図表16**）。

　指導の形態は，**集団指導・集団的個別指導・個別指導**に分けられますが，個別指導はさらに，地方厚生局都道府県事務所と都道府県が行う**都道府県個別指導**と，これに厚生労働省が加わる**共同指導・**

図表 17　指導・監査の内容

	指導	監査
目的	診療の内容や診療報酬の請求に関する指導について基本的事項を定めることにより，保険診療の質的向上及び適正化を図ることを目的とする	診療の内容や診療報酬の請求に関する監査について基本的事項を定めることにより，保険診療の質的向上及び適正化を図ることを目的とする
方針	保険診療の取扱い，診療報酬の請求等に関する事項について周知徹底させることを主眼とし，懇切丁寧に行う	保険医療機関等の診療内容又は診療報酬の請求において，不正又は著しい不当が疑われる場合において，的確に事実関係を把握し，公正かつ適切な措置をとることを主眼とする
対象	①新規指定の保険医療機関等は概ね 1 年以内にすべてを対象に実施される ②診療報酬の改定，保険医療機関等の指定更新，保険医等新規登録等における指導は，指導の目的，内容等を勘案して実施される ③臨床研修指定病院，大学附属病院，特定機能病院等は，特定共同指導を行う際に，併せて集団指導が実施される	①診療内容や診療報酬の請求で不正や著しい不当があったことを疑うに足りる理由があったとき ②度重なる個別指導によっても診療内容や診療報酬の請求に改善が見られないとき ③正当な理由なく個別指導を拒否したとき
指導形態	①集団指導 ②集団的個別指導 ③個別指導 　・都道府県 　・共同指導 　・特定共同指導	原則として調査を実施する前にレセプトによる書面調査を行い，必要と認められる場合には，患者等に対する実地調査を行う
通知	指導日の 1 カ月前	実施日の概ね 1 週間から 10 日前
指導・監査後の措置	以下の評価を受け，改善報告書を提出する ①概ね妥当 ②経過観察 ③再指導 ④要監査	行政上の措置を受ける場合がある ①取消処分 ②戒告 ③注意 　取消処分を受けた場合は，医師法の規定により医師資格の停止等の行政処分を受ける場合がある

特定共同指導があります。

　共同指導は，過去における個別指導にもかかわらず改善がみられない場合や，支払基金等から診療内容や診療報酬請求に関する連絡があり，必要があると認められた保険医療機関に対して行われます。特定共同指導は，臨床研修病院，大学附属病院，特定機能病院，あるいは同一開設者が複数の都道府県にまたがって保険医療機関を開設している場合にその法人に対して行われるものです。

　指導は，診療報酬請求書に基づき，その他書類等を閲覧し，面接をしながら行います。この指導時に必要な書類（**図表 18**）のなかには，診療録を始め，診療に関する諸記録が含まれることから，書類の準備等の段階から**診療情報管理士も関わるべき業務**となります。

　なお，指導・監査と混同しやすいものとして "**医療法に基づく立入検査**" があります。この立入検査は，医療法第 25 条第 1 項に定められており，通常，1 年に 1 回，保健所の職員が，病院・診療所に立ち入り，その有する人員，清潔保持の状況，構造設備，診療録等を検査するものです。法令上，医療監視という用語はないのですが，この立入検査を一般に医療監視と呼ぶことがあります。

　また，診療報酬に定められた施設基準の届出について，届出のあった保険医療機関を対象として，原則，受理後 6 カ月以内を目途に行われる**施設基準の適時調査**もあります。調査の結果，届出の内容と相違する場合は，改善報告書の提出や診療報酬の返還が求められます。

図表 18　指導時の持参書類等

①診療録，看護記録，診療に関する諸記録（X 線フィルム，心電図，検査記録，リハビリ記録，手術記録，入院診療計画，麻酔管理記録，ほか）
（別途連絡される患者および自家診療分に係る初診時からのすべての記録）
②特定保険医療材料・薬剤等の購入・納品伝票（直近 1 年分程度）
③酸素の購入単価の算定基礎となる書類（当該年度の単価の算定の根拠となった購入・納品伝票）
④審査支払機関からの返戻・増減点に関する通知（直近 1 年分程度）
⑤薬剤情報提供に係る文書（薬袋によって行っている場合は薬袋）
⑥院外処方せんを発行している場合は，処方せんの用紙および複写式処方せんを使用しているときは発行済み処方せんの控え（別途連絡される診療月以降のもの）
⑦患者ごとの一部負担金徴収に係る帳簿および患者ごとの内訳のわかる日計表等（直近 1 年分）
⑧診療費請求書・領収書（控），同様式（2 部）
⑨有床診療所・病院の場合
　（ア）入院申込書
　（イ）差額室料を徴収しているときは患者同意書
　（ウ）食事および寝具設備に係る関係帳簿類および委託契約書，入院申込書の様式（2 部）
　（エ）特別療養環境室収容患者同意書綴
　（オ）次の文書の様式（記載前のものを 2 部，コピーでも可）
　　a　診療所・病院案内，入院案内
　　b　入院申込書
　　c　外出・外泊許可簿および外出・外泊許可書
⑩写真（医療機関において掲示されている診療時間，施設基準の掲示物を写したもの）
＊　この他に，「医療機関の現況」を事前に提出する

注）都道府県によって，準備書類の内容は異なる場合があります。

　指導・監査・立入検査・適時調査とも，診療録をはじめとした記録類の提出が求められますので，常に記録の記載や保管には留意しておかなければなりません。

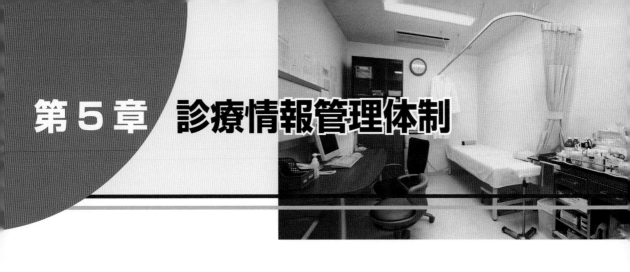

第5章　診療情報管理体制

1. 診療情報管理組織と保管体制

1）診療情報管理の体制整備と組織づくり

　診療情報管理は，物の管理から電子カルテを機軸とした情報管理に移り変わっています。

　診療情報管理を適切に行っていくための組織づくりは，院内のすべての医療職に診療情報を利用する際のルールを守らせることで，常に，医師には適切な診療録の記載を促し，看護部の記録委員会と協力して看護記録を整備するなど，診療情報管理の専門家として活動できるポジションが重要になってきます。

　したがって，一定の権限をもつように，院長直下の**独立した中央組織**にするところが多くみられます。一方，中小規模の病院では，**事務部門に所属する係**として設置することもあり，医療事務全般を行う医事課の所属というところも少なくありません。病院の組織は，病院管理者など上層部の方針によって異なり，その時々の経営戦略によっても組織づくりを見直すこともありますので，ある程度，柔軟に考えていくことが必要になります。

　2000年度の診療報酬改定で新設された**診療録管理体制加算**は，紙の診療記録の取扱いを前提とした管理体制を院内に整備することを条件としていますが，2014年度の診療報酬改定によって見直しが図られ，診療録管理体制加算1では，電子的な統計データによる一覧表の作成やデータベースの取扱いなど，**電子カルテを視野に入れた管理体制**の整備が前提とされました。

　そして昨今，診療情報管理の組織体制は，この診療録管理体制加算1の通知に沿って組織を整備していくことが望ましいとされています。また，診療録管理体制加算は，「**中央病歴管理室**」の設置が要件とされていることから，「中央病歴管理室」を独立した「病歴管理室」の診療情報管理部門と読み，院長直下の独立部門にすることが条件であるとする解釈もあります。実際のところは，診療情報管理の運営部分（機能）を中央管理下として院長の権限の届く範囲に置くことが，この施設基準の意図するところだと思われます。

2）院内の保管体制

　「保管体制」という用語は，紙の診療記録を念頭においた管理体制を前提にしており，電子カルテを導入している病院と導入していない病院では，同じ保管でもその体制整備は大きく異なります。

　たとえば電子カルテを導入していない病院での診療情報管理は，紙の診療録が非常に重く，厚さも

かさ張るため，保管スペースの確保や出し入れの効率性などが課題とされ，収納の際の入庫ミスを防止するなど，いわば整理整頓を中心とするものになります。一方，電子カルテ導入病院では，紙のまま保存しなければならない記録類，すなわち**原本性の保存義務**がある様式などが保存対象になり，同じ様式はすでに電子カルテに取り込まれているため，原本を保存することだけが目的となります。この様式とは，患者のサインがある同意書や他院からの紹介状や診療情報提供書といったものが多くみられます。

なお，以下に解説する管理手法は，基本的に紙の診療録を前提にしたものになりますが，診療情報管理士の知識（原点）として心得ておく必要があります。

(1) 保管方法

a) 各科別分散管理方式

最も原始的な紙の診療録の管理方法です。外来診察した際に，そのまま診療科内で診療録を整理し，棚に収納する方法です。入院診療録を別に保管する場合には，診療科の医師が集まる部屋（医局）に保管します。医師は近くに診療録があるためにすぐに利用することができ，便利です。しかし，各科別管理は分散管理となるため，他の科の診察の情報が見えなく，情報共有ができないという点で，望ましくない管理方法とされています。

b) 中央管理方式

①完全中央型管理方式

入院・外来時の診療録を1冊の診療録にファイルして保管する方法です。がん診療や整形疾患など単科で専門的な病院に多くみられました。たとえばがん診療の専門病院では，入院から外来まで，治療経過を一連にみられることを医師が強く求めることがあり，また，がん登録など情報収集をする際も大変便利な一面があります。ただし，1冊の診療録の厚さが増し，重くて分厚く，使いにくい一面もあります。

②入院外来分離方式

入院・外来時の診療録を別々にファイルし，管理単位も分ける方法です。中央管理下での分離方式は，一つの管理区域内で，入院診療録と外来診療録の棚を別々に設け，管理を行う方法です。外来診療録は外来診察のつど，検査時にも出し入れが行われるため，抽出・収納しやすい場所に管理することが効果的です。一方，入院診療録は，複数回入院した場合には，入院回数別にファイルする方法を用いることが一般的で，再入院時にはすべてを準備し直す手間がかかります。この手間を省くために，1カ所にまとめて収納する方法がとられ，親ファイル・子ファイルといった呼び方で，入院診療録を患者単位にまとめるファイル管理が存在しました。

(2) ナンバリングとファイリング

a) ナンバリング

①一元番号法（Unit Numbering System）

初めての診察時に1つの番号を与え，入院・外来はじめ院内すべてこの番号を使用します。患者は1つの番号しか持たないためわかりやすい一面がありますが，診察カードを忘れた場合や，救急車で来院したときなど慎重に扱い，新規番号を付与しないようにします。そうでないと，同じ患者が2つの番号を所有する**二重登録**が発生します。二重登録は，それぞれを別人として扱うため診療録も別々に管理され，情報が二分する不具合が生じてしまいます。

②一連番号法（Serial Numbering System）

入院するたびに番号をつけたり，年度ごとに番号をつけたりします。付番は簡単ですが，患者1人

の資料を集めるのに，分散保管されている診療録を集める手間がかかります。

　③一連一元番号法（Serial Unit Numbering System）

　一連番号法と同じように，そのつど番号を付けますが，過去の番号を一番新しい番号に移動し，診療録に付番した番号を新しい番号に更新してまとめていきます。分散保管はなくなりますが，入院のつど，診療録を間違いなく移動しなければなりません。

　b）ファイリング

　①連続番号ファイリング（Serial Number Filing）

　番号順に収納する方法です。抽出・収納は簡単ですが，番号の見間違いや，収納間違いに気を付ける必要があります。また，診療録は診療の経過と共に厚さを増すので，棚のスペースを確保するための診療録の移動が大変になります（そのつど番号順に全体を移動しなければならないため）。

　②末位桁番号ファイリング（Terminal Digit Filing）

　番号桁を区切って配列する方法です。末位1桁・2桁でグループ分けし，グループごとに収納する方法です。病院では，8桁以上の番号を使用することも珍しくないので，桁を分けて番号配列することは覚えやすく，また整理しやすく，保管場所を均等に使用できます。

　③中間位桁番号ファイリング（Middle Digit Filing）

　末位桁番号ファイリングと考え方は一緒です。番号の中間桁2桁をグループ分けするところが異なります。

3）診療録等の保存を行う場所

　診療録等の保存場所については，厚生労働省の2002年3月29日付通知「診療録等の保存を行う場所について」（医政発第0329003号／保発第0329001号）により，一定の基準のもとでは作成した医療機関等以外の場所における保存（外部保存）が認められています。

（1）電子媒体により外部保存を行う場合

・厚生労働省の1999年4月22日付通知「診療録等の電子媒体による保存について」（健政発第517号／医薬発第587号／保発第82号）に掲げる基準（記録の真正性，見読性及び保存性の確保をいう）を満たさなければならない。

・電気通信回線を通じて外部保存を行う場合にあっては，保存に係るホストコンピュータ，サーバ等の情報処理機器が医療法第1条の5第1項に規定する病院又は同条第2項に規定する診療所その他これに準ずるものとして医療法人等が適切に管理する場所に置かれるものであること。

・患者のプライバシー保護に十分留意し，個人情報の保護が担保されること。

・外部保存は，診療録等の保存の義務を有する病院，診療所等の責任において行う。また，事故等が発生した場合における責任の所在を明確にしておく。

※　電子媒体により外部保存を行う際の留意事項：外部保存を行う病院，診療所等の管理者は運用管理規程を定め，これに従い実施する。

（2）紙媒体のままで外部保存を行う場合

・記録が診療の用に供するものであることにかんがみ，必要に応じて直ちに利用できる体制を確保しておく。

・患者のプライバシー保護に十分留意し，個人情報の保護が担保されること。

・外部保存は，診療録等の保存の義務を有する病院，診療所等の責任において行う。また，事故等が発生した場合における責任の所在を明確にしておく。

2. 診療情報管理関連機器

　診療録の保管のためには，様々な機器が必要となります。

　現在は電子カルテの普及により使用されなくなった機器もありますが，紙の診療記録の保存は電子カルテの管理体制においても発生します。次に，紙の診療録の保管施設を解説します。

①**固定棚**：スチール製開架棚，いわゆる本棚

②**移動棚**：手動式（ハンドル式），電動式（ボタン式）があります。棚はレールの上で稼動し，開閉が必要な部分が開くようになっています。固定棚より通路幅がなくなるため，収納量が増えます。

③**電動式回転棚**：大型の箱式の機器の中に，回転式に棚が納まっており，棚が電動で動き，必要な診療録が収納されている棚が手元に現れるようになっています。人が動かないので作業は楽ですが，一度に多くの診療録を取り出すには時間がかかります。

④**シングルピッカー**：ロボット式の入出庫可能な自動倉庫です。管理用のコンピュータと接続し，診察予約や受診情報をもとに診療録1冊ごとの管理を行います。診察受付をすると診療録がピックアップされ，搬送機に載せられて外来に届くようなイメージでオートメーション化が行われます。

⑤**キャビネット**：文具や書類を入れる引き出し式の棚と同じ形式のものを診療録の棚に用いることをいいます。形状は机の引き出しと同じものになるので，取扱いも収納効率も悪く，診療録の管理には向かない棚です。

　その他の関連機器として，以下のようなものがあります。

①**カードケース**：コンピュータ化になる前に使用していたカード式の索引を収納するケースです。現在日本に残っているものを捜すのが大変なほど，古い機器になります。

②**製本設備**：紙の診療録を，出版されている本のように1冊に束ねる機器です。古い紙の診療録を保管する場合など，バラバラになってしまわないように製本し，保管します。

③**ワゴン車**：診療録の運搬に用いるカート。天板が平らなものは作業台としても使えます。

3. 診療情報管理と規定

　診療情報管理体制を整備するうえで，規定や指針等の整備は必要不可欠なものです。そのなかでも重要なものとして，「**診療情報管理規定**」，「**診療録記載指針**」，「**インフォームドコンセント指針**」などが挙げられます。

1）診療情報管理規定のポイント

　診療情報管理規定は，診療情報管理体制の基本となる考え方を整理し，そのルールを院内に周知させるものです。ここに必要になる項目と考え方を整理します。

(1) 目的（趣旨）の明確化

　診療情報管理を行ううえでの趣旨を目的として設定します。診療情報の適切な取扱いや運用を定義

づけることが目的になります。

> 例）この規定は，病院における診療の過程で医療従事者等が作成または取得した診療情報の利用およびその管理に係わる運用を明文化し，診療録の管理および診療情報の有効な活用を推進するために必要な事項を定める。

（2）用語の定義

　診療録，診療記録，診療情報などの言葉の定義はもちろんのこと，院内で頻繁に用いる一般的な用語を記載します。

> 例）「診療情報の提供等に関する指針」より
> ・「診療情報」とは，診療の過程で，患者の身体状況，病状，治療等について，医療従事者が知り得た情報をいう。
> ・「診療記録」とは，診療録，処方せん，手術記録，看護記録，検査所見記録，エックス線写真，紹介状，退院した患者に係る入院期間中の診療経過の要約その他の診療の過程で患者の身体状況，病状，治療等について作成，記録または保存された書類，画像等の記録をいう。

（3）管理体制

　病院内の管理体制（責任など）をある程度明確にします。特に紙の診療記録は，運用を細かく決めることが紛失等の防止につながるため重要になります。

> 例）
> ・診療情報等は中央管理とし，診療情報等に関する管理は，診療情報管理室が行う。
> ・電子媒体の診療録等（電子カルテ）の運用管理は，「診療録および診療諸記録の電子保存に関する運用管理マニュアル」により，当該規定とは別に取り扱われる。
> ・入院中の患者の原本保存記録（原本ファイル）は，病棟師長のもとで保管され，原則として管理者は病棟医長とする。
> ・担当医は，退院日の翌日から 7 日以内に診療情報管理システム内の退院サマリーを完成させ，承認を得る。
> ・原本ファイルは，退院時すみやかに病棟師長により管理室へ納入する。なお，管理室への納入窓口は，管理室の勤務時間内とする。

（4）運用部分の記載

　診療記録の記載など，内容に関する部分にもふれます。

> 例）
> ・診療情報等は，1 患者 1 診療録等の考えに基づき，これを 1 単位とする。
> ・患者が転科する場合，受持医師は転科時の所見，申し送り事項等を，転科サマリーとして電子カルテに記載するものとする。
> ・担当医師は，患者の退院後遅滞なく退院時サマリーを作成し，診療情報等を完成させるものとする。
> ・死亡診断書（死体検案書）の記載は，厚生労働省指定の死亡診断書（死体検案書）記入マニュアルに則り，適切に作成する。また，初期研修医が作成する場合には，指導医の下に記載を行うこと。
> ・診療録の記載基準は，別に定める「診療録の記載指針」に基づくこととする。
> ・診療情報等は，整理，保管等は診療録番号によって行い，患者に付与する患者 ID 番号（患者番号）を診療録番号とする。
> ・診療情報管理における病名等の取扱いは，標準病名マスターならびに国際疾病分類 ICD-10 に則り，

> 手術および処置分類は手術を外保連手術コードおよびKコード，処置をJコードで登録する。

(5) 作業手順や禁止事項・厳守事項

　紙の診療録の受取り方や持ち出し，禁止事項を明確に記載します。

例)
・診療情報等および原本ファイルは不備があれば速やかに担当医または病棟師長に連絡し，訂正・補足等を依頼する。
・原本ファイルは診療録番号を記した原本保存用患者ファイルに入れ，診療録番号の順に収納する。
・紙の診療録等は院外へ持ち出しを禁止とする。
・学会および資格取得等を目的とし，申請書により病院長が認めた場合に限り電子媒体への出力を行う。申請可能な対象は，申請者が診療に関わりをもった範囲とし，主に医師とする。また，外部出力を行う診療情報の対象は退院時サマリーのみとし匿名化のうえ利用するものとする。
・診療情報等の保存期間は，診療の完結の日の属する年の翌年から起算して，入院10年間，外来5年間とする。なお，保存期間を満了した場合であっても，関係各科に連絡のうえ，まれな症例や研究調査等に必要とされるものは，第16条に定める診療情報等管理委員会に諮り，個人情報保護法を遵守した管理のもと，病院長の承認を得て各診療科で保管できることとする。また，治験，臨床研究等，長期に保存義務があるものは，期限を延長して適切な期間まで保存する。

2) 診療録記載指針 （第6章参照）

　診療録の記載指針は，医師の適切な診療録記載に関して定めた基準と考えます。診療録は，医療行為の適否の判断を記す唯一の客観的な記録となるため，一定の質を担保して記載する必要があり，第三者にも理解できることが第一条件になります。

　診療録の記載指針の内容について，必ず書き方についてふれる必要があり，その基本は**SOAP**といった**問題志向型診療記録**（POMR）をうたうことが一般的です。さらに，紙の診療録の病院では，日々の記載について日付・署名といた紙の記録を前提としたことにふれる必要があります。

　また，基準を策定するときに一番大切なことは，病院独自の基準を診療情報管理委員会などの場で実際に議論しながら，医師のコンセンサスを十分に得て完成させることです。診療情報管理士が一方的に作成した指針では，医師は守りません。

例)
(1) 標準的記載形式は，POMR（Problem Oriented Medical Record：問題志向型診療記録）による。基礎データ（病歴・診察所見・検査結果），問題リスト，初期計画，経過記録（「SOAP」で記載），要約記録で構成される。
　　S（Subjective data：患者の訴え），O（Objective data：診察所見・検査結果），
　　A（Assessment：医師の判断・考察），P（Planning：計画・治療方針）
(2) 診療のつど，必要事項を事実に基づいて記載し，日付・署名を必ず記載（入力）する。
(3) 病棟受持医は，診療録を毎日記載しなければならない。研修医の記載に対しては，指導医が記載内容を確認して承認をしなければならない。研修医の記載が不足している場合は，指導医が補う。
　※指導医：臨床経験を7年以上有する医師であること（臨床研修病院入院診療加算施設基準）
(4) 診療録は，可能な限りわかりやすい日本語で丁寧に記載する。また外国語は極力避け略語を使用する際は，病院指定の略語本に掲載されているものを使用する。
(5) 電子カルテ使用時は，患者確認を十分に行う。誤変換等の入力ミスに留意し，前回の記載，他人に

　　　よる記載，検査結果等を，漫然とコピー＆ペーストしない。
(6) 診療録に記載すべき事項は，算定要件および施設基準として定められている診療報酬点数上の項目であることにも留意する。
(7) 治療や検査，処置等の適応や必要性の論理がわかるような明確な記載をする。
(8) インフォームド・コンセントを行った場合は，説明・同意書とは別に，診療録にもその内容と患者および家族が理解して納得したことを記載する。手術や侵襲を伴う処置・検査については，下記のことを説明して説明・同意書に記載し，日付と患者および家族のサインを記入のうえ，電子カルテに取り込み，診療録にも要点を記載する。
　　※病状，処置・検査の目的・内容・必要性・有効性，合併症・危険性およびその発生頻度，死亡率，代替治療法とその危険性，何も行わない場合の病状進行の危険性
(9) 診療科のカンファランスや回診，多職種カンファランス等で検討した内容を記載する。
(10) 手術記録は手術後 24 時間以内に，退院サマリーは退院後 3 日以内に必ず記載する。
(11) 傷病名を必ず記載（入力）する。
　　1　医学的に妥当適切な傷病名を医師自ら決定し，記載する。
　　2　必要に応じて，慢性・急性，部位，左右，原発・転移等を区別して記載する。
　　3　疑い病名は，診断がついた時点で中止し，確定病名に変更する。
　　4　新たに処置や治療・検査等を実施した場合は，新たな傷病名をつける。
　　5　診断時に診療開始日を記載し，診療経過の中でそのつど終了年月日を記載する。
　　6　転帰区分に，「治癒」「死亡」「中止」「転医」「軽快」等を必要に応じて記載する。
　　7　主たる傷病名を主病名として登録する。
　　8　保険請求上の「レセプト（保険）病名」は認められない。
　　9　傷病名は絶えず確認し，整理する。
(12) 薬剤や食品等のアレルギー情報については，患者基本情報画面に必ず入力する。
(13) 診療録の改竄は絶対に行ってはならない。
(14) 患者の人格を批判するような記載は絶対にしてはならない。また，他の医師や職員への批判等を記載してはならない。
(15) 医療事故調査，訴訟では次の点が論点になるので，充分留意した診療録の記載を行う。
　　1　該当医療行為の緊急性
　　2　該当医療行為の必要性（適応：判断の根拠）
　　3　該当医療行為の妥当性
　　4　患者および家族への説明と同意
　　5　事故後の経過と対応

3）インフォームド・コンセント指針

　インフォームド・コンセント（IC：informed consent）は，医療行為に関する**十分な説明**を患者に行ったうえで，**患者の自己決定権を尊重して合意**に達するという考えに基づいたものです。医療者側のこれから行う医療行為についての説明と，患者側の同意ということだけを意味するものではありません。

　また，医療安全管理においても，その重要性はいうまでもありませんが，危険性（侵襲性）の高い手術を施行する際には，その危険性を含めた十分な説明が行われ，受け手の患者が医療行為のリスクを理解したという事実を証明することも，IC の記録には求められます。よって，記載指針を定め，不備不足が発生しないよう，記録の監査についても併せて体制を整えます。

　インフォームド・コンセント指針を作成する際に迷う事項として，どの範囲の医療行為を対象とするのかという対象範囲の限定があります。また，輸血のように同じ医療行為を何度も繰り返す可能性があるものについても，医療行為の説明と同意を原則そのつど行うこととしていても，実際の運用を

例）【IC の要件】

IC が成立するためには，以下の要件を満たす必要がある。

1. 同意能力：説明を理解し，医療行為を受けるか否かを自分で判断する能力。同意能力の有無の判断が難しい場合は，複数の医療従事者が判定し，診療録へ記録しておく。

2. 説明：病名・病態，医療行為の目的・内容・必要性・有効性・危険性，代替となる治療法，何も治療しない場合に想定される結果等，可能な限りの情報を提示して説明する。

3. 理解：医療従事者は患者の理解を促し，患者が真の自己決定ができるよう，わかりやすく説明する努力をしなければならない。

4. 同意：患者の自発的な意思に基づくものでなければならない。強要や，適切な説明がなされずに得られた同意は無効である。

【IC の実施手順】

1. 患者・家族に対しての説明
　・原則，説明は主治医が対面で行い，手術説明は執刀医が行う。
　・原則，担当医師や担当看護師も同席する。
　・患者が質問しやすいような配慮や判断の支援をし，プライバシーが守れる個室で行う。
　・模型や絵図等も活用して，わかりやすく具体的に説明する。
　・決して強制はせず，同意までに時間をおくことや，複数回説明することも考慮する。
　・説明・同意書は，患者に署名および日付の記入をしてもらい，控えを患者・家族に渡す。
　・同意はいつでも撤回できることを説明しておく。
　・説明後，患者の理解度の確認，追加の説明，精神的サポート等の対応を行う。
　・患者・家族が説明の内容を理解し同意した（しなかった）ことを必ず診療録に記載する。
　・拡大手術，予定外手術等を行う必要が生じた場合は，可能な限り患者の代諾者に説明し，承諾を得る。

2. 説明の内容・範囲
　・診断・治療に必要な検査，診断結果，病名，現在の病態
　・最善と考え推奨する検査・治療計画の提示，予測される効果と危険性（合併症，死亡率）
　・代替となる選択肢の診断・治療方法（自院では実施できない標準的なものも含む）
　・あらゆる治療を行わない場合の予後予測（ナチュラルコース）
　・セカンドオピニオンを院外や他の医師に求める権利の確認と迅速かつ円滑な情報提供
　・他院の患者がセカンドオピニオンを求めた場合は，患者利益を優先した客観的説明

3. 説明・同意書の書式と記録
　・説明・同意書の基本的な書式は統一する。
　・すべての手術，侵襲の大きい検査・処置等，それぞれの書式を電子カルテの説明・同意書一覧からダウンロードする。
　・患者氏名・診断名・文章の内容を確認する。
　・説明を行った日付を記載し，説明者は署名する。原則として同時に医療側立会い者も署名を行う。
　・説明・同意書を作成する際に，説明者の名前を入力したものについてはプリントアウトしたものに捺印し，入力しなかったものについては署名を行う。
　・患者が内容を確認したうえで同意する場合には，患者本人が署名する（本人が署名できない状態あるいは未成年者で本人の意思確認が取れない場合等は代諾者が署名する）。捺印は必要ない。
　・家族側の同席者については，必要に応じて，説明・同意に同席したことの署名をしてもらうか，診療録に記載しておく。
　・手術・検査の説明・同意書は複写を患者へ手渡し，原本は電子カルテにスキャナーで取り込んだ後，診療情報管理室に保管する。
　・説明・同意書の書式は，医療安全管理室のもと，診療情報管理室がチェックを行った上で，病院が承認したものを使用する。既存の書式は定期的に見直しを行う。
　・説明・同意書の監査については，診療情報管理室が行う。特に死亡退院事例に関しては，監査の結果を医療安全管理室にあげ，病院として把握することとする。

> ・診療録の量的・質的監査については，診療情報管理室にて行った上で，診療録等管理委員会に報告する。

考えると判断に迷うものもあります。

　こうした判断に迷うものについても，指針を作成することにより，その運用や対応方法を明確にしておく必要があります。

例）【IC が必要な医療行為の例】

文書による IC は，侵襲とリスクを伴う医療行為等に対して必要となる。原則，医療行為のつど，IC を取得する。
1. すべての手術
2. 輸血
3. 全身麻酔
4. 大きな侵襲を伴う，あるいは伴う可能性のある検査および治療
   - 消化管　・気管支内視鏡検査と治療
   - 血管内カテーテルを用いた検査と治療
   - 造影剤を用いた検査
   - 生検

- 中心静脈穿刺，胸腔穿刺，腹腔穿刺，骨髄穿刺，心嚢穿刺
- 電気的除細動
- 抗癌剤の静脈内投与
- 放射線治療
- 気管挿管と人工呼吸
- 血液透析・血漿交換（初回導入時）
- 負荷試験のうち大きな侵襲を伴う可能性のあるもの
- ワクチン接種
- 拘束による身体抑制
- 終末期の治療方針

　インフォームド・コンセントの診療録の記載については，指定された様式を用いることが一般的ですが，様式を用いた場合にも，原則として診療録への記載は必要です。その対応は，次のように実施することが望ましいことと考えます。

1. IC を行った場合は，説明・同意書とは別に，診療録にもその内容と患者および家族がいかに理解して同意したかを記載する。
2. 手術や侵襲を伴う処置・検査については，①病状，②手術・処置・検査の目的・内容・必要性・有効性・合併症・危険性およびその発生頻度・死亡率，③代替治療法とその危険性，④何も行わない場合の病状進行の危険性——等を説明して，説明・同意書に記載したうえで，診療録にも要点を記載する。
3. 予期しうる死亡に関しては，仮に頻度が低い場合でも，当院のデータや，学会，論文のデータ等を提示して説明し，死亡率に関して説明・同意書と診療録に記載する。
4. 患者・家族の同意が得られなかった場合でも，必ず診療録に記載する。
5. IC が免除される場合でも，その状況を診療録に記載する。

4.　診療情報管理と病院機能評価

　中立・公正な立場で診療情報管理のレベルが評価されるという点で，診療情報管理における第三者評価の意義はたいへん大きなものです。また，第三者評価の事前準備によって望ましい基準に沿った運用へと導かれることになるため，病院全体が引き締まり，診療情報管理体制も整備されていきます。

　図表 19 に，日本医療機能評価機構による病院機能評価に関する，現在の評価項目（**機能種別版評価項目 <3rd G：Ver3.0> 一般病院 2**）から診療情報管理に対する部分を載せましたので，参考にし

図表 19　病院機能評価における診療情報管理の評価項目

3.1.6　診療情報管理機能を適切に発揮している

【評価の視点】
○病院の機能・規模に応じて診療情報が適切に管理されていることを評価する

【評価の要素】
●診療情報の一元的な管理
●迅速な検索，迅速な提供
●診療記録の取り違え防止策
●診療記録の閲覧・貸出し
●診療記録の形式的な点検（量的点検）
●診断名や手術名のコード化（コーディング）

4.1.4　院内で発生する情報を有効に活用している

【評価の視点】
○情報の管理・活用に関する方針が明確にされ，それに基づき院内の情報が管理され，有効に活用されていることを評価する

【評価の要素】
●情報の管理・活用の方針
●院内で取り扱う情報の統合的な管理
●情報システムの導入・活用・更新に関する計画的な対応
●医療の質や安全性，効率性の改善に向けた活用
●データの真正性，保存性の確保

4.1.5　文書管理に関する方針を明確にし，組織として管理する仕組みがある

【評価の視点】
○病院として管理すべき文書が明確にされ，文書管理規程に基づき組織として管理する仕組みがあることを評価する

【評価の要素】
●管理責任部署または担当者の明確化
●発信，受付，保管，保存，廃棄の仕組み
●院内規定，マニュアル等の承認の仕組み

てください。これらの項目ごとに，管理体制を整備し，運用マニュアル等を配置します。

　なお，診療情報管理についての病院機能評価は，審査当日に現場を見て，その実態とマニュアル等を付け合わせることが行われます。

5.　診療情報管理業務と運営

　規定に続き，診療情報管理業務をみていきましょう。実際，診療情報管理は，医療機関の形態や規模・機器・配置する人員の問題などにより，業務内容が大きく変わります。特に，電子カルテの普及により，記載者のサインのチェックや必要書類の有無確認といった量的な点検は，あまり意味をなさなくなってきました。したがって，最近の診療情報管理業務の中心は，以下の業務へとシフトしています（序文も参照してください）。

①診療記録の監査（巻末参考資料）　　⑤電子カルテの関連業務
② ICD による疾病コーディング　　　⑥がん登録
③ DPC 関連業務　　　　　　　　　⑦病院経営支援業務
④診療情報の統計・分析

　これらの業務は，診療情報管理委員会のもとで活動することになります。その理由は，診療情報管理は，そもそも，その運営方針が各診療科の承認によって決定し，実行される必要があるためです。診療情報管理委員会によって全診療科が合意した事案を診療情報管理部門が調整し，全病院的事項として実施させているという認識です。

　診療情報管理士教育では，診療情報管理室の業務運営について，次のポイントを挙げています。

　・診療録管理体制加算を積極的に取得して，体制を整備すること

・診療支援部門として組織を独立させること

・院長・副院長など病院管理者のもとに組織化すること

・必要な人員を確保し，診療情報委員会を設置すること

・管理管轄を明確にして，業務を明確化すること

6. 診療録管理体制加算

　診療録管理体制加算は，適切な診療記録の管理を行っている体制を評価する，基本診療料のなかの入院基本料等加算の項目の1つです。

　具体的には，A207 診療録管理体制加算1と加算2の2段階に分かれています（**図表 20**）。診療情報管理士の配置を評価したものではなく，診療録や診療情報管理の体制を評価しているのが特徴です。

　診療録管理体制加算を算定するには，施設基準に定められた体制を整備し，厚生局に届出を行う必要がありますが，当該加算1・2の施設要件の違いは，診療記録管理を行うにあたっての体制の違いになります。加算1では，診療録記録管理を行うにつき「十分な体制」が，加算2では「必要な体制」が整備されていること，とされています。

図表 20　診療録管理体制加算

A 207　診療録管理体制加算（入院初日）	
1　診療録管理体制加算1	100 点
2　診療録管理体制加算2	30 点

図表 21　診療録管理体制加算の届出状況

	届出医療機関数		
	令和2年	令和3年	令和4年
1	1,718	1,765	1,793
2	3,760	3,902	4,181

〔2023 年 7 月 5 日「中央社会保険医療協議会 総会（第 548 回）」より〕

　その主な違いは，加算1では，加算2に比べて，診療記録管理者の配置基準と入院患者についての疾病統計のレベル及び退院時要約作成の迅速な対応といった診療情報管理体制の充実が求められる──といったところになります。

　加算1（100 点）と加算2（70 点）の点数差が小さいことや，加算点数そのものが100 点（1000円）や70 点（700 円）といった程度で，体制整備のための費用として採算性が確保できないことから，加算1よりも加算2の届出病院数が多いという状況になっています（**図表 21**）。また，急性期医療を担う DPC 対象病院となるための基準に，診療録管理体制加算の届出を行っていることが条件として設定されていますが，必ずしも加算1を求めていないことも，加算1が増えない理由の1つだと考えられます。

　一方，診療報酬改定における診療録管理体制加算の見直しは，直近では 2022 年度の改定で行われました。医療機関の情報共有及び連携が効果的に行われることを狙って，電子カルテのデータ格納方式の部分に「医療情報交換の次世代標準フレームワーク」となる標準規格「HL7 FHIR」の導入が，加算1の施設要件として求められるようになりました。

　「HL7 FHIR（Fast Healthcare Interoperability Resources）」とは，「HL7 International」によって作成された，医療情報交換の次世代標準フレームワークです。様々な電子カルテが存在する国内の状況を勘案し，データ交換を可能とする仕組みである「HL7 FHIR」を導入させることによって，医療情報の利活用が推進可能となるのです（**図表 22**）。

48

図表 22　HL7 FHIR の概念図（厚労省より）

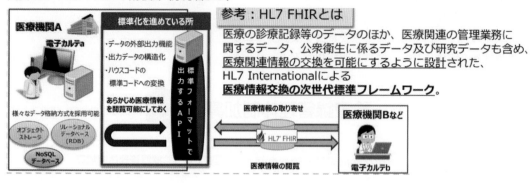

第6章 診療記録の様式と記載

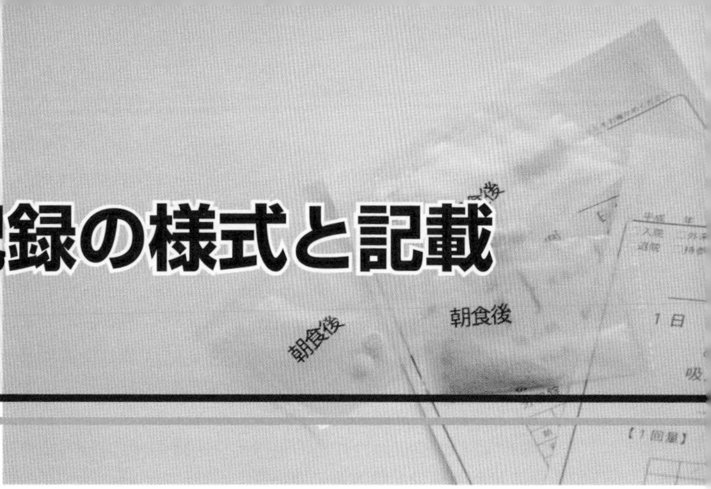

1. 診療記録の様式

診療記録の記載については，医療法および医療法施行規則において，"医師は診療を行った際には診療録の記載が必要"であることが定められています。診療が行われた際には必ず診療録が記載され，診療が進むにつれて，その他さまざまな診療記録が生じてきます。

通常，診療録は，**外来診療録**と**入院診療録**とに分けられます。診療録は，様式第1号（第3章，**図表11**）として法的に定められていますが，その他の診療記録に関しては，必要な記載事項に関する規定はあるものの，様式自体には決まりがなく，各医療機関の運用や電子カルテに依存しています。特に紙の診療録の運用を行っている病院の場合，各部署によって記載項目が異なりますが，日付・患者番号（ID）・氏名・記載者の署名などは必須項目に設定し，その他基本的事項を定めて運用する必要があります。

すべての診療記録様式に関して，新規作成・一部修正・廃棄を行う場合は，診療情報管理委員会などにおいて，検討・承認を行い，また院内で使用する診療記録は，診療情報管理士が管理を行うことが必要です。そのため診療情報管理士は，診療記録に必要とされる医療法・医師法・療養担当規則・診療報酬請求制度などに規定された事項を十分把握し，診療記録を構成する諸記録の種類（第4章，**図表16**）について理解する必要があります。

特に保険診療における診療録の様式や記載等は，法的記載要件のほか，細かな指定が通知されていますので，**図表23**に示された内容に注意する必要があります。

図表23 診療録の様式と留意事項

> **別紙2 診療録等の記載上の注意事項**
>
> （昭 51.8.7 保険発 82, 令 2 保医発 0327・1）
>
> **第1 一般的事項**
> 1 診療録，歯科診療録及び処方箋（以下「診療録等」という）の様式については，「保険医療機関及び保険医療養担当規則」（昭和 32 年厚生省令第 15 号）による。保険薬局に分割調剤を指示する場合は，様式第 2 号の 2 を用いる。
> 2 処方箋の用紙は，A 列 5 番を標準とする。なお，診療録及び歯科診療録の用紙については，用紙の大きさに特段の定めはないが，A 列 4 番とすることが望ましい。
> 3 医療保険単独の者に係る診療録等については公費負担医療に係る欄は空欄のままとし，公費負担医療単独の者に係る診療録等については療養の給付に係る欄は空欄のままとして差し支えない。

4 公費負担医療に係る診療録等については，「保険医療機関」とあるのは公費負担医療の担当医療機関と，「保険医氏名」とあるのは公費負担医療の担当医師名と読み替える。

➡診療録等の記載方法等について

(昭63.5.6 保険発43)

(1) 診療録等の記載方法について

医師法第24条及び歯科医師法第23条に基づく診療録並びに薬剤師法第28条に基づく調剤録等の記載については，作成した医師，歯科医師又は薬剤師の責任が明白であれば，ワードプロセッサー等所謂OA機器により作成することができる。

なお，この場合には，作成の基礎となった情報の管理体制について十分留意する。

(2) 保険診療録等の記載方法について

保険医療機関及び保険医療養担当規則第8条及び第22条の適用を受ける診療録並びに保険薬局及び保険薬剤師療養担当規則第5条及び第10条の適用を受ける調剤録記載についても（1）と同様であるが，この場合にあっては，保険医及び保険薬剤師等の署名又は記名押印を要する。

(3) 処方せんの記載方法について

薬剤師法第23条に規定する処方せんの記載についても（1）と同様とする。

なお，患者に交付する処方せんについては，医師等の署名又は記名押印を要するものである。

また，病院又は診療所の管理者は，処方せんに係るOA機器の導入に当たっては，処方せんについては患者等への交付が原則であることに十分留意しなくてはならない。

(4) 助産録の記載方法

保健師助産師看護師法第42条に規定する助産録の記載についても（1）と同様とする。

(5) その他

診療録及び処方せん以外の医療法第21条第1項第14号の診療に関する諸記録についても（1）に準じて取り扱って良い。

2. 診療記録の記載方法

1) 診療録の記載責任

診療録は，保険医療機関が責任をもって記載する欄と，診療を担当した保険医が記載する欄に分かれています（**図表24**）。

保険医療機関が記載責任をもつ欄は，公費負担者番号，公費負担医療の受給者番号，保険者番号，被保険者証・被保険者手帳，被保険者氏名，資格取得，受診者，保険者，診療の点数等──医療費の請求に必要な基本的内容を記載する欄です。

保険医が記載責任をもつ欄は，傷病名・職務・開始・終了・転帰・期間満了予定日，既往症・原因・主要症状・経過等，処方・手術・処置等──行われた診療に直接関わる欄です。

2007年には，医師の業務負担軽減を図ることを目的に，厚生労働省からの通知「医師及び医療関係職種と事務職員等との間等での役割分担の推進について」が出され，保険医の記載責任に属する欄を医師以外の**事務職員が代行入力**（代筆）をしてもよいことが示されました。しかし，この場合でも，**作成責任は医師が負う**こととされ，診療を担当した医師が最終的に確認し，署名をすることが条件とされています。

また，電子カルテで作成する場合は，電子署名及び認証業務に関する法律第2条第1項に，電子署名および認証をもって当該署名に代えることが規定されており，作成者の識別や認証が確実に行われるように運用することが大切です。

図表 24　診療録様式の記載事項

様式名	記載事項	備考
様式第1号（1）の1	①受診者の住所・氏名・性別・生年月日・職業・被保険者との続柄 ②傷病名，職務上・外の別，診療開始年月日，終了年月日，転帰 ③保険者番号，被保険者証の記号・番号・有効期限 ④被保険者の氏名・資格取得年月日 ⑤保険者の名称・所在地	診療録の表紙として用いられる入院日，退院日，入院時病棟，診療科，主治医，患者ID，血液型，アレルギーの有無，感染情報，要介護などの記載も行われる
様式第1号（1）の2	①既往歴・原因・主要症状・経過など ②処方・手術・処置など	症状や治療の経過を記載する診療録のなかで，いわゆる1・2号紙と称されるものに相当
様式第1号（1）の3	①診療の点数種別 ②負担金徴収額 ③食事療養算定額 ④標準負担額 ⑤以上①から④項目を縦軸とし，横軸に月日	保険点数の記載欄

図表 25　診療録記載指針

1. **本診療録記載指針の趣旨・目的**
2. **今後の診療録記載の基本的考え方と視点**
　（1）チーム医療のために共有される記録・情報であるという視点
　（2）患者の個人情報であるという視点
　（3）説明責任を果たし，適正な医療を実施していることを示す視点
　（4）医療の質・安全や効率を評価し，その向上を図るために活用するという視点
　（5）臨床研究と教育・研修に役立てるという視点
3. **診療録記載の一般的原則**
　（1）チーム医療のために情報を共有できるようにするための記載原則
　（2）開示請求の対象となる公的文書であることを踏まえた記載原則
　（3）その他の留意事項
4. **診療録の記載事項**
　（1）診療録の基本形と記載方式
　（2）入院時の記載事項
　（3）経過記録の記載事項
　（4）説明と同意に関する記録の記載事項
　（5）指示に関する記載事項
　（6）手術・麻酔記録および他科・他部門の記録に関する事項
　（7）退院時の記録に関する記載
5. **本指針の活用に向けて**

（日本診療情報管理学会「診療録記載指針」2007年1月より抜粋）

2）診療録の記載要綱

　2006年，日本診療録管理学会（現：**日本診療情報管理学会**）では，"診療記録の正確な記載と責任の明確化"を倫理的な責務とし，診療記録は各専門職が診療情報を共有するためのものであることを目指し，「**診療録記載指針**」（**図表 25**）を発表しました。この指針は，診療録記載の基本的な考え方と視点，一般原則，記載事項を中心にまとめており，適切な診療録を医師が記載し，またその他の医療従事者が的確な記録を残すことによって，さらなる医療の質向上や効率的な医療を実現することを目標にしています。厚生労働省保険局からは，通知「**診療報酬請求書等の記載要領等について**」が出

され，そのなかで診療録の記載上の注意事項が述べられています。

　このような診療記録指針等をもとに，各医療機関において診療記録記載指針マニュアルを作成し，医師だけでなく，医療従事者全員の記載の統一を図る必要があります。その後，院内内規を兼ねたチェックリストの作成を行い，内容監査を行うことも必要となります。その際の記載方法のポイントを**図表 26** にまとめましたので参考にしてください〔第 5 章診療情報管理体制，3．診療情報管理と規定，2）診療録記載指針参照〕。

　また，電子カルテの記載には，"診療録の電子媒体による保存"，"文書管理システムを利用した電子保存" も含み，**電子保存の三原則 "真正性・見読性・保存性"** に準じた電子保存関連については，厚生労働省の「診療録等の電子媒体による保存」（厚生労働省健康政策局長等通知，1999 年 4 月），「医療情報システムの安全管理に関するガイドライン」（第 4 版）（厚生労働省医政局，2010 年），「電子文書法（e-文書法）」（2005 年 4 月施行）に基づいた規定が必要となります。この際，認証基盤，利用者権限，端末設定運用上のルールなどを明文化することも大切です。

3）患者基本情報（初期記録）

　療養担当規則において，様式第 1 号に記載される患者基本情報の内容は決められています。しかし，診療を行っていく際には，この項目の他に患者のもつ診療情報を収集することが大切となり，それが初期記録になります。

　以下に，医療機関において，初期記録として記載される項目をあげます。

（1）主訴（Chief Complaint）

　患者の**主要症状や受診した理由**です。なるべく患者の言葉を使って，具体的に記載することが望ましいとされています。また，主訴は一つとは限らず，裏付けとなる症状の有無を確かめ，いくつかの症状のなかから代表的なものを選んでそれを主訴とします。

（2）現病歴（Present Illness）

　現在の病気を中心に，患者の主訴に関する自覚症状の特徴やその原因と考えられる疾病について，**発症から現在に至るまでの経過**を時系列に記載します。過去に主訴に関連した病状で診療を受けている場合は，診療場所・診断・治療内容と期間・治療効果・医師名・時期などの受療行動を，年代順に追って，できるだけ正確な日付を入れて記載します。

　また，患者の訴えどおりに記載するのではなく，わかりやすくまとめてから記載することが必要です。診療情報開示等を考慮して，略語や通用語は原則的に使用しないことも大切です。

（3）既往歴（Past History）

　患者の**出生時から現在までの健康状態**および今までに**罹患した疾病**について，罹患時の年齢，治療法，転帰を時系列に沿って詳しく記載します。

　この既往歴のなかには，予防接種の有無，アレルギーの有無，輸血歴，月経および出産歴，現在使用中の薬剤等も含まれます。

（4）家族歴（Family History）

　患者の**家族および近親者の疾病歴や死因等**を記載します。特に遺伝性疾患，感染性疾患およびアレルギー，悪性腫瘍，糖尿病等の生活習慣病に関する疾患について記載します。

　患者と疾病の関連について因果関係を推察するものとなることから，家族的要素の関連する疾患についての記載は極めて重要となります。

図表 26　診療記録等の記載方法

1.　記載の原則（診療のつど記載する）
①すべての医師は診療に際し，診療記録を診療から事象発生後 24 時間（入院時 8 時間）以内に遅滞なく記載（入力，以下同）しなければならない
②診療ごとに記載し，必ず署名する
③入院患者についても，毎日記載する：記載がない場合には，「診療を行わなかった」または「医学的な判断をしていない」とみなされる。変化がない場合には「特変なし」と記載する
④第三者にも読みやすいように記載する（日本語を使用する。曖昧な言葉は使用しない）
⑤医学用語は学会用語集に，略語は医学事典に準拠して用いる：不正確な略語や，造語・隠語などは使用しない
⑥加筆，削除および修正は，医師の責任下で行う
（電子カルテ）
⑦入力の際は，テンプレート等を使用することが望ましい
（紙カルテ）
⑧診療録の記載は，インクまたはボールペンを使い，鉛筆による記載は行わない。ただし，図示などのための色鉛筆やゴム印の使用は可能
⑨日付は忘れずに，西暦で記載する（年／月／日の順に記載）
⑩行間を空けたり，行の末尾に文字を詰め込むようなことはしない
⑪記載後の署名を必ず行う

2.　記載の留意事項
①診療録は，医師の私的メモでないことを十分意識し，事実を正確かつ客観的に記載する
②症状，所見および治療計画等は，簡潔で明瞭に記載する
a.　記載者以外の人が見ても診療内容が妥当であると納得できるような記載を心掛ける（POS に沿って記載する）
b.　患者の訴えや言葉は内容を正確に記載し，記載者の主観を交えない
c.　他の医療スタッフからアドバイスがあれば，その内容と対応を記載する
d.　以前の記載と矛盾が生じた場合は，その理由を明らかにする

3.　患者や家族に対する説明内容は，正確に記載する
①説明者，説明日時，相手方および同席者，説明内容，質問と回答を必ず記載しておく。また，電話での対応についても同様に記載する
（紙カルテ）
②説明書を用いた場合は，説明と同意を明確に区分し，その書面の写しを診療録に貼付する

4.　診療録は公的な記録であり，開示請求の対象である
①患者のプライバシーに関することで，診療に必要でないものは記載しない
②診療に必要でない患者の性格や態度についての不適切な意見は記載しない
③他の医療スタッフとのトラブルおよび他のスタッフに対する非難や批判は記載しない
④自分の診療不備を他人に転嫁するような記載はしない

5.　事故発生時には，患者の態度や実施した処置の内容等の記録が極めて重要となる
①正確に事実を経時的に記載し，後に事実経過の検証と問題点の解決が行えるように詳しく記載する
②推測や自己弁護的な記載は行わない

6.　禁忌薬剤に関する記載
①薬剤アレルギー（治療薬，麻酔薬および造影剤等）について記載する
②注意事項がすぐ目に入るようにする

7.　指示等の記載（指示はわかりやすく，明確に）
①伝達ミスを防止するため，指示は理解しやすく，読みやすいように記載する
a.　指示が変更になった場合にも，変更の内容を明確に記載する
b.　口頭指示（電話による指示も含む）の場合は，事後速やかに記載する
c.　必要に応じて，左右の別・部位等を記載する
②多職種間の連携が明らかになるような記載を心掛ける
③指示の日時・指示者のサイン，指示受け日時・指示受け者のサイン，実施の日時・実施者のサイン等，明確になるように必ず記載する
④指示ならびに処方薬の用量・用法を正確に記載する
⑤処方せんと同じ内容を記載する

8. 傷病名の記載
①傷病名は，初診時から必ず記載する
a. 医学的に適切な傷病名を記載する
b. 急性・慢性，部位および左右の区別を記載する
②診断が確定した場合には，疑い病名を終了して，新たに確定病名を記載する。また，必要に応じて「転帰」を記載する
③処置や治療を行う場合は，必ず病名を記載する

9. 診断名の記載
①確定診断名は必ず記載する
②記載する順位は，重要な疾病から記載する
③新生物の場合は，悪性・良性・疑いの別と部位を記載する
④悪性の場合は，原発性・転移性の別も記載する
⑤炎症疾患の場合は，慢性・急性の別を記載する
⑥肺炎の場合は，急性・非定型・ウイルス性・誤嚥性・術後等の発症に関わる病態を記載する
⑦感染症の場合は，病原菌がわかれば記載する
⑧略語は使用しない

10. 診療録は診療報酬請求の根拠
①診療報酬請求にあたり，その算定要件とされている事項を必ず記載する
②指導料や管理料を算定する場合は，指導・管理の根拠が診療録にあるという認識で記載する

11. 署名または捺印の励行（診療録等に記載した場合は，そのつど必ず署名または押印をする）
①記載の末尾に必ず署名または捺印をする（追加・修正した場合も同様）
②同一患者を複数の医師が診察した場合は，診療を行うごとに，診察した医師が署名または捺印をし，責任の所在を明らかにする
③研修医が記載した場合は，指導医（上席医）が記載内容を確認し，適宜補足・修正した後，両者の署名または捺印を行う

12. 記載を訂正する場合
①誤記を訂正する場合は，次の事項を明示する
a. 修正箇所
b. 修正理由
c. 修正者（署名または捺印）
d. 修正日時
②追加記載が必要になった場合は，日付を明記のうえ，「追記」として記載し，署名する
（紙カルテ）
③記載の訂正は，訂正する部分に二本線を引き，元の記載が見えるようにして訂正する
④元の記録を塗りつぶしたり，修正液等で修正するなど，元の記載がわからなくなるような訂正は行わない
⑤追記の場合は，該当する記載箇所の行間に書き込むのではなく，記載の末尾に行う。末尾に記載できない場合は，診療録の最後に1枚の用紙を追加して記載する

(5) 生活歴（Life History）

　職業，習慣，嗜好品，趣味，出生地，生活場所，宗教等を記載します。特に近年においては，職業によって罹患する疾病や病原体もあることから，明確に記録する必要があります。

(6) 現症および身体所見（Physical Examination）

　系系別診察所見を記載します。患者の**全身状態**および各臓器について，項目ごとにチェックし，**発育・栄養状態・体温・血圧**等も記載します。チェック形式にすることで，記載漏れを防ぐことができます。

　体の各器官別・系統別に，患者のもつ身体所見・問題点等を，全身に及ぶ診察法に従い，また患者が行ったすべての検査結果より，必要性の高いものを抽出・整理し，簡潔に記載します。患者自身が問題としていない症状も見落とさずに記載しなくてはなりません。それによって，全身状態を十分に把握することができます。特記すべき局所所見については，できれば図を用いて記載すると理解しや

すくなります。

　ここで，「異常」という記載をしておきながら，その後，原因を究明しなかった場合は，医療訴訟の原因となることもありますので，記載には注意しなければなりません。

4) POS (Problem Oriented System)

(1) POS とは何か

　POS とは，患者のもつ医学上の問題点を明確にし，その患者について最高のケアを目指して努力する一連の作業システムであり，問題解決を倫理的かつ系統的に進めるシステムでもあります。

　POS は，1968 年に，Dr. ローレンス・L・ウィードによって，効果的な医療・教育・研究のために開発されました。本来，ウィードは基礎医学者であったことから，基礎医学と臨床の診療記録を比較し，従来の臨床記録は“不規則であり，組織だっておらず，しかも印象を書き散らしたものにすぎない”と指摘し，**診療録も基礎医学のように科学的に記載する必要**があるとしました。また，医療は患者が主役であると考え，患者の訴えは重要な情報として，記録の始めに書くことを提案しました。

　その構造は，①**問題志向型診療記録**（**POMR**：Problem Oriented Medical Record）の**作成**，②POMR の**監査**，③記録の**修正**——の３つの要素がそれぞれの意味をもち，さらに互いに関連しあって患者のケアの質を高めることを目標にしています。このシステムは，作成された診療記録を監査することで，患者に対し，科学的な根拠に基づく診療記録として修正し，患者のケアに活かす仕組みを提供するものとなっています。

(2) 問題志向型診療記録（POMR）

　POS に基づく診療の記録を問題志向型診療記録といい，POS の実践には不可欠なツールです。ここでいわれる「問題」とは，**“患者の生活上の心身の機能・能力を下げるようなことがら”**とされています。つまり「問題」とは，病歴や診察で得られた訴えや観察・診療所見や検査データから得られた所見であり，患者自身または医療者が異常だと見抜くことがらになります。

　ここでは，疑い病名の段階では「問題」としないことがらを記入せず，診断が確定した時点でその日付と確定診断名を記入します。常に「問題」が更新されることによって，正しい診断と適正な治療・教育を目指しています。

　問題志向型診療記録は，**基礎データ・問題リスト・初期計画・経過記録**——の４つの基本要素が含まれ，全体をまとめて考察を加えたものが退院時要約になります。

5) POMR の作成

(1) 基礎データ（Data Base）

　一般的に，初診時に記載し，主訴・患者の生活像・現病歴・既往歴・家族歴・理学所見・検査データなどの**患者情報**が含まれます。

　これらの基礎データのうえに，その後も必要に応じて更新し次々と新しい情報を追加することにより，診断や治療の方針を決定する基礎・前提となる内容になります。

(2) 問題リスト（Problem List）

　本の内容を示す**目次・索引に当たるリスト**となり，診療記録の冒頭におきます。患者のもついくつかの問題を箇条書きにし，番号を付け記録します。この表を見ることによって，患者の問題の経過・解決状況がわかるようにまとめられるべきものです。また，診療の経過とともに新しい情報やデータを追加することにより，そのリスト上の問題表現や内容が修正され，次第に完成していくことになり

ます。

　問題点の具体的な内容として，**医学的問題・精神的問題・社会的問題・生活的問題**を挙げ，以下のようなアクティブプロブレム・インアクティブプロブレム・テンポラリープロブレムに分けて記載することが大切となります。

　アクティブプロブレム：現在取り扱っている問題点

　インアクティブプロブレム：すでに解決された問題や別の問題に変化した問題，あるいは将来問題となる可能性のある問題など，現在は問題とならない問題点

　テンポラリープロブレム：診療経過中に発生した小さな問題点や一過性の問題点

　ウィードによると，すべての問題は，その問題の所在を明確に示す言葉で表現されなければならないとされています。最初から明確な診断名が付けられるか，すでに疑いのない証拠をもって診断名が付けられていればそれをタイトルとし，また診断が付けられないものは，症候や検査所見・検査データそのものがタイトルとして取り上げられることとされています。

（3）初期計画（**Initial Plan**）

　問題リストに挙げられた患者の問題点に対して，診療計画・治療計画・教育計画を立てます。

ⅰ）診断上，また患者ケア上必要な計画（**diagnostic plan**）

　診断の確定，早期治療を行うために必要なデータ収集の計画です。鑑別診断に関しても，それぞれについて診断を確定または除外するために計画を立てます。

　①診断を確定するための諸検査項目の選定，その他の基礎情報を集めるための計画

　②患者のケアや処置上必要な情報として，病気の経過状況の判断（評価）のための資料や治療に対する患者の反応，治療上の副作用を知るための情報を集める計画

ⅱ）治療計画（**therapeutic plan**）

　特別な処置，投薬による治療計画。単に処方を記載するだけでなく，将来起こりうるあらゆる状況を想定して具体的な対応方法，投薬計画を記載します。なお，治療には，根治療法，維持療法，対症療法の3種類があります。

ⅲ）教育計画（**educational plan**）

　各問題について，患者に対して行ったインフォームド・コンセントの内容と病気の知識の認識を記載し，その治療について患者自らがどう参加すべきか，患者とその家族への教育計画を立てます。

（4）経過記録（**Progress Note**）

　問題点ごとに診断行為や治療行為を行った結果，各問題がどのように変化しているか，経過状況を記載します。この記録は，問題点ごとにSOAPの4項目に整理して記載します。これを**叙述的計画**（**Narrative Notes**）といいます。

S（Subjective）	：患者が直接提供する主観的情報
O（Objective）	：医師や看護師が明らかにした客観的情報
A（Assessment）	：医師や看護師の評価・診断・考察
P（Plan）	：患者の判断，治療方針，患者への教育計画

（5）経過一覧表（**Flow Sheets**）

　患者の経過中に現れるさまざまなデータや所見などを，一見してわかるようにフローシートを利用して作成します。患者の症状・所見・検査等の状況を要領よく，瞬時に理解するための一覧表となります。

(6) 退院時要約（Discharge Summary）または最終的経過記録（Final Progress Note）

　退院時または転科時に書かれる要約で，問題点ごとに SOAP に分けて記載します。また，退院時の状況と退院後の外来指示や治療方針をまとめ，特に未解決な問題点について，重点的に記載します。

　この場合の SOAP は，以下のとおりです。

> S：主観的最終経過
> O：客観的最終経過
> A：評価，考察
> P：退院後の治療方針

6) POMR の監査と修正

　POMR の内容を監査する際に，確認された不備や不足を補うことによって，完全な診療記録となります。**監査は，一般的には指導医によって**行われ，記載事項のもれや適切に問題点があげられているのか等について，評価が行われます。

　不適切なところが発見された場合は，修正前の記録がわかるように，二本線を引き加筆・訂正し，修正箇所を明確にします。さらに，署名または捺印，修正日を記録しておくことが必要です。

　こうした POMR の不備・欠陥を修正することが**医師の教育にもつながり**，また**患者に対するケアも改善**されることになります。POMR は，医療従事者間のコミュニケーションの手段としても使用されることから，問題点の認識を共有する手段となり，必要不可欠なものになります。

3. 医療専門職の諸記録

1) 看護記録

　日本看護協会の**看護業務基準**（図表 27）によると看護記録とは，「**看護実践の一連の過程**」をいう

図表 27　看護業務基準（日本看護協会，1995）

> **8. 看護実践の一連の過程は記録される**
> 　看護実践の一連の過程の記録は，看護職者の思考と行為を示すものである。吟味された記録は，他のケア提供者との情報の共有や，ケアの連続性，一貫性に寄与するだけでなく，ケアの評価やケアの向上開発の貴重な資料となる。必要な看護情報をいかに効率よく，利用しやすいかたちで記録するかが重要である。

図表 28　保健師助産師看護師法による助産録の規定

> **第 42 条　助産師の記載及び保存の義務**
> 　助産師が分娩の介助をしたときは，助産に関する事項を遅滞なく，助産録に記載しなければならない。
> 2. 前項の助産録であって病院，診療所又は助産所に勤務する助産師が行った助産に関するものは，その病院，診療所又は助産所の管理者において，その他の助産に関するものは，その助産師において 5 年間これを保存しなければならない。
> 3. 第 1 項の規定による助産録の記載事項に関しては，厚生労働省令でこれを定める。

58

とされ，看護実践の内容および方法とその結果を記録することとされています。

　看護者が行う記録には，**看護記録・助産録・指定訪問看護等の提供に関する諸記録**がありますが，このうち，助産師が記載する助産録については，保健師助産師看護師法第42条（**図表28**）で記録が義務づけられています。看護記録そのもの自体は法律による定めはありません。

　看護記録は診療記録の一部に位置づけられています。看護師が記載する看護記録は，看護および治療上の記載だけではなく，患者を取り巻く環境や家族から得られた情報など，療養上の多岐にわたる内容で構成されています。

　また，**看護記録**は診療録と同様に，**医療事故や医療訴訟の際の重要な証拠**となります。実施された看護業務を客観的に証明する唯一の記録となります。仮に訴訟になった場合に，看護記録に残されていないことは，適切にケアがされていないとみなされることがあります。また，看護記録と他の医療従事者の記録との整合性がとれないときには，その事実が疑われることにもなるので，詳細に気を配り，正確な記録に努める必要があります。

(1) 看護記録の目的および意義

　看護記録の目的および意義は以下の7点です。

①看護の実践を明示する

②患者に提供するケアの根拠を示す

③医療チーム間，患者と看護者の情報共有化の手段とする

④患者の心身状態や病状，医療の提供の経過およびその結果に関する情報を提供する

⑤患者に生じた問題，必要とされたケアに対する看護実践と，患者の反応に関する情報を提供する

⑥施設がその設立要件や診療報酬上の要件を満たしていることを証明する

⑦ケアの評価や質向上およびケア開発の資料とする

(2) 看護記録の構成

　問題指向型診療記録（POMR）に伴い，熱型表だけではなく，基礎（個人）情報，看護計画，看護経過記録，看護要約（看護サマリー）などで構成される。

①**熱型表（温度表，体温表，TPRシート）（Graphic Chart）**

体温（T：temperature），脈拍（P：pulse），呼吸数（R：respiration），血圧，処置，観察項目，尿・便量，食事摂取量，投薬，注射などの情報を計量的に時系列でグラフ化した記録です。

②**基礎（個人）情報**

　看護を必要とする人についての属性・個別的な情報が記載されたものです。看護を必要とする人を理解し，現在あるいは今後必要とされるケアや問題を判別し，ケアを計画し，実行するうえでの基礎となります。

③**看護計画**

　看護を必要とする人の問題を解決するための個別的なケアの計画を記載したものです。看護計画は，患者に説明し，患者・家族の同意を得ていることを記録します。入院後速やかにその患者に応じたケアを提供するため，患者・家族のニーズを考慮し，24時間以内に記載することが望ましいとされています。

④**看護経過記録**

　看護を必要とする人の問題の経過や治療・処置・ケア・看護実践を記載した記録です。経過記録には，叙述的記録と経過一覧表（フローシート）があります。叙述的記録には，経時記録・SOAP・フォーカスチャーティングがあります。叙述的とは，診療記録を"序論→本論→結論"という進め方で

記載する方法です。経過一覧表は、ルーチンのケア、アセスメント、特定の問題の経過等について、項目を設定し、図や記号などで簡潔に状況を記載するものです。

⑤看護要約（看護サマリー）

看護を必要とする人の経過・情報を要約したものであり、必要に応じて作成します。施設を変わる際や在宅ケアへの移行の際に、退院時に残された患者の問題（医学的診断・看護診断）、入院中の経過、既往歴、家族構成、日常生活動作、社会的情報、転院目的等を記載し、ケアの継続を保証するために送付します。

(3) フォーカスチャーティング（Focus Charting）とは

フォーカスチャーティングは、1981年、アメリカのエーテル病院の看護師、スーザン・ランビーらによって開発された看護記録法で、そのネーミングは商標登録されています。

フォーカスチャーティングは「患者に起こった**事実に焦点（フォーカス）**を当てて、そのことに関する情報、それに対する行為・活動、それへの患者の反応を含んだ系統的な経過記録」とされており、患者・利用者に焦点を当てた**コラム形式の経過記録方法**です。よって、だれでも同じ視点で情報を捉えることができます。コラムとは、縦の列のことをいい、この**フォーカスコラムを縦読みする**ことで、患者の出来事や問題点がわかり、情報収集を瞬時に得ることもできます。

POSは問題に焦点を当てる記録方法で、フォーカスチャーティングとはその点に違いがあります。これらはうまく使い分けることによって非常に効率的な記録となります。フォーカスコラムには、患者の出来事と、それに対するアクションとしての医療者などのケアサービス内容が書かれ、また、看護計画・サービス計画とその実施された内容も連動記載方法で書かれています。**チーム医療**を行っていくうえでは最適な記録方法であるとされています。さらに**クリニカルパス**の導入に伴い、その連動記録としてのフォーカスチャーティングが活用され、成果を挙げています。

(4) フォーカスチャーティングの構成要素

① **Focus（フォーカス）**：患者の現在のトピックスを短い言葉で表現したもので、今現在、患者が抱えている問題や関心、患者の症状、看護師による指導や治療・処置などが含まれます。看護問題として取り上げ、その解決に向けて立案することがらです。

② **Data（データ）**：フォーカスを支持（理由づけ）する主観的・客観的情報および重大な出来事が起こった際の観察事項を記録します。患者の出来事や看護師の観察事項であり、看護師が見たこと・触れてわかったこと、患者・家族が直接表現した言葉や、医師が行った行為・諸検査データなどが含まれます。

③ **Action（アクション）**：フォーカスやデータに基づいて、看護師や医師などが行った実際のケア・治療・処置が含まれます。その内容としては、〔1〕看護ケアの内容、〔2〕診療の補助・介助を行った際の内容、〔3〕医療スタッフの介入内容、〔4〕記載者が実施したフォーカスを支持するケア内容、〔5〕医師の指示やコ・メディカルスタッフの依頼で実施した内容——を記録しています。

④ **Response（レスポンス）**：治療・看護介入によるアクションに対しての患者の反応、フォーカスに対しての患者の反応、看護計画の達成を記録します。

2）薬剤指導記録

薬剤師法第25条の2において、「薬剤師は、販売又は授与の目的で調剤したときは、患者または現にその看護に当たっているものに対し、調剤した薬剤の適正な使用のために必要な情報を提供しなけ

ればならない」と，**調剤薬について情報提供の義務**を定めています。

　診療報酬に規定されている**薬剤管理指導料**は，入院患者に対して定められた必要事項を薬学的に管理指導し，その内容を記録して，その記録を最低3年間保存することが義務づけられています。この指導料は，薬剤師が薬剤管理指導記録に基づき，医師の同意を得て服薬指導を行った場合に算定可能となります。服薬指導を患者に行うことで，薬剤を正しく使用してもらい，治療効果を高め，不要な副作用を出さないようにすることが目的です。

3）栄養指導記録

　栄養食事指導は，医師が管理栄養士に，患者ごとの栄養について熱量・熱量構成・蛋白質量・脂質量の具体的な指示を適切に行い，その事項を診療録に記載します。管理栄養士は，患者ごとに**医師の指示に基づき栄養指導**を行うとともに，献立，食事計画による総カロリー，栄養素別の計算，指導内容の要点を記載した栄養指導記録を作成します。

4）リハビリテーション実施記録

　リハビリテーション（理学療法・作業療法・言語聴覚療法等）は，基本的動作能力の回復等を通して，実用的な日常生活における諸活動の自立および介助の軽減を図るため，種々の**運動療法・歩行訓練・日常生活動作訓練・物理療法**等を組み合わせて個々の症例に応じて行われます。

　リハビリテーションの実施にあたっては，医師が適切な実施計画を作成し，その効果を定期的に評価し，計画を見直しつつ実施します。診療報酬上では，リハビリテーションを実施した場合に，患者の機能訓練の内容および開始時刻と終了時刻の実施時間を記録することが定められています。その他，各種加算の有無・実施単位数・患者の所見・訓練実施後の評価などの記載も行われます。また**リハビリテーション指示書，リハビリテーション総合実施計画書**などの定めもあります。

　運動器リハビリテーション，脳血管疾患等リハビリテーションの施設基準においては，リハビリテーションに関する記録が患者ごとに一つのファイルに保管され，常に医療従事者が閲覧可能な状態にしておくこととされており，保管方法についての定めもあります。

4．入退院に伴う記録

1）入院診療計画書

　入院診療計画書は，1996年の診療報酬改定で，入院料の一部として入院治療計画加算が新設されたときに，患者に対して説明・交付する文書としてその様式が定められました。現在は，患者の入院後7日以内の**入院診療計画の作成および交付は入院料算定の基本要件**となっています。

　入院診療計画書は法的要件や施設基準（**図表29**）に沿って，関係職種が共同して総合的な診療計画を作成するものです。この計画では，入院早期に患者・家族に病名や診療計画が説明されることから，診断名が確定していない場合があり，その際は，最も可能性の高い診断名を記載します。さらに，入院診療計画書を交付することにより，患者に悪性腫瘍等の病名情報を提供することにもなるため，以降の診療に支障を来すおそれがある場合は，患者の家族等と話し合ったうえで，その旨を診療録に記載し，患者本人には可能な範囲で説明を行うことになります。説明に用い患者に交付した文書は，その写しを診療録に添付することが義務づけられています。

図表 29　入院診療計画書の要件

医療法による入院診療計画書の要件

第 6 条の 4　病院又は診療所の管理者は，患者を入院させたときは，厚生労働省令で定めるところにより，当該患者の診療を担当する医師又は歯科医師により，次に掲げる事項を記載した書面の作成並びに当該患者又はその家族への交付及びその適切な説明が行われるようにしなければならない。ただし，患者が短期間で退院することが見込まれる場合その他の厚生労働省令で定める場合は，この限りでない。

　一　患者の氏名，生年月日及び性別

　二　当該患者の診療を主として担当する医師又は歯科医師の氏名

　三　入院の原因となった傷病名及び主要な症状

　四　入院中に行われる検査，手術，投薬その他の治療（入院中の看護及び栄養管理を含む）に関する計画

　五　その他厚生労働省令で定める事項

2　病院又は診療所の管理者は，患者又はその家族の承諾を得て，前項の書面の交付に代えて，厚生労働省令で定めるところにより，当該書面に記載すべき事項を電子情報処理組織を使用する方法その他の情報通信の技術を利用する方法であって厚生労働省令で定めるものにより提供することができる。

3　病院又は診療所の管理者は，患者を退院させるときは，退院後の療養に必要な保健医療サービス又は福祉サービスに関する事項を記載した書面の作成，交付及び適切な説明が行われるよう努めなければならない。

4　病院又は診療所の管理者は，第 1 項の書面の作成に当たっては，当該病院又は診療所に勤務する医師，歯科医師，薬剤師，看護師その他の従業者の有する知見を十分に反映させるとともに，当該書面に記載された内容に基づき，これらの者による有機的な連携の下で入院中の医療が適切に提供されるよう努めなければならない。

5　病院又は診療所の管理者は，第 3 項の書面の作成に当たっては，当該患者の退院後の療養に必要な保健医療サービス又は福祉サービスを提供する者との連携が図られるよう努めなければならない。

・　・　・　・　・　・　・　・　・　・　・　・

【通知】入院基本料等の施設基準等

　入院診療計画，院内感染防止対策，医療安全管理体制，褥瘡対策及び栄養管理体制の基準は，「基本診療料の施設基準等」のほか，次のとおりとする。

1　入院診療計画の基準

(1) 当該保険医療機関において，入院診療計画が策定され，説明が行われている。

(2) 入院の際に，医師，看護師，その他必要に応じ関係職種が共同して総合的な診療計画を策定し，患者に対し，別添 6 の別紙 2 又は別紙 2 の 3 を参考として，文書により病名，症状，治療計画，検査内容及び日程，手術内容及び日程，推定される入院期間等について，入院後 7 日以内に説明を行う。ただし，高齢者医療確保法の規定による療養の給付を提供する場合の療養病棟における入院診療計画については，別添 6 の別紙 2 の 2 を参考にする。

　　なお，当該様式にかかわらず，入院中から退院後の生活がイメージできるような内容であり，年月日，経過，達成目標，日ごとの治療，処置，検査，活動・安静度，リハビリ，食事，清潔，排泄，特別な栄養管理の必要性の有無，教育・指導（栄養・服薬）・説明，退院後の治療計画，退院後の療養上の留意点が電子カルテなどに組み込まれ，これらを活用し，患者に対し，文書により説明が行われている場合には，各保険医療機関が使用している様式で差し支えない。

(3) 入院時に治療上の必要性から患者に対し，病名について情報提供し難い場合にあっては，可能な範囲において情報提供を行い，その旨を診療録に記載する。

(4) 医師の病名等の説明に対して理解できないと認められる患者（例えば小児，意識障害患者）については，その家族等に対して行ってもよい。

(5) 説明に用いた文書は，患者（説明に対して理解できないと認められる患者についてはその家族等）に交付するとともに，その写しを診療録に貼付するものとする。

(6) 入院期間が通算される再入院の場合であっても，患者の病態により当初作成した入院診療計画書に変更等が必要な場合には，新たな入院診療計画書を作成し，説明を行う必要がある。

　このように，入院診療計画書作成の重要性は，入院基本料の算定に厳しく条件化されていることや，医療を行ううえで最も重要な医療法においても指定されていることからもわかります。入院診療計画書の作成もれや渡し忘れなどの運用不備は，後々になっても大きな問題になりえます。したがって，診療情報管理士は，入院診療計画書の要件を正しく理解し，間違いのないように知識として得ておくことが絶対的に必要なこととなります。**図表 29** の内容をよく確認しましょう。

図表 30　退院時要約書の情報項目例

【タ　イ　ト　ル】

病歴提出 No. _____　　　　　研修カリキュラム各論項目疾患名 _____

病院名 _____　　　　　　　　患者年齢　　　歳,　性別　　男性・女性 _____

入院日　　　　年　　　月　　　日　　　　　　退院日　　　　年　　　月　　　日

初診日　　　　年　　　月　　　日　　　　　　最終受診日　　年　　　月　　　日

受持期間　　自　　　年　　　月　　　日　至　　　年　　　月　　　日

受持症例：□担当医　　　　□指導医　　　　□共観医

転帰：□治癒　　　　□軽快　　　　□転科（手術　有・無）　　　□不変　　　□死亡（剖検　有・無）

フォローアップ：□外来で　　　　□他医へ依頼　　　　□転院

確定診断名（主病名および副病名）

①
②
③

【主訴】
【現病歴】
【既往歴】
【生活社会歴】
【家族歴】
【主な入院時現症】
【主要な検査所見】

【入院後経過と考察】
＃１.
＃２.
＃３.
【退院時処方】
【総合考察】

記載者：病院名 _____　　　　氏名 _____

責任者：病院名 _____　　　　氏名 _____

（記名捺印または自署）

---

2) 退院時要約書（Discharge Summary）

　退院時要約書は，入院中の診療経過として，入院から退院までを一定の統一したフォーマット（様式）にまとめたものです。形式は自由ですが，たとえば，医師が内科学会の専門医や認定医を取得する際には，自分の診療実績として退院時要約書を提出することがあり，その場合には指定された内科学会のフォーマットがあります（**図表 30**）。

　一方，紙の診療録を使用している医療機関では，印刷の関係から標準的な形式を決めているところも多くみられ，電子カルテの医療機関では，現病歴や入院経過・病名・手術といった項目ごとに作成（登録）し，印刷時に形式に沿って出力できるような機能をもったものが一般的です。

　医療機関が退院時要約書を作成する必要性の根拠としては，**保険診療上の診療録管理体制加算**が第一に挙げられます。診療録管理体制加算の施設基準告示には，「入院患者について疾病統計及び退院時要約が適切に作成されていること」とあります。最もきびしい条件が設定されている診療録管理体

制加算 1 の通知においては，**退院患者の 9 割が退院後 14 日以内に速やかに記載され完成すること**として，作成期限までが規定されています。したがって，診療情報管理部門は，期限内に適切に退院時要約が作成されているのかを常に検証し，遅滞するものがないように管理する必要があります。

（通知）診療録管理体制加算 1 に関する施設基準
全診療科において退院時要約が全患者について作成されていること。また，前月に退院した患者のうち，退院日の翌日から起算して 14 日以内に退院時要約が作成されて中央病歴管理室に提出された者の割合が毎月 9 割以上であること。なお，退院時要約については，全患者について退院後 30 日以内に作成されていることが望ましい。

　一方，退院時要約書は，医療者相互の情報共有を行う重要な記録であるため，第三者が理解できるように記載することや，入院中の医師と退院後の外来医師とが異なる場合，退院後診療所への転院を行うケースなどでは，医療連携を行う際の情報ツールとしての役割も担います。たとえば，**特定機能病院や地域医療支援病院の承認要件**のなかには，次のとおり退院時要約書の管理がしっかりと定義されています。

○診療に関する諸記録，病院の管理及び運営に関する諸記録を備えて置くこと
・過去 2 年間の病院日誌，各科診療日誌，処方せん，手術記録，看護記録，検査所見記録，エックス線写真，紹介状，退院患者に係る入院期間中の診療経過の要約及び入院診療計画書

第7章 電子カルテと診療録

1. 日本の電子カルテの歩み

　日本の病院ではじめに情報化が進んだのは，**医事会計システム**です。これは，医療事務の煩雑さなどから会計業務の省力化が求められ，1960年頃から大型コンピュータが大病院に導入されました。1970年代に入ると機械化が進んでいた臨床検査部門などに，複数の検査機器を統合した検査部門システムが展開され，検査機器の自動化に伴って，検査結果報告書などが短冊用紙に印字されるように変りました。

　やがて，1980年代に入ると，大規模病院を中心に院内のネットワーク環境が整備され，パーソナルコンピュータの普及に併せて各診察室にPC端末が設置されるようになり，画面参照が可能となったことで，ペーパーレス化が進みました。特に普及したのは，**オーダエントリシステム**で，それまで紙の伝票を用いて行っていた検査や処方などの指示，各依頼行為は，直接医師が入力することで，診察室のコンピュータ端末から必要な部門へ迅速に情報が伝わる仕組みが確立しました。また，このシステムでは，素早く検査報告を参照できることや，診察室はもちろん院内各所で実施した検査や処置等の実施情報も適時医事側に送ることができるため，煩雑な会計計算処理の迅速化が図られ，**会計の待ち時間短縮の秘策**ともなりました。

　1990年代に入ると，それまで高額のために大病院中心だったオーダエントリシステムが，コンピュータ機器の価格低下，パッケージ式販売により急速に一般の医療機関にも普及しました。さらに医師の診療録も含め，すべての診療記録を電子化した**電子カルテの開発**も進みました。この流れに沿って，厚生労働省は1999年4月，電子カルテの基準を示した通知「**診療録等の電子媒体による保存について**」を出し，これを受けて多くの医療機関が電子カルテ導入を検討する方向へと進展しました。

　2000年代に入ると，厚生労働省より「**保険医療分野の情報化にむけてのグランドデザイン（最終提言）**」が公表され，下記のとおり，電子カルテおよびレセプト電算システムの導入を全国規模で普及させる2つの数値目標も示されました。

・2004年度までに，全国の二次医療圏ごとに少なくとも1施設は電子カルテの普及を図る
・2006年度までに，全国の400床以上の病院の6割以上に普及，全診療所の6割以上に普及

　この流れを受け，行政より電子カルテ導入のための補助金も設けられ，医療機関には，電子カルテ

図表31　電子化に関わる通知など

通知など	時期	主な内容
診療録等の記載方法について	1988年5月	OA機器の普及により記載方法に対して出された通知。ワープロ等のOA機器での作成を可能とした。
エックス線写真等の光磁気ディスク等への保存について	1994年3月	X線写真等の電子媒体での保存を一定の基準により光磁気ディスク等に保存することを認めた。
診療録等の電子媒体による保存について	1999年4月	診療録等の電子媒体による保存を認めた。電子媒体保存のための3条件として，真正性・見読性・保存性の担保がこの通知によって示された。
法令に保存義務が規定されている診療録及び診療諸記録の電子媒体による保存に関するガイドライン等について	1999年4月	上記の「診療録等の電子媒体による保存について」の通知を概説したガイドライン。厚労省委託事業として「医療情報システム開発センター」が提出したもの。
診療録等の電子媒体による保存に関する解説書	1999年10月	当該，電子媒体による保存の通知，ガイドライン等を補うための解説。
保健医療分野の情報化にむけてのグランドデザイン（最終提言）	2001年12月	保健医療分野の情報化社会に向けた理念や将来像，具体的展開を示した提言
診療録等の保存を行う場所について	2002年3月	診療録等の電子媒体による保存ならびに紙の診療録等についても，管理基準を満たすことによって外部保存を認めた。2013年3月，最終改正。
診療録等の外部保存に関するガイドライン	2002年5月	上記「診療録等の保存を行う場所について」を補うためのガイドライン。
民間事業者等が行う書面の保存等における情報通信の技術の利用に関する法律	2004年12月	通称「e-文書法」といわれ，広く公的な電子化された文書の取扱いを示した法。
厚生労働省の所轄する法令の規定に基づく民間事業者等が行う書面の保存等における情報通信の技術の利用に関する省令	2005年3月	上記のe-文書法に対する厚生労働省が所轄する文書等の取扱い等を示した省令。
医療情報システムの安全管理に関するガイドライン（第1版）	2005年3月	技術の進歩に沿って見直しを図ることを前提とした，現状に即したガイドライン。QAもある。最新版の第6.0版（2023年5月）は，全体構成の見直しが行われ，概況編，経営管理編，企画管理編，システム運用編がある。

※　これらの資料は，厚生労働省ホームページ「医療分野の情報化の推進について」に関連資料として集約されている。

導入のブームが訪れました（**図表31**）。

　また，一方で電子媒体の容量が大きくて技術的に困難であった医療画像は，電子機器の開発と画像形式，伝達方法（ネットワーク）の技術の進歩により，電子カルテ内での参照が可能となり，PACS（放射線画像情報システム）が急速に普及することにつながりました。なお，2020年（令和2年）の電子カルテの普及状況は**図表32**のとおりです。

2. 電子カルテの定義

　電子カルテについて，田中博・東京医科歯科大学教授は，**「診療録の持つ情報を電子化して記録したもの」**と定義付けています。また，英語表現では，病院内で使用する電子カルテをEMR（Electronic Medical Record）といい，病院内にとどまらず多施設間で相互運用できる生涯の健康カルテのような仕組みのものをEHR（Electronic Health Record）としています。

　ここで，電子カルテに用いる「カルテ」という言葉を検討してみます。カルテを，医師が記載する

図表 32　電子カルテの普及状況（厚生労働省「医療施設調査」より）

電子カルテ システム	一般病院 （※1）	病床規模別			一般診療所 （※2）
		400 床以上	200〜399 床	200 床未満	
平成 20 年	14.2% (1,092／7,714)	38.8% (279／720)	22.7% (313／1,380)	8.9% (500／5,614)	14.7% (14,602／99,083)
平成 23 年	21.9% (1,620／7,410)	57.3% (401／700)	33.4% (440／1,317)	14.4% (779／5,393)	21.2% (20,797／98,004)
平成 26 年	34.2% (2,542／7,426)	77.5% (550／710)	50.9% (682／1,340)	24.4% (1,310／5,376)	35.0% (35,178／100,461)
平成 29 年	46.7% (3,432／7,353)	85.4% (603／706)	64.9% (864／1,332)	37.0% (1,965／5,315)	41.6% (42,167／101,471)
令和 2 年	57.2% (4,109／7,179)	91.2% (609／668)	74.8% (928／1,241)	48.8% (2,572／5,270)	49.9% (51,199／102,612)

※1　一般病院とは，病院のうち，精神科病床のみを有する病院及び結核病床のみを有する病院を除いたものをいう。
※2　一般診療所とは，診療所のうち歯科医業のみを行う診療所を除いたものをいう。

医師法第 24 条および医師法施行規則第 23 条に定められた**診療録の範囲内**と捉えた場合には，かなり狭義なものとなります。つまり，医師が書いた記録だけを指すことになります。一方，医師以外の医療職の記録，すなわち看護師の看護記録や検査データ，放射線読影所見，生理検査報告書やリハビリテーション記録の範囲まで広げ，**医療記録全般**と捉えた場合には，かなり広義なものとなります。

　電子カルテにおいては，それが病院内のすべての情報システムを結び，多職種連携を実現させるツールとなるものであるため，カルテを広義な意味での医療記録として捉えるのが一般的です。

　電子カルテ導入にあたっては，電子化する範囲が医療機関ごとに異なり，紙の記録を併用することがあるため，日本医療情報学会は 2002 年に，すべての診療情報を電子化したものを**ペーパーレス電子カルテ**とし，全部ではなく主たる部分を電子化したものを**通常電子カルテ**と区分しました。

　この動きを受けて，保健医療福祉情報システム工業会（JAHIS）は，部分的な電子化の過程を考慮した基準を作成し，導入レベルを 5 段階に設定しています。これを JAHIS 段階的定義といいます（**図表 33**）。このレベル設定において，一般的電子カルテはレベル 3 にあたります。

3. 診療録の電子化に関する 3 原則

　診療録の電子化に関する 3 つの要件，**真正性，見読性，保存性**とは，1999 年 4 月に出された厚生労働省通知「診療録等の電子媒体による保存について」により定められたものです（**図表 34**）。この基準は，電子カルテ仕様の大原則になります。

　3 原則は「法令に保存義務が規定されている診療録及び診療諸記録の電子媒体による保存に関するガイドライン」（以下，**保存のガイドライン**）においても概説（**図表 35**）が加えられ，さらに「診療録等の電子媒体による保存に関する解説書」では，基準適合チェックリスト（**図表 36**）などが，参考例として載せられています。

　これは，電子カルテを利用する側で都合のいい解釈を行わないように，通知内容を厳守させるという意図があるので，しっかりと意味を理解する必要があります。

　また，最近では真正性を担保する電子署名・タイムスタンプの導入も一般的になってきました。電子署名とは，電子データの正しさを法的に証明するもので，タイムスタンプとは，電子データの作成

図表 33　電子カルテシステム化のレベル（JAHIS 段階的定義）

（標準的電子カルテ推進委員会資料より）

システム化レベル	具体的システム化	コメント	割合（病院数）
レベル 1	部門内において電子化された患者情報を扱うレベル	たとえば，医事システムや検体検査システムなどの部門システムは稼動しているが，その連携は紙の伝票で行われているケース	3.3%（2）
レベル 2	部門間をまたがる電子化された患者情報を扱うレベル	医事システム・薬剤システム・検体検査システム・給食システムなどの部門システムが少なくともシステム化され，医師入力のオーダリングが実施されているケース このレベルも他のオーダ種別や他部門のシステム化の有無などにより，レベル間に差がある	43.3%（26）
レベル 3	一医療機関内の（ほとんど）すべての患者情報を扱うレベル	一般的に電子カルテシステム導入といわれるレベルで，フルオーダおよびほぼ全部門のシステム化が行われ，紙のカルテや看護記録，画像情報が電子化されている また厚生労働省が求めている 3 原則に対する対応ができていることが必要である	36.7%（22）
レベル 4	複数医療機関をまたがる患者情報を扱うレベル	電子カルテシステム化された医療機関と，たとえば地域の診療所とが症状やカルテ情報のやり取りやインターネットなどを介した予約システムが行える	8.3%（5）
レベル 5	医療情報のみならず，保健福祉情報も扱うレベル	一般病院と長期療養系の病院，さらには介護老人保健施設などの福祉施設などとも情報連携ができている。また健診情報との連携や患者宅との連携までも視野に入れたネットワークシステムが構築されている	0.0%（0）

図表 34　「診療録等の電子媒体による保存について」

1. 保存義務のある情報の**真正性**が確保されていること
   ・故意または過失による虚偽入力，書換え，消去および混同を防止すること
   ・作成の責任の所在を明確にすること
2. 保存義務のある情報の**見読性**が確保されていること
   ・情報の内容を必要に応じて肉眼で見読可能な状態に容易にできること
   ・情報の内容を必要に応じて直ちに書面に表示できること
3. 保存義務のある情報の**保存性**が確保されていること
   ・法令に定める保存期間内，復元可能な状態で保存すること

図表 35　真正性・見読性・保存性のガイドライン

■真正性の確保について■

　真正性とは，正当な人が記録し確認された情報に関し第三者から見て作成の責任と所在が明確であり，かつ，故意または過失による，虚偽入力，書き換え，消去および混同が防止されていることである。

　なお，混同とは，患者を取り違えた記録がなされたり，記録された情報間での関連性の記録内容を誤ることをいう。

1. 作成の責任の所在を明確にすること

　作成の責任の所在を明確にするためには，責任のない人が責任のある人に成りすまして入力すること，および一旦記録した内容が責任のある人による後からの追記・書き換え・消去等によって責任の所在が曖昧になることを防止しなければならない。

　なお，1 つの記録は責任のある人だけが入力するわけではなく，代行入力者の存在，記録の共同責任者による追記・書き換え・消去があり得ることを想定しておく必要がある。

　作成の責任の所在を明確にするために以下の対策を実施する必要がある。

(1) 作成責任者の識別および認証

　作成責任者（入力者と作成責任者とが異なるときは入力者も）の識別および認証（ID・パスワード等）が行われること。

(2) 確定操作

作成責任者により入力の完了，代行入力の場合は作成責任者による確認の完了，および一旦確定した情報の作成責任者本人および作成共同責任者による情報の追記，書き換えおよび消去等の責任を明確にするために「確定」操作が行われること。

(3) 識別情報の記録

「確定」操作に際し，その作成責任者の識別情報が記録情報に関連付けられること。

(4) 更新履歴の保存

一旦確定された情報は，後からの追記・書き換え・消去の事実を正しく確認できるよう，当該事項の履歴が保存され，その内容を容易に確認できること。

2．過失による虚偽入力，書き換え・消去および混同を防止すること

過失による誤入力，書き換え，消去および混同は，単純な入力ミス，誤った思い込み，情報の取り違えによって生じるが，内容的に明らかな過失であっても技術的に過失と認識することが困難な場合が多い。したがって，確定操作を行う前に十分に内容の確認を行うことを運用規程等に定めることが望ましい。

3．使用する機器，ソフトウェアに起因する虚偽入力，書き換え・消去・混同を防止すること

虚偽入力，書き換え・消去・混同は，不適切な機器・ソフトウェアの使用によって発生する可能性がある。

したがって，機器やソフトウェアの導入および更新に際して，医療機関が自らその品質管理を行うこと。

4．故意による虚偽入力，書き換え・消去・混同を防止すること

第三者の責任のある人への成りすましによる虚偽入力，書き換え，消去および混同に対しては，少なくとも責任者の識別・認証等により防止すること。

なお，責任のある人の不正の意を持った虚偽入力および改竄（確定された情報に対する書き換え，消去，混同）は，もとより違法行為である。

■見読性の確保について■

見読性とは，電子媒体に保存された内容を必要に応じて肉眼で見読可能な状態に容易にできることである。

なお，"必要に応じて"とは『診療，患者への説明，監査，訴訟等に際して，その目的に応じて』という意味である。また，"容易に"とは，『目的にあった速度，操作で見読を可能にすること』を意味する。

見読性を脅かす原因としては，たとえば下記のものが考えられる。

1）情報が分散されて情報の相互関係が不明になる。
2）システムや関連情報が更新されて旧情報の見読ができなくなる。
3）情報の所在がわからなくなったり，アクセス権等が不明になる。
4）システムの正常動作ができなくなる。

これらの見読性を脅かす原因を除去し，必要に応じて容易に見読性を確保するためには，以下の対策を実施する必要がある。

(1) 情報の所在管理

分散された情報であっても，患者別等の情報の所在が可搬型媒体を含めて管理されていること。

(2) 見読化手段の管理

保存情報を見読するための手段が対応付けられて管理されていること。

そのために保存情報に対応した，機器，ソフトウェア，関連情報等が整備されていること。

(3) 情報区分管理

情報の確定状態，利用範囲，更新履歴，機密度等に応じた管理区分を設定し，アクセス権等を管理すること。

(4) システム運用管理

運用手順を明確にし適切で安全なシステムの利用を保証すること。

(5) 利用者管理

システムに対するアクセス権限の割当てを制御するため，利用者管理の手順を明確にすること。

利用者の管理手順では，利用者の登録から抹消までの利用者の状況の変化に応じたアクセス権限の変更を可及的速やかに行うこと。

■保存性の確保について■

保存性とは，記録された情報が，法令等で定められた期間にわたって，真正性を保ち，見読可能にできる状態で保存されることをいう。

保存性を脅かす原因としては，たとえば下記のものが考えられる。

1）不適切な保管・取扱いを受けることによる診療情報およびその真正性，見読性を確保するための情報の滅失，破壊。
2）記録媒体の劣化による読み取り不能または不完全な読み取り。
3）ウイルスや不適切なソフトウェア等による情報の破壊および混同等。
4）システムの移行，マスターDB，インデックスDB の移行時の不整合，機器・媒体の互換性不備による情報復元の不完全，見読可能な状態への復元の不完全，読み取り不能。

　5）故意または過失による誤操作に基づく情報の破壊。
　6）業務継続計画の不備による媒体・機器・ソフトウェアの整合性不備による復元不能。
　これらの保存性を脅かす原因を除去するために真正性，見読性で述べた対策を施すことおよび以下に述べる対策を実施することが必要である。
（1）媒体の劣化対策
　記録媒体の劣化する以前に情報を新たな記録媒体に複写すること。
（2）ソフトウェア・機器・媒体の管理
　いわゆるコンピュータウイルスを含む不適切なソフトウェアによる情報の破壊・混同が起こらないようシステムで利用するソフトウェア・機器および媒体の管理を行うこと。
（3）継続性の確保
　システムの変更に際して，以前のシステムで蓄積した情報の継続利用を図るための対策を実施すること。
　なお，システム導入時にデータ移行に関する情報開示条件を明確にすること。
（4）情報保護機能
　故意または過失による情報の破壊が起こらないよう情報保護機能を備えること。
　また，万一破壊が起こった場合に備えて，必要に応じて回復できる機能を備えること。

図表 36　基準適合チェックリスト（例）

	ガイドライン対応項目	内容
真正性	1．（1）作成責任者の識別および認証	システムは，各種カードとパスワードの組合せなどでその操作を行う者を識別して認証できますか？
	1．（2）確定操作	情報の保存タイミングを制御するために確定操作ができますか？
	1．（3）識別情報の記録	確定操作を行った利用者の識別情報を保存情報に付加できますか？
	1．（4）更新履歴の保存	システムは，更新履歴の保存機能がありますか？
	2．過失による虚偽入力，書き換え・消失・混同の防止	過失による左記の防止対策は，講じられていますか？
	3．使用する機器・ソフトウェアに起因する虚偽入力，書き換え・消去・混同の防止	使用する機器あるいはソフトウェアによる左記の防止対策は，講じられていますか？
	4．故意による虚偽入力，書き換え・消去・混同の防止	故意による左記の防止対策は，講じられていますか？
見読性	（1）情報の所在管理	システムは，分散保存された情報を関係付ける機能がありますか？
	（2）見読化手段の管理	保存情報を見読するための手段が対応付けられて管理されていますか？
	（3）情報区分管理	システムは，情報の区分を設定できて，その区分に従ってアクセス権等の設定が可能ですか？
	（4）システム運用管理	システムの適切で安全な利用が保障されていますか？
	（5）利用者管理	利用者管理の手順が明確になっていますか？
保存性	（1）媒体の劣化対策	システムで利用する保存媒体の保証された保存可能期間は何年ですか？その期間が診療録および診療諸記録の法的保存義務年限より短い場合は，新たな媒体に複写できますか？
	（2）ソフトウェア・機器・媒体の管理	不適切なソフトウェアによる情報の破壊・混同を起こさないためにソフトウェア・機器・媒体の管理が適切にできるようになっていますか？
	（3）継続性の確保	システムの変更に際して，以前のシステムで蓄積した情報の継続的利用を図るための対策は講じられていますか？
	（4）情報保護機能	故意または過失による情報の破壊が起こらないための機能を備えていますか？また破壊が起こった場合の回復機能を備えていますか？

【参照】　医療情報システム安全管理に関するガイドライン第 6.0 版「システム運用編」の「別添　e- 文書法対応に求められる技術的対策（見読性，真正性，保存性）」を参照し，自施設にて具体的な対策の参考としてください。
（https://www.mhlw.go.jp/content/10808000/001112044.pdf）
「医療情報システム安全管理に関するガイドライン第 6.0 版」に関する Q & A（下記項番の Q&A も参照）
概 Q–7, 企 Q–9, 企 Q–24, 企 Q–43, 企 Q–48, 企 Q–52, 企 Q–61, シ Q–2, シ Q–8, シ Q–9, シ Q–27, シ Q–28, シ Q–56 〜Q–58
（https://www.mhlw.go.jp/content/10808000/001102588.pdf）

された日付や時刻を記録し，改ざんが行われていないことを証明するものです。どちらも，書類など
のペーパーレス化のためには必須のシステムとなります。

4. 電子カルテに伴う医療機関の責任

　電子カルテの3原則に加え，医療機関が負う義務として3つの責任があります。保存ガイドライン
によると電子カルテは，導入する施設が自己責任において電子化を行うこととされており，電子媒体
に保存する医療情報について，**説明責任，管理責任，結果責任**が課せられることとなります。

　説明責任とは，使用している電子カルテが電子保存の基準を満たしていることを第三者に説明でき
ることとされています。

　管理責任とは，電子カルテの管理責任を利用している施設が負うことを指しており，複数のシステ
ムが複雑に絡み合う情報システムの場合には，導入から保守管理まで，当該施設が責任をもって全体
を治めることを指しています。

　結果責任とは，情報の漏洩や滅失といったプライバシー保護や個人情報保護に関する部分で問題や
損失が発生した場合，システムダウンといったことが診療にマイナスに影響することについて，その
責任は当該施設が負うことを指しています。

　これら3つの責任体制を明確にし，適切に電子カルテを運用することが義務付けられています。

5. 電子カルテと病院情報システム

　病院には，医療を行うためのチームが存在し，医師・看護師をはじめとして多数の専門職種が力を
合わせ，患者の診療にあたります。患者中心に各職種間が協同して医療を行うためには，**診療情報の
共有**が必要不可欠であり，同時に**多職種間で情報のやり取り**が日常的に行われる必要もあります。そ
れらの要求に合わせて開発されたコンピュータシステムが病院情報システムです。

　病院情報システムは，HIS（Hospital Information System）といい，**基幹システム**と**部門システム**
の2区分から構成されます。

　基幹システムとは，すべての診療に共通して使用する基本システムをいい，電子カルテシステムや
オーダエントリシステムを指します。一方，部門システムは，診療を支える組織（機能）ごとのシス
テムをいい，臨床検査システムや放射線部門システム，薬剤部門システムなどが代表的なものになり
ます。たとえば，救急部門が充実した病院の場合，重症患者に特化したシステム（重症システム）が
導入されているなど，病院規模や機能によってシステム構成は異なります（**図表37**）。

　それらのシステム構造について詳しくみていきましょう。

1）基幹システム
　基幹システムは，一般的に**電子カルテシステム**（診療支援・看護支援・オーダエントリシステム・
データウエアハウスなど）を指しますが，部門システムとしての医事会計や物流管理システム等が全
体のシステムと連携する部分が大きいため，それらを広義な基幹システムと捉える考え方もあります。

　診療支援とは，医師の診療に関連する部分で，診療録・文書・退院サマリ・画像レポートの作成と

図表37　病院情報システムの概念

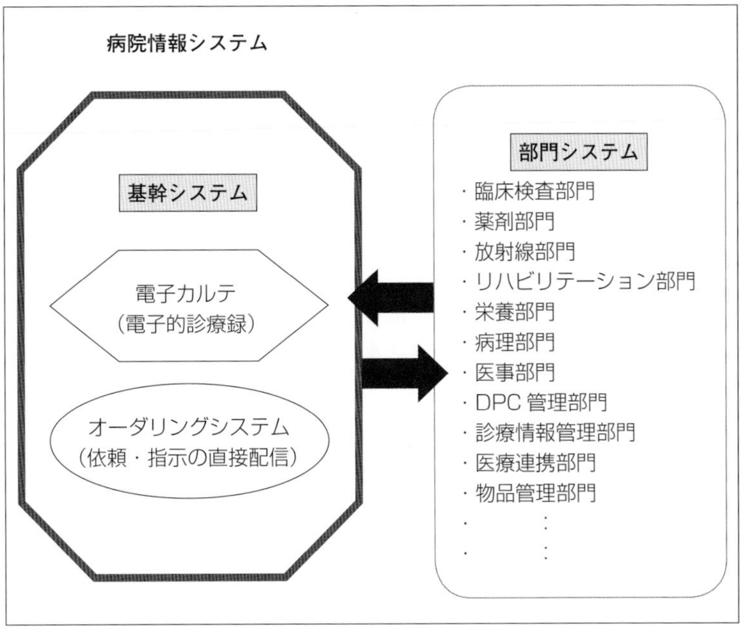

いった業務に直結するシステムです。

　看護支援とは，看護師の業務に関連する部分で，看護計画・看護サマリ・看護日誌・ワークシートの作成を担うシステムになります。

　オーダエントリシステムは，診療に伴い発生する指示を発生源で直接入力し，オーダ情報として，院内ネットワークを介して各部門にリアルタイムに伝達される仕組みです。院内では，日常的に「**オーダリング**」という言葉がよく使われます。

　たとえば，医師が診察時に処方した投薬の指示が，薬剤部に調剤指示として届けられることはもちろんのこと，医事会計情報としても伝えられます。また，血液検査の指示は，中央検査部の部門システムに届き，採血の指示・採血用の備品準備（スピッツラベルの発行）・検査機器への情報へと繋ぎ，医事会計へと流れます。

　データウエアハウスとは，病院情報システムによって集積されたデータを分解・整理し，情報化するために格納するシステム機能をいいます。

　データウエアハウスを，単にデータが蓄積されたシステムとして，データベースと同じ意味に捉え，あらゆる情報が抽出できると考えている人もいますが，データウエアハウスは，**データの利用を考え，抽出条件などを想定し，後に十分活用できるように設計した仕組み**です。よって，データウエアハウスからデータを抽出し，情報として利用するためには，データの構造はもちろんのこと，データが作られる際の運用方法・環境・特性などが理解できていなければ正しく利用することはできません。

　医療機関のデータウエアハウスは一般的に，医事・管理システムと電子カルテシステムを別々にして設計されていることがみられ，利用者は個々にデータを利用する目的を明らかにして，情報漏洩や個人情報保護法を厳守する誓約を行ってからデータを入手します。しかし，最近は統合化され，1つのデータベースとして確立させたものもみられます。この運用に際し，診療情報の専門家として診療情報管理部門が担当し，データウエアハウスの管理や利用者の窓口となることも少なくありません。

2) 部門システム

部門システムは，院内の様々な専門的職種の業務を支えるシステムを指します。部門システムの構成は，各病院の特徴や考え方，経済的状況によってまちまちとなります。そして各部門が使用している多種多様なシステムを基幹システムとどこまで結びつけるかが課題となってきます。

部門システムと基幹システムとの連携が図られていない場合，それぞれで別途作業が発生することになります。たとえば会計データの入力作業結果や検査結果が紙で報告されるようなことになります。

一方，**部門システムと基幹システムとを連携**させる場合には，それぞれの**システムを結ぶためのインターフェースが必須**となり，システムの改修や共有するための**マスターの整備が必須**となります。

また，診療報酬改定により算定項目が更新された場合や，医療材料・薬剤の変更，新規の医療機器の購入といったことにも対応する必要があり，常にメンテナンスが必要となります。

(1) 医事システム

医事部門が有する部門システムは，保険請求を行うための医事会計システムとその他の業務支援のためのシステムに区分することができます。具体的な医事システムとしては，基本となる**レセプト請求用の医事システム**のほか，**レセプトチェックシステムやDPCコーディングシステム，入金管理システム**などが挙げられます（**図表38**）。

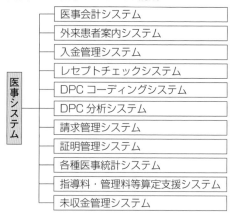

図表38　医事システムの構成

医事システム
- 医事会計システム
- 外来患者案内システム
- 入金管理システム
- レセプトチェックシステム
- DPCコーディングシステム
- DPC分析システム
- 請求管理システム
- 証明管理システム
- 各種医事統計システム
- 指導料・管理料等算定支援システム
- 未収金管理システム

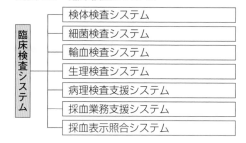

図表39　臨床検査システム

臨床検査システム
- 検体検査システム
- 細菌検査システム
- 輸血検査システム
- 生理検査システム
- 病理検査支援システム
- 採血業務支援システム
- 採血表示照合システム

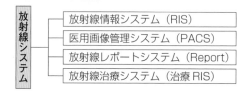

図表40　放射線システム

放射線システム
- 放射線情報システム（RIS）
- 医用画像管理システム（PACS）
- 放射線レポートシステム（Report）
- 放射線治療システム（治療RIS）

さらに，その他のシステムとして，患者案内システム，書類作成システム，医事統計システム，未収金管理システムなどの業務管理用システムがあります。

特に医事システムは，診療内容と請求項目・適応病名とを照合し，その関係を精査しながら診療報酬算定を行うためのシステムです。基幹システムとの連携がしっかりとできていなければ，**診療報酬の算定もれ**に繋がってしまいます。その意味で，診療行為と請求項目を結ぶ各種のマスター設定の正確さは，適切な保険請求を行うために必須となります。

また，外来会計などは，算定の計算に要する手間が会計待ちの時間増に繋がり，患者サービスを低下させるため会計時に手入力する算定項目を減らすことが重要なポイントに挙げられます。

(2) 臨床検査システム

臨床検査システムは，**図表39**のように細分化され，部門別・機能別に構成されています。そのなかでも，大規模で中心となって動くのが**検体検査システム**です。このシステムは，血液や尿などの人体から採取した検体を分析装置によって測定するもので，医師の診断において欠くことのできない役割をもっています。**検査内容は，尿・糞便等検査，血液学的検査，生化学的検査，免疫学的検査，微生物学的検査**などに分かれ，医師の検査指示（オーダ）に基づいて，採血や採尿によって得られた検

図表41　【ガイド】照射録

照射録とは，診療放射線技師法第28条，保険医療機関及び保険医療養担当規則第9条に定められた業務記録であり，「診療放射線技師が放射線の照射をしたときは，遅滞なく照射録を作成し，指示をした医師または歯科医師の署名がなされている」こととされています。照射録の記載事項は，次の項目になります。

〔照射録の記載事項〕
1. 照射を受けたものの氏名，性別および年齢
2. 照射の年月日
3. 照射の方法
4. 指示を受けた医師または歯科医師の指名およびその指示内容

体を分析し，システムを通して結果が電子カルテ側に配信されます。

　一方，**生理検査システム**は，生体検査という括りのなかで，代表的なものに**心電図検査・肺機能検査・超音波検査・脳波検査・筋電図検査**などがあります。検体検査と同じ臨床検査部門にありながらも，検体検査とは別の領域（部屋）が設けられていることが多く，個々の検査機器をネットワークなどによって連結させるようにして生理機能検査（支援）システムが稼働します。

　また，**病理支援システム**は，病理や細胞診などの標本，画像の管理，報告書の作成等を行うシステムで，主に病理部門の医師と細胞診断の検査技師が管理します。

(3) 放射線システム

　放射線診断部門の情報システムは，**放射線情報システム**（RIS：Radiology Information System）と**放射線画像情報システム**（PACS：Picture Archiving and Communication System）から構成（**図表40**）されています。

　RISは放射線部門の総合的な情報システムで，画像検査の依頼，予約の管理，会計情報，読影リポート，照射録（ガイドを参照），実績統計，資材の在庫管理までを網羅した部門システムを指します。その構造は，次の機能からなります。

　①**オーダ情報**：画像検査の指示情報を受け，検査部門の受付を行う

　②**検査予約管理**：放射線検査の予約情報の管理，予約枠の管理など

　③**照射録管理**：放射線検査の実施データから照射録を作成し，保存する（**図表41**）

　④**実績管理**：検査内容（実績）と診療報酬情報（会計）を結び，管理する

　⑤**フィルム管理**：アナログの場合にはフィルム管理，フィルムレスの場合には撮影履歴・業務統計等の作成

　⑥**読影リポートの作成・管理**：放射線医による読影リポート作成，記録の管理

　⑦**材料管理**：放射線検査に伴う医療上の材料，備品などの資材管理

　一方，PACSとは，**放射線画像（単純撮影，CT，MRIなど）をデジタルに管理するシステム**です。アナログの時代は，X線フィルムが存在していましたが，フィルムレスといわれるように，電子化によりデジタル保存が実現され，フィルム倉庫は電子データを保存するサーバに変わりました。

　PACSは撮影装置（モダリティ）から送られるデジタル画像をサーバに保存し，伝送・参照することによって，医師の画像診断を可能にするシステムです。サーバは電子データが膨大になるため，長期保存が一つの課題になっていましたが，電子技術の進歩により保存環境は進展しています。また，画像規格と通信規格のDICOM（Digital Imaging and Communication in Medicine）が普及したことにより，**医療機関内の様々な画像（超音波検査や内視鏡検査，血管造影などの動画）との連携ができる**ようになりました。

(4) 薬剤システム

　病院薬剤師が行う業務全般を支援する複数システムを指します。処方チェックシステム，薬袋作成システム，自動錠剤・カプセル剤分包機システム，散剤監査システム，自動注射薬払出システム，薬剤情報提供システム，薬剤管理指導業務支援システム，医薬品管理システムなどが代表的です。

　処方チェックシステムは，電子カルテ上で医師が複数の薬剤を処方した際に，それぞれの薬剤の**添付文書の記載内容に基づき成分重複チェック，用量チェック，相互作用チェック**などを行い，その結果をフィードバックすることによって，安全性を確認するシステムです。

　一方，薬袋作成システム，自動錠剤・カプセル剤分包機システム，散剤監査システム，自動注射薬払出システムは，**薬剤師の調剤業務，製剤業務，注射調剤業務などの基本業務を支援**するシステムです。薬剤師の流れ作業のなかで医療過誤を生まないように正確に業務を行うために考えられた機能から構成されています。

　また，最近は患者に対して直接薬剤情報を提供する業務が広がりをみせています。**薬剤管理指導業務支援システム**などはその代表的なものです。

(5) 給食管理システム

　病院栄養科の給食管理を行うシステムです。栄養科では，管理栄養士のもと，医師の食事オーダを受け，食数管理を行うことや患者ごとの献立の管理，そして食材の発注・仕入・在庫を把握する材料管理などが行われます。給食管理システムとは，これら全般を統合して管理するシステムです。

(6) 看護支援システム

　看護師の業務をサポートするシステムです。患者データベースやアセスメント情報，看護診断・看護計画・評価といった看護記録に関する情報，体温表（温度板）やバイタルデータの情報，病床管理や看護予定管理に関する情報などをベッドサイドで入力・閲覧することができる，多様な機能を有する看護業務の支援システムです。システム構成は病院ごとに異なることが多いようです。

(7) 物品管理システム

　病院で使用する物品とその物流管理に対する考え方の基本は，**診療に伴う医薬品や医療材料，医療機器**などを医療現場のニーズに沿って適切に提供し，医療の安全性や確実性を担保すると同時に，無駄や非効率性を排除し経済的な運営を目指すものです。

　医療を行うためには，診療に必要な医薬品や医療材料を**医療現場の特性に合わせて配置**し，使用した後は**確実に診療報酬の請求**と**在庫補充**を行わなければなりません。一方で，不足状況を恐れるがために過剰に在庫をもつと，スペースを取るだけでなく，期限切れによる廃棄にもつながり，病院経営に悪影響を及ぼすことにもなります。

　物品管理システムは，電子カルテやオーダエントリシステム，医事システムとの連携により，医療現場と購買部門・医事部門・物品倉庫などを一元的に結びつけ，各部門が同時に必要な情報を得て，効率的に物品管理を行うためのシステムです。

　物品管理システムの基本構成は「在庫管理」「購買管理」「消費管理」の3要素からなることが多く，システム化によって物流コストを削減できることがメリットに挙げられています。

　なお，これら物品管理システムについては，Supply Processing & Distribution（SPD）と称して表現されることが多いようです。このSPDは，アメリカの病院経営コンサルタント，Dr. Gordon A. Friesenが1960〜70年代に提唱した "購入物品，滅菌再生物など院内流通物品の管理供給一元化構想プラン" のこととされていますが，日本では **"購買・供給・搬送等を一元管理するシステム"** と捉えていることが一般的です。

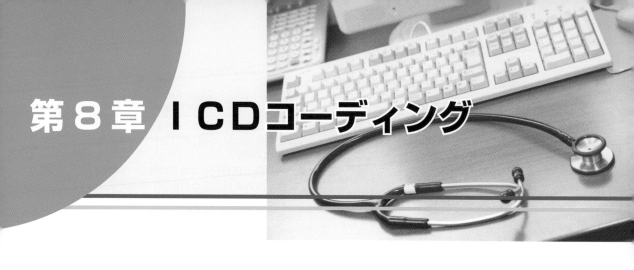

第8章 ICDコーディング

1. ICDコーディングの概念

1）国際疾病分類（ICD）の概要

　分類とは，「一定の法則（体系）に基づいて似たものにまとめ，いくつかの意味ある集団に分ける仕組み」という意味をもちます。分類は，大量に発生するデータや情報をグルーピングすることで，検索や分析を行うことが容易となるために行います。

　診療情報においては，各国での比較や評価が可能な形で集計分析することが必要となり，WHO（世界保健機関）は，「疾病及び関連保健問題の国際統計分類（国際疾病分類：International Statistical Classification of Diseases and Related Health Problems：ICD）」を制定し，異なる国や地域が表す疾病や傷害・死因に関し，共通の分類方法を用いて，国際比較や活用できるよう世界保健機関憲章に基づいて定めています。また，国際的に統一した基準で定められているため，標準化や後利用が可能となります。わが国においても，WHOの勧告にしたがって，ICDに準拠した「疾病，傷害及び死因の統計分類提要（国際疾病分類：ICD）」を刊行しています。

　ICDは，データの保存・集計および分析を容易にするために，疾病の診断およびその他の保健問題を，言葉から英数字コードに翻訳するために使用されます。この翻訳は決められたルールに従って診療情報のコード化を行い，診療科，医療機関，地域，さらに国際間という様々な単位に集計することで，疾病等の検索や多目的な統計の作成・分析を行うことが容易になります。さらに，その集計値を他と比較することで，それぞれの集団の評価が可能となります。

　我が国でICDは，診療における病名等に使用されていますが，元々は**「死因統計」を目的**とした分類です。その原則は，異なる国・地域，異なる時点で集計された死亡や疾病の比較を行えるように設けられた分類であり，医師が用いるいわゆる「臨床病名」や「病名集」とは基本的に異なります。

　臨床で用いられる傷病名がICD-10の名称とは必ずしも一致しない理由はここにあります。つまり，**ICDの分類項目は分類のための項目であり，病名を表しているものではありません**。ICD-10の目的は医学的に類似した疾患や状態を同じカテゴリーに分類することであり，様々な病態・状態などをいずれかの分類項目にあてはめるように工夫されています。そのため，原則としてICD-10コードが付与できない傷病名はなく，いずれかのコードを付与することが可能です。特にこの点に注意し，ICDが国際的な死因統計を基軸とした分類体系を疾病統計として傷病名にも適用していることを理解することが重要となります。

図表 42　大改正（3 年ごと）と小改正（毎年）

大改正（Major change）	小改正（Minor change）
1. 新たなコードの追加 2. コードの削除 3. コードの移動 4. あるカテゴリーについて，3 桁分類項目のカテゴリーの変化を伴う索引の改正 5. 罹患率もしくは死亡率に関するデータの収集の精度に影響を与えるルールもしくはガイドラインの改正 6. 新たな用語の索引への導入	1. あるコードについて，同一の 3 桁分類項目のカテゴリー内における索引の修正もしくは明確化 2. 内容例示表もしくは索引の強化（例：包含，除外項目の追加および二重分類の追加など） 3. あるコードについて，概念の変化ではなく表現の強化 4. 罹患率もしくは死亡率に関するデータの収集の精度に影響を与えないルールもしくはガイドラインの改正 5. 誤植の修正

　ICD は改訂が重ねられ，現在使用されているものは，1993 年の**第 10 回修正版（ICD-10）**で，**14,195 の分類項目**が収録されています。約 12 万以上ほどあるといわれる病名等を種類別・グループ別に振り分け，同じまたは似通った疾患を一緒にして同じ枠に入れるように集約されています。

　現在，日本では，WHO の勧告に従い『**疾病，傷害及び死因の統計分類提要 ICD-10（2013 年版）準拠**』（一般財団法人厚生労働統計協会，全 3 巻）が 2016 年より出版され，その年から公的な統計に適用されています。ICD の改定の仕組みは，WHO-FIC（Family of International Classification）ネットワーク会議が WHO-FIC 協力センター国で毎年開催されており，小さな一部改正（アップデート）は毎年，大きな一部改正（アップデート）は 3 年ごと，バージョンアップは 10 年ごと（リビジョン：改訂）に行われることによって対応されています（**図表 42**）。

　一方，ICD のリビジョンといわれる **ICD-11 への改訂**作業も β 版がすでに発表され，2019 年 5 月に世界保健総会（World Health Assembly：WHA）において採択，2022 年 1 月に発効されました（**図表 43**）。

　ICD-11 の構成は，永年の歴史的精査に耐えてきた流行病，全身性の疾患，部位別の疾患，発達性の疾患，損傷という基本的な形を維持しつつ，基礎医学・臨床医学・公衆衛生の分野における最新の医学的知見を導入しています（**図表 44**）。

　今後は，ウェブサイトでの分類の提供など，電子的環境での活用を想定した様々なツールが WHO から提供されていく予定で，コードブックを使用せずにコーディングを行うことが考えられます。ただし，各国においてはその社会状況に沿って，紙ベースのものも提供される見込みとなっています。

　なお，ICD-11（英語版）は，以下のアドレスから参照が可能となっています。（2023 年 6 月現在）
　　https://icd.who.int/ct11/icd11_mms/en/release

2）日本での死因統計

　日本では，WHO の勧告に従い，1993 年以降 ICD-10 を使用していますが，ICD の元々の利用法は，死亡時の死因を特定し登録するためのものであり，この死因登録によって死因統計が成立します。日本では，死亡診断書（死体検案書）が主治医から提出されると，死亡届と一対になって各市町村・県にわたり，最終的に厚労省に届けられます。厚労省では，人口動態統計のなかの死亡統計という位置づけにおいて，WHO の定めた死因の特定（原死因）を行い集計します。これが日本の死因統計となり公表されています。

3）ICD の目的と歴史的背景

　疾病についての統計的な研究は，17 世紀，ロンドン死亡統計法に基づく小児固有の死因分類が始まりとされています。そして，19 世紀初頭，イギリス（エジンバラ）人の William Cullen の『Synopsis nosologiae methodicae』が出版され，疾病分類として一般的に使用されるようになりました。その後，それまで使用されてきた死因統計を国際的に統一して標準化する必要があるとして，統計の専門家である William Farr が，疾病および死因区分の訂正と医学用語の統一を提唱しました。

　1853 年，ブリュッセルで開催された第 1 回国際統計会議において，死因分類の重要性が認識され，国際的に適用できる死因分類の検討を Farr と Marc d'Espine に要請したところ，第 2 回国際統計会議（パリで開催）において，Farr と d'Espine は，以下のとおりにまったく異なる 2 種類の分類法を会議へ提出しました。

William Farr：**①流行病，②体質性（全身性）疾患，③解剖学的部位の局所疾患，④発育疾患，⑤暴力による疾病**

Marc d'Espine：**痛風性・疱疹性・血液性・腎性など，疾病を性質によって分類**

　同会議は，この両者の分類をもとに 139 項目の分類を作成しました。その後，この分類は 4 回にわたり改正されましたが，最終的に Farr の提案によって全体構造は「死因の国際的リスト」の基礎として残りました。

　また，疾病統計については 1856 年，Farr が提出した「疾病の用語と統計分類に関する報告」には，致死と同時に健康に関する大半の疾病が含まれており，これにより，死因分類と同時に「疾病分類」も並行して検討が進められました。このように，現在使用されている国際疾病分類は元来「死因統計」を目的に作成されたものです。

　1891 年，国際統計協会（国際統計会議の

図表 43　ICD-11 改訂に関する動向

2007 年～	ICD-11 改訂作業開始をプレス発表（東京）
2013 年　4 月	死因分類グループ（MRG）中間年次会議（於：アメリカ）
	教育・普及委員会（EIC）中間年次会議（於：アメリカ）
5 月	諮問会議 対面・電話会議（於：スイス）
10 月	WHO-FIC ネットワーク年次会議（於：中国）
2014 年　4 月	死因分類グループ（MRG）中間年次会議（於：フランス）
	教育・普及委員会（EIC）中間年次会議（於：フランス）
10 月	WHO-FIC ネットワーク年次会議（於：スペイン）
12 月	第 6 回内科 TAG 対面会議（於：日本）
2015 年　3 月	ICD 改訂プロセス会議（於：スイス）
4 月	ICD-11 レビュー，フィールドトライアルの開始
10 月	WHO-FIC ネットワーク年次会議（於：イギリス）
2016 年　5 月	世界保健総会（WHA）へ報告
10 月	WHO-FIC ネットワーク年次会議（於：日本）
	加盟国レビュー用 ICD-11（2016 年版）を公表
11 月	ICD-11WHO 執行理事会（EB）
2017 年　4 月	加盟国レビュー
	フィールド・テスト用 ICD-11　MMS を公表　→　テスト実施
5 月	ICD-11 世界保健総会（WHA）承認
2018 年　6 月	ICD-11 公表
8 月	ICD 部会（厚生労働省）
	・ICD-11　和訳方針（詳細）の確認
	・国内適用にかかる論点整理　等
	・加盟国実施用ガイドライン・ツール等を準備
2019 年　5 月	WHO 総会　ICD-11　採択
2022 年　1 月	ICD-11 発効
	・厚生労働大臣から社会保障審議会へ諮問
（1～2 年）	ICD 部会・ICD 専門委員会において審議
	・社会保障審議会から厚生労働大臣へ答申
	・総務大臣から統計委員会へ諮問
	＜統計委員会において審議＞
	・統計委員会から総務大臣へ答申
	・告示改正（官報掲載）
	↓　＜周知＞
	施行（国内適用）

※第 17 回社会保障審議会統計分科会　疾病，傷害及び死因分類専門委員会
　第 18 回社会保障審議会統計分科会　生活機能分類専門委員会

図表 44　ICD-10 と ICD-11 の章の比較

ICD-10	ICD-11
第1章 感染症及び寄生虫症	第1章 感染症及び寄生虫症
第2章 新生物	第2章 新生物
第3章 血液及び造血器の疾患並びに免疫機構の障害	第3章 血液及び造血器の疾患
	第4章 免疫機構の障害
第4章 内分泌，栄養及び代謝疾患	第5章 内分泌，栄養及び代謝疾患
第5章 精神及び行動の障害	第6章 精神及び行動の障害
	第7章 睡眠・覚醒障害
第6章 神経系の疾患	第8章 神経系の疾患
第7章 眼及び付属器の疾患	第9章 眼及び付属器の疾患
第8章 耳及び乳様突起の疾患	第10章 耳及び乳様突起の疾患
第9章 循環器系の疾患	第11章 循環器系の疾患
第10章 呼吸器系の疾患	第12章 呼吸器系の疾患
第11章 消化器系の疾患	第13章 消化器系の疾患
第12章 皮膚及び皮下組織の疾患	第14章 皮膚及び皮下組織の疾患
第13章 筋骨格系及び結合組織の疾患	第15章 筋骨格系及び結合組織の疾患
第14章 腎尿路生殖器系の疾患	第16章 腎尿路生殖器系の疾患
	第17章 性保健健康関連の病態
第15章 妊娠，分娩及び産じょく＜褥＞	第18章 妊娠，分娩及び産褥
第16章 周産期に発生した病態	第19章 周産期に発生した病態
第17章 先天奇形，変形及び染色体異常	第20章 先天奇形
第18章 症状，徴候及び異常臨床所見・異常検査所見で他に分類されないもの	第21章 症状，徴候及び異常臨床所見・異常，検査所見で他に分類されないもの
第19章 損傷，中毒及びその他の外因の影響	第22章 損傷，中毒及びその他の外因の影響
第20章 傷病及び死亡の外因	第23章 傷病及び死亡の外因
第21章 健康状態に影響を及ぼす要因及び保健サービスの利用	第24章 健康状態に影響を及ぼす要因及び保健サービスの利用
第22章 特殊目的用コード	第25章 特殊目的用コード
	第26章 伝統医学の病態・モジュール1
	第V章 生活機能パターンに関する補助セクション
	第X章 エクステンションコード

後進）では，Jacques Bertillon を委員長とする死因分類作成委員会を発足し，「死因分類」の作成が委託されました。1893 年，国際統計協会は Bertillon が提出したパリ市で使用されていた死因分類を基本に，イギリス・ドイツ・スイスで使用されていたものを統合し，1885 年に改訂された分類の報告書を採択しました。

　「Bertillon 死因」の内容

　　全身疾患と特定の器官または解剖学的部位に局在する疾患を区別

　　　① 44 項目（要約分類・簡単分類）　② 99 項目（中間分類）　③ 161 項目（基本分類）

　この Bertillon の分類は多くの国や都市で使用され，現在の国際疾病分類の原型となりました。

　その後，1900 年に開かれた第 1 回国際修正会議において，詳細分類（179 群），簡易死因分類（35 群）が採択されました。また，Bertillon の分類である「国際死因リスト」を 10 年ごとに修正する案も承認され，「死因分類」と類似の「疾病分類」がここで初めて採用されました。これが世界保健機関（WHO）の憲章に基づいて規定された疾病の分類で，一般的に ICD と称されるようになりました。

　分類項目も改訂ごとに追加され，1948 年の第 6 回修正会議では 953 項目でしたが，第 8 回修正版では 3,489 項目，第 10 回修正版（ICD-10）では 14,195 項目の分類ができるようになりました。

図表 45　WHO-FIC（世界保健機関国際分類ファミリー）の概念図
World Health Organization Family of International Classifications（WHO-FIC）

関連分類	中心分類	派生分類
プライマリー・ケアに関連する国際分類（ICPC）	国際疾病分類（ICD）	国際疾病分類―腫瘍学　第3版（ICD-O-3）
外因に対する国際分類（ICECI）		ICD-10精神及び行動障害に関する分類
解剖，治療の見地から見た化学物質分類システム（ATC）/1日使用薬剤容量（DDD）	国際生活機能分類（ICF）	国際疾病分類―歯科学及び口腔科学への適用，第3版（ICD-DA）
障害者のためのテクニカルエイドの分類（ISO9999）	医療行為の国際分類（ICHI）	国際疾病分類―神経疾患への適用，第8版（ICD-10-NA）
看護の分類（ICNP）		国際生活機能分類―児童版（ICF-CY）

4）ICD と保健関連分類ファミリー

　死因分類から疾病分類へと発展してきた分類ですが，公衆衛生まで多様化する利用分野等，詳細な内容まで包括できるというわけではありませんでした。そこで，健康および健康管理に関連した情報を概念的に枠付けする方法を目的として，第10回の国際疾病分類修正会議において「ICD-10」の本体と別に，**「疾病および保健関連分類（ファミリー）」という概念**が導入されました。

　保健分類ファミリーは，死亡・疾病・障害・健康・健康介入法といった医療制度の主軸となる分類として，**中心分類（Reference Classification）**が想定され，**ICD（国際疾病分類）・ICF（国際生活機能分類）**〔疾病（損傷や障害を含む）の影響に関連する分類〕**・ICHI（保健医療介入分類）**の3分類があります。

　そのほか，大きな枠組みとして，**派生分類（Derived Classification）**と，**関連分類（Related Classification）**があります。派生分類は，中心分類との構成や項目を使ってつくられており，中心分類よりもさらに詳細な内容が加えられ，中心分類にある1つ以上の分類項目を並べ替えたり，まとめ直したりしています。関連分類は，中心分類を一部参照していたり，その構成の一部だけが中心分類と関連している分野です（**図表45**）。

5）ICD-10 の出版物〔※ ICD-10（2013年版）より解説〕

　日本語版は，原版（英語版）を日本語に直訳したものになります。直訳は日本語版を理解するうえできわめて重要なポイントとなりますが，日本の状況，特に個別の医療機関の状況や個別の使用方法等について，考慮されているものではないことに注意する必要があります。ICDのルールは，世界規模での標準が基本となっており，分類の構造やコードの配分は，日本の医療の実態に合わせたものではないことを理解しておかなければなりません。

（1）**日本語版第1巻　内容例示表**（Tabular list）

・**分類コードおよび項目の一覧**

　　第10回改訂ICD国際会議報告

　　ICD-10　3桁分類リスト

　　包含用語及び4桁細分類の内容例示表（分類コード及び項目の一覧）

　　　傷病と症候群の分類コード

　　　　（基本分類項目となる3桁を中心に，4桁の細分類項および任意の5桁細分類項を包括した全22章で構成）

　　勧告された特定製表用リスト

　　定義

　　世界保健機関分類規則

　　我が国における対応

　　我が国で使用する分類表

(2) **日本語版第2巻　総論**（Instruction manual）

　・疾病および死因コーディングを行う際のルール

　　疾病および関連保健問題の国際統計分類の解説

　　ICD（第1巻・第3巻）の使用方法

　　疾病および死因コーディングについてのルールおよびガイドライン

　　統計的表章

　　ICD の歴史的沿革

　　　※Instruction manual：教育マニュアル，使用マニュアル，使用説明書等の意

(3) **日本語版第3巻　索引表**（Alphabetical　index）

　・疾病，傷害，症状，部位などの用語およびそのコード：病名から適正な分類項目を選択し，内容例示表を正しく導きます。

　　第Ⅰ編　疾病及び傷害の性質の索引表（第Ⅰ章〜XIX章・第XXI章に含まれるすべてのものの索引）：疾病，症候群，病理学的病態，損傷，徴候，症状，その他の問題，保健サービス受療などを引き出します。

　　第Ⅱ編　外因の索引表（第XX章の事故や暴力行為の手段，状況などの索引）：損傷の外因を引き出すためのリストです。ここに示されている用語は，薬物以外の「V01〜Y98」に分類できるすべてのものを含みます。

　　第Ⅲ編　薬物及び化学物質の索引表：中毒その他の有害作用を引き起こした原因「薬物や化学物質」を索引するために用います。

　　　注意：2003年版以前の日本語版では，第1巻が総論，第2巻が内容例示表となっていましたが，2013年版からは WHO の原版と同一の順となっています。

6）ICD-10 の分類体系

　ICD は変数軸分類であり，この構造は William Farr が提案したものが発展したものです。Farr の案は「ICD の目的と歴史的背景」で述べたように，すべての実用的・疫学的目的のために，疾病についての統計的データは5つにグループ化されるべきであるというものでした。

　この分類様式は，ICD-10 の章のなかにみることができます（**図表46**）。

(1) **2つのグループ**

　ICD-10 の分類軸は大きく2つのグループに分けられています。

　第1のグループ：診断および健康状態に関連した内容（第Ⅰ章から第XIX章および外因に使用される第XX章）

図表46　ICD-10の分類体系（大分類）

全身症	Ⅰ	感染症及び寄生虫症	(A00-B99)
	Ⅱ	新生物＜腫瘍＞	(C00-D48)
	Ⅲ	血液及び造血器の疾患並びに免疫機構の障害	(D50-D89)
	Ⅳ	内分泌，栄養及び代謝疾患	(E00-E90)
解剖学的系統別疾患	Ⅴ	精神及び行動の障害	(F00-F99)
	Ⅵ	神経系の疾患	(G00-G99)
	Ⅶ	眼及び付属器の疾患	(H00-H59)
	Ⅷ	耳及び乳様突起の疾患	(H60-H95)
	Ⅸ	循環器系の疾患	(I00-I99)
	Ⅹ	呼吸器系の疾患	(J00-J99)
	Ⅺ	消化器系の疾患	(K00-K93)
	Ⅻ	皮膚及び皮下組織の疾患	(L00-L99)
	ⅩⅢ	筋骨格系及び結合組織の疾患	(M00-M99)
	ⅩⅣ	腎尿路生殖器系の疾患	(N00-N99)
分娩・奇形・新生児疾患	ⅩⅤ	妊娠，分娩及び産褥	(O00-O99)
	ⅩⅥ	周産期に発生した病態	(P00-P96)
	ⅩⅦ	先天奇形，変形及び染色体異常	(Q00-Q99)
症状・徴候	ⅩⅧ	症状，徴候及び異常臨床所見・異常検査所見で他に分類されないもの	(R00-R99)
損害・外因	ⅩⅨ	損傷，中毒及びその他の外因の影響	(S00-T98)
傷病の外因	ⅩⅩ	傷病及び死亡の外因	(V01-Y98)
保健サービス	ⅩⅩⅠ	健康状態に影響を及ぼす要因及び保健サービスの利用	(Z00-Z99)
特殊目的	ⅩⅩⅡ	特殊目的用コード	(U00-U49, U82-U85)

　　　第2のグループ：病態の診断ではないが，保健ケアに関係するもの（第ⅩⅩⅠ章）

(2) 英字と数字の組合せ（ICDの特徴）

　基本分類は英字・数字を組み合わせた3桁で構成されています。

　基本分類の1桁目はアルファベットで表し，同時にそれが特定の章を示しています。

　続く2桁を数字で表し，疾病・解剖学的部位，病態の種類を示し，計3桁が同種類を表す基本分類となります。

　　　大分類：基本分類体系　病変（損傷の種類）　　アルファベット1桁

　　　中分類：疾病名称表示　疾病・解剖学的部位　　数字2桁

　さらに詳細な情報を示す4桁細分類項目および任意の5桁細分類項目がこれに続き，詳細な部位あるいはその原因を示しています。なお，日本ではさらに詳細な情報を補うために，「a，b，c，d」を追加して編集しています（図表47）。

> **例）尺骨骨幹部閉鎖性骨折**
>
> ## S 52.20
>
> 　S：特定の章（大分類）を示す　　「S」；損傷，中毒及びその他の外因の影響
> 　52：疾患の部位と病態を示す　　「52」；前腕の骨折
> 　2（4桁コード）：疾患部位の詳細を示す　　「2」；尺骨骨幹部
> 　0（5桁コード）：損傷の状態を示す　　「0」；閉鎖性（「1」；開放性）
> 　注意：章によって各桁の示す意味は異なり，このS52.20の説明は当該例に限ります。

（3）各章の構成

　第Ⅰ章から第 XVII 章（A～Q）は「疾病その他の病態関連」，第 XVIII 章（R）は「症状，徴候及び異常臨床所見・異常検査所見で他に分類されないもの」，第 XIX 章（S～T）は「損傷，中毒及びその他の外因による影響」，第 XX 章（V～Y）は「傷病及び死因の外因」，第 XXI 章（Z）は「現在は疾病ではないが保健サービスを利用する場合や，ケアを受けている状況あるいはそれに関連する問題」を分類するものに用います（図表 46）。

（4）大分類項目

　ICD は **22** 章の大分類から構成されています。ICD コードの第 1 桁目はアルファベットであり，特定の章を示しています。一部例外もありますが，1 つのアルファベットは通常 1 つの章で対応しています（「英字と数字の組合せ」参照）。

（5）例外をもつ章

　1 桁目のアルファベットには，特定の章で例外が設けられています。

1）英字「D」は第Ⅱ章（新生物＜腫瘍＞）の後半と第Ⅲ章（血液及び造血器の疾患並びに免疫機構の障害）にまたがって用います。

2）英字「H」は第 VII 章（眼及び附属器の疾患），第 VIII 章（耳及び乳様突起の疾患）の両方にまたがって用います。

3）1 つの章で英字を複数用いる章は 4 つです。

　　第Ⅰ章「感染症及び寄生虫症」　A・B
　　第Ⅱ章「新生物＜腫瘍＞」　C・D の前半
　　第 XIX 章「損傷，中毒及びその他の外因の影響」　S・T
　　第 XX 章「傷病及び死亡の外因」　V・W・X・Y

（6）中間分類項目

　各章は 3 桁分類項目（例：A00）から構成され，同種の中間分類項目に細分化されています。第 1 巻内容例示表の各章のはじめに中間分類項目が示され，また分類項目の範囲は各中間分類項目の後に括弧で示されています。

　　例）第Ⅰ章　感染症及び寄生虫症
　　　　　（A00-B99）
　　　　第Ⅱ章　新生物＜腫瘍＞（C00-D48）

　第Ⅰ章の中間分類項目名は，2 つの軸を反映しています。

　第Ⅱ章の第 1 番目の分類軸は，新生物の性状（悪性・良性・上皮性・続発性・性状不詳）です。性状のなかの主な分類軸は部位ですが，形態学的な型（白血病，リンパ腫，黒色腫，中皮腫，カポジ

図表 47　日本で追加した細分類項目

Ⅰ　感染症及び寄生虫症	
A08.5	その他の明示された腸管感染症
A08.5a	伝染性下痢症
A08.5b	その他
A77.8	その他の紅斑熱
A77.8a	日本紅斑熱
A77.8b	その他の紅斑熱
Ⅴ　精神及び行動の障害	
F15.-	カフェインを含むその他の精神刺激薬使用による精神及び行動の障害
F15.-a	カフェインによる精神及び行動の障害
F15.-b	アンフェタミンによる精神及び行動の障害
F15.-c	その他の精神刺激薬使用による精神及び行動の障害
F60.3	情緒不安定性人格障害
F60.3a	衝動型人格障害
F60.3b	境界型人格障害
F60.3c	その他の情緒不安定性人格障害
F60.3d	情緒不安定性人格障害，詳細不明
XVI　周産期に発生した病態	
P07.1	その他の低出産体重（児）
P07.1a	その他の低出産体重（児）のうち，出産体重 1,000g～1,499g の児
P07.1b	その他の低出産体重（児）のうち，出産体重 1,500g～2,499g の児
XVII　先天奇形，変形及び染色体異常	
Q43.3	腸管固定の先天奇形
Q43.3a	腸回転異常（症）及び総腸間膜症
Q43.3b	その他の腸管固定の先天奇形

図表48　特殊目的コード（U00–U89）

■ 原因不明の新たな疾患又はエマージェンシーコードの暫定分類（U00–U49）

U04　重症急性呼吸器症候群［SARS］
・U04.9　重症急性呼吸器症候群
　　　　［SARS］，詳細不明

U06　ジカ＜Zika＞ウイルス病
・U06.0　エマージェンシーコードU06.0
　　　　　　　〜
・U06.8　エマージェンシーコードU06.8
・U06.9　ジカ＜Zika＞ウイルス病，詳細不明

U07　エマージェンシーコードU07
・U07.0　ベイピングに関連する障害
・U07.1　コロナウイルス感染症2019，ウイルスが同定されたもの
・U07.2　コロナウイルス感染症2019，ウイルスが同定されていないもの
・U07.3　エマージェンシーコードU07.3
　　　　　　　〜
・U07.9　エマージェンシーコードU07.9

U08　コロナウイルス感染症2019の既往歴
・U08.1　エマージェンシーコードU08.1
　　　　　　　〜
・U08.8　エマージェンシーコードU08.8
・U08.9　コロナウイルス感染症2019の既往歴，詳細不明

U09　コロナウイルス感染症2019後の病態
・U09.0　エマージェンシーコードU09.0
　　　　　　　〜
・U09.8　エマージェンシーコードU09.8
・U09.9　コロナウイルス感染症2019後の病態，詳細不明

U10　コロナウイルス感染症2019に関連する多系統炎症性症候群
・U10.0　エマージェンシーコードU10.0
　　　　　　　〜
・U10.8　エマージェンシーコードU10.8
・U10.9　コロナウイルス感染症2019に関連する多系統炎症性症候群，詳細不明

■ 抗菌薬及び抗腫瘍薬への耐性（U82–U85）

U82　ベータラクタム抗生物質への耐性
・U82.0　ペニシリンへの耐性
・U82.1　メチシリンへの耐性
・U82.2　基質特異性拡張型ベータラクタマーゼ（ESBL）耐性
・U82.8　その他のベータラクタム耐性
・U82.9　ベータラクタム耐性，詳細不明

U83　その他の抗生物質への耐性
・U83.0　バンコマイシンへの耐性
・U83.1　その他のバンコマイシン関連抗生物質への耐性
・U83.2　キノロンへの耐性
・U83.7　多剤抗生物質への耐性
・U83.8　その他の明示された単剤抗生物質への耐性
・U83.9　詳細不明の抗生物質への耐性

U84　その他の抗菌薬への耐性
・U84.0　抗寄生虫薬への耐性
・U84.1　抗真菌薬への耐性
・U84.2　抗ウイルス薬への耐性
・U84.3　抗結核薬への耐性
・U84.7　多剤抗菌薬への耐性
・U84.8　その他の明示された抗菌薬への耐性
・U84.9　詳細不明の抗菌薬への耐性

U85　抗腫瘍薬への耐性

肉腫）で分類されていることもあります。

> **例）C16.4　胃幽門部癌**
> C：大分類　病変，病理学的病態名
> 　　　　　　悪性新生物
> 16：中分類　（疾病・解剖学的部位）　　　胃
> 　4：細分類　（詳細部位　病態の種類）　幽門

（7）3桁分類項目

　コア分類であり，WHOの死亡データベースへの報告や一般的・国際的比較のための必須レベルで，公衆衛生的関与に対する頻度，重症度によって分けられている分類と，ある共通の性質を持った疾病のグループとして，3桁の分類があります。

（8）4桁分類項目

　小数点第1位を指します。ほとんどの3桁分類項目は，「.0」から「.9」までの10の細分類項目に分けられるように，小数点第1位の数字により細分割されています。

　4桁項目の「.8」は一般的に3桁分類項目に属する「その他」の病態に使用されます。また「.9」は3桁分類項目のタイトルと同じ意味を示し，情報が得られない場合に分類し，NOS（not otherwise specified：それ以上説明のないもの）と記載され，「詳細不明」や「性質不明」を表します。

※3桁分類項目が細分類化されていないところでは，データの長さを標準化するために「X」を使用することも勧められています。

(9) 5桁分類項目

　第5桁またはそれに続く桁レベルは，通常，第4桁に対して異なった軸の細分類で，部位や損傷の状態を補助的に示します。それらは，下記の章に見られます。

　　　第 XIII 章　　解剖学的部位による細分類
　　　第 XIX 章　　開放創を伴う又は伴わない頭蓋内損傷，胸腔内損傷及び腹腔内損傷，開放性又は閉
　　　　　　　　　　鎖性骨折に対する細分類
　　　第 XX 章　　　行われた活動の型を示す細分類

(10) 予備項目「U」の扱い

　項目「U」のうち，「U00～U49」は，現在は原因不明ですが，将来あらたに加わる疾病を暫定的に使用する項目として用意されており，「U50～U99」は，医学研究で使用してもよいとされています。

　2003年版の大改正（第2版）では，特殊目的用コードとして，第 XXII 章に独立して使用されることになりました（**図表46**）。この大改正において，「U00～U49」は従来の規定どおりに原因不明の新たな疾患の暫定分類のための項目としましたが，そのなかで，重症急性呼吸器症候群（SARS）を「U04.9」に設定しました。また，2020年2月には，2019年新型コロナウイルス急性呼吸器疾患（COVID-19）として，「U07.1」に設定されています。なお，2013年版からエマージェンシーコード（U06-U07）が新設されました。このエマージェンシーコードは WHO により原因不明の新しい疾患に暫定的に使用され，新たに発生または認識された疾患があった場合，分類に困るため暫定的にこのコードを使用することとしています。

　また，「U82～U85」は薬剤耐性の病原体を表現すべき項目として使用されました（**図表48**）。

> **例）** MRSA 肺炎　J15.2　U82.1（追加コード：耐性）　　B95.6
> 　　　MRSA 耐性病原体
> 　　　　第3巻　索引項：耐性，下記に対する
> 　　　　　–抗生物質，細菌の作用による
> 　　　　　–メチシリン　　U82.1
> ※メチシリン耐性黄色ブドウ球菌（Methicillin Resistant Staphylococcus aureus：MRSA）：抗生物質メチシリンに
> 　対する薬剤耐性を獲得した黄色ブドウ球菌。

2．コーディングルール

　ICD は純理論的な分類というより実際的な分類として発展したこともあり，原因・解剖学的部位・発症の環境等に基づく分類の間で数多くの妥協があったとされています。そのため，臨床的な視点からみたときの乖離が存在します。傷病名の概念や表現が異なっても，同一の分類項目に入ることがあります。また，分類軸の違いにより，同じ傷病が異なる分類項目に重複して入ることもあります。

　これは，ICD はあくまでも分類であり，傷病名集ではないことに起因するものです。

1）ICD-10 の使い方

　疾病を「内容例示表」だけで分類するのは困難であり，コーディングミスも伴います。「索引表」は「内容例示表」には記載されていないような具体的な用語を多く含んでいるため，まず「索引表」

で最適なコードを引き出し，その後「内容例示表」でこのコードが適正であるか，確認と追加を行うことが重要です。

〔索引表の構成〕

索引は50音順で分けられており，さらに次の順で並んでいます。

数字及び英字（アルファベット） → 清音（カタカナ，ひらがな，漢字）

　　　→ 濁音（カタカナ，ひらがな，漢字）

　　　→ 半濁音（カタカナ，ひらがな，漢字）（50音）

例）「は」行においては，「ハ」，「は」，「羽（清音の漢字群）」，「バ」，「ば」，「馬（濁音の漢字群）」，「パ」の順になっています。

注意：2013年版からは，索引項において変更や移動があり，従来の読み方とは異なる読み方で記載されている病名が存在します。

例）灰白髄炎：かいはくずいえん → はいはくずいえん

図表49 一般に他の修飾語より優先して記載されている修飾語

第Ⅰ編　　（疾患または病態）
・感染性，寄生虫性，悪性，新生物性，心因性，ヒステリー性，先天性，外傷性であることを示す修飾語 ・妊娠・分娩・産褥に影響するまたは合併することを示す修飾語 　　例）分娩，妊娠，産褥，母体・妊娠ケアのためのもの ・胎児または新生児に影響することを示す修飾語 　　例）母体の病態，胎児および新生児へ影響するもの 　　　周産期に発生した病態 ・第ⅩⅩⅠ章に含まれる分類項目である，必ずしも病的ではないが保健指導を求めるような状況で記述されたことを示す修飾語 　　例）カウンセリング<相談>，検査，既往歴，観察，妊娠，問題，スクリーニング<選別>，状態，ワクチン接種等
第Ⅱ編
交通事故，内科的及び外科的処置の合併症，故意の自傷および自殺，加害，法的介入，戦争行為であることを示す修飾語 　例）合併症，続発・後遺症，自殺，法的介入，曝露

また，不必要な重複を避けるため，第一次索引を軸として構成されています。

　　第一次索引：病変または病理学的病態名

　　第二次索引：急性・慢性・出血性などの病型，解剖学的部位，コーディングの際に影響を及ぼす状況など

2）基本的なコーディングの手順

(1) 索引表から第一次索引項を探します。

① 第Ⅰ～ⅩⅨまたはⅩⅩⅠ章に分類される疾病，損傷またはその他の病態であれば，索引表の第Ⅰ編（疾病及び傷害の性質の索引表）を参照します。

② 第ⅩⅩ章に分類される損傷またはその他の原因であれば，第Ⅱ編（外因の索引表）を参照します。

③ 第ⅩⅩ章に分類される中毒その他の有害作用を引き起こした原因であれば，第Ⅲ編（薬物及び化学物質の索引表）を参照します。

※「索引表」は見出しの下に病理学的病態として表現されている名詞が大半ですが，診断を記述する際に，病態を形容詞の形で記している場合があります（図表49）。

※ICDは原版を直訳していることから，同じ日本語病名の表現でも，英語表現では意味が異なる場合があります。英語の意味を考え，索引項を探すことが必要となります。

例）障害<LESION>：1.外傷，損傷，2.病変（多少とも限局した組織の病理学的変化），3.病巣
　障害，機能(性)<DISTURBANCE>：正常な状態を逸脱，妨害，あるいは干渉していること
　障害<疾患><DISORDER>：障害，疾患（機能，構造，あるいは両方の障害で，発育における遺伝・発生上の欠陥，または毒素・外傷・疾病など外因性要因に起因する）
　障害<UPSET>：心身を乱す行動，正常の機能に乱れがある物理的状態・不調・混乱，気が動転する

(2) 第一次索引項の下にある【注】を読み，それに従います。

(3) 診断的表現に使われているすべての語句が説明されるまで，第一次索引項の下の字下げされた用語と同様に，第一次索引項の後ろの括弧で囲まれた用語を読みます。

(4) 索引表にある「～を参照」および「～も参照」に注意深く従います。

(5) 選ばれたコードが適切であるか内容例示表を確認します。

索引表で第4桁に「.-」をもった3桁項目は，内容例示表に4桁項目があることを意味します。また，索引表に載っていない5桁目を使用する場合は内容例示表を参照し，指示に従います。

> **例）** 糸球体腎炎　　N05.-
> 　　　　糖尿病　　　　E14.-

(6) 選ばれたコードの下または章，中間分類もしくは分類項目の下にある包含および除外の用語の指示に従います。

(7) コーディングします。

> **例）急性出血性十二指腸潰瘍**
> 　最初に，索引表から病態にあたる「潰瘍」を探します。
> 　潰瘍，潰瘍性，潰瘍形成 …………………………………………… 第一次索引項
> 　－十二指腸（性）（びらん性）（消化性）K26.9 ………………… 第二次索引項
> 　―急性　K26.3 ……………………………………………………… 第三次索引項
> 　――下記を伴うもの ………………………………………………… 第四次索引項
> 　――出血　K26.0 …………………………………………………… 第五次索引項
> 　見つかったコード　　　K26.0
>
> 次に，「内容例示表」K26.0 を見ると，以下のように記載されています。
>
> ---
> 　　　　「下記の4桁細分類項目は項目 K25-K28 に使用する：
> 　　　.0　急性，出血を伴うもの
> 　　　.1　急性，穿孔を伴うもの
> 　　　.2　急性，出血及び穿孔の両者を伴うもの
> 　　　.3　急性，出血又は穿孔を伴わないもの
> 　　　.4　慢性又は詳細不明，出血を伴うもの
> 　　　.5　慢性又は詳細不明，穿孔を伴うもの
> 　　　.6　慢性又は詳細不明，出血及び穿孔の両者を伴うもの
> 　　　.7　慢性，出血又は穿孔を伴わないもの
> 　　　.9　急性又は慢性の別不明，出血又は穿孔を伴わないもの
> ---
>
> そして，「K26」の項では，以下のとおり記載されています。
>
> ---
> 　　K26　　十二指腸潰瘍
> 　　［4桁細分類項目は K25 の前を参照］
> 　　包含：（急性）十二指腸びらん
> 　　　　　潰瘍（消化性）
> 　　　　　・十二指腸
> 　　　　　・幽門後
> 　　薬物誘発性で，薬物の分類が必要な場合は，追加外因コードを使用する。
> 　　除外：消化性潰瘍 NOS（K27.-）
> ---
>
> この結果，急性出血性十二指腸潰瘍は「K26.0」とコードされることになります。

3）内容例示表と索引表で使用される記号と符号

(1) 内容例示表の表示記号と符号

(a) （　） 丸括弧

丸括弧は補足的な語句を囲むときに使用されます。その語句は，診断的用語を伴うこともありますが，丸括弧の外側の語句に割り当てられるコード番号には影響を与えません。

> **例）** 喉頭炎（急性）
> →「喉頭炎」，「急性喉頭炎」の2つの病名を示します。

(b) ［　］ 角括弧

WHO版の原文において，同義語，別の表現，内容の説明や限定，指示を示すために用いられています。その他，注意，参照，略語を示す際にも用いることがあります。

> **例）** B24　ヒト免疫不全ウイルス［HIV］

(c) ： コロン

「：」の前にある語句が，完全な用語となっていませんが，「：」の後に続く用語と合わせて完全な用語になります。単語を連結する意味も持ちます。

> **例）** 心（臓）：
> ・拡張　　→　心臓拡張
> ・肥大　　→　心臓肥大

(d) ｛　｝ 中括弧

中括弧の前にある語句も，その後にある語句や用語が完結しないことを示すために，包含および除外の用語の一覧に使用されています。単語を連結し，用語の繰り返しを避ける意味で用いられます。

> **例）** K22.2　食道閉塞
> 圧迫
> 絞縮　｝食道
> 狭窄
>
> 「食道圧迫」，「食道絞縮」，「食道狭窄」の病名を示しています。

(e) ＜　＞ カギ括弧

用語の一部または全体にわたって異なった表現がある場合，和訳用語の原語も＜　＞で示されています。和訳した英語の原語を示す時や，他に別の表現や漢字があった場合に用いられます。

> **例）** K50.9　クローン＜Crohn＞病
> C75.0　上皮小体＜副甲状腺＞
> I77.5　動脈え＜壊＞死

(f) ＮＯＳ （性質不明・詳細不明）

「NOS」は「not otherwise specified」に対する略語であり，「unspecified（詳細不明＝特定されない）」，また，「unqualified（限定されない＝質がわからない）」という意味を含んでいます。

臨床的に分類することが不可能な場合や，特異的な分類が必要とする情報を得られないことが明白である場合を除いては，単純に詳細不明としてコーディングしないように注意する必要があります。

> **例）** J03.9　急性扁桃炎
> 扁桃炎（急性）：
> ・NOS
>
> 急性扁桃炎に罹患した原因である感染病原体の説明や記載がなく，また性質や詳細がわからない場合に使用されます。詳細（性質）不明の急性扁桃炎という意味になります。

※ICD-10において，「unspecified」という表現が多用されています。「unspecified」とは，特記（明記）さ

れていないという意味をもつことから（EXCEED 英和辞典），あくまでも第三者的に判断して，明記されていない，調べてもわからないこと等を意味しており，臨床の現場で不明かどうかという意味とは異なります。記録されていないものの，現場では判明していることも，確認すればわかることもあります。

　本来，「unspecified」は，臨床現場から発信された傷病名や診療記録等を第三者がみたところ，それ以上の情報を得ることができないという意味になります。医療現場であれば，診療記録から得られる主要病態やその他の病態が不十分や不正確な場合は，発生源に戻して明確にする必要があります。

（g）　ＮＥＣ（他に分類されないもの）

「NEC」は「他のいずれの項にも分類されないもの（not elsewhere classified）」の意味を表しています。この記号は，明確に診断された疾病が誤って不明確な疾病を表す項目に分類されないように，詳細不明や診断名が不明確な分類項目のなかに分類する用語として用いられています。手元の情報がある病態を特定し，その病態を表すコードが他のどこにも見あたらない場合に使用します。内容例示表では，「その他」という意味も含みます。

> 例）K73　慢性肝炎，他に分類されないもの（慢性肝炎 NEC）

多くのその他の項目が，明示された原因による肝炎のために分類項目が用意されています。また慢性肝炎においては，下記のとおり，病原体等によって分類されます。

　　ウイルス性：B15–B19

　　反応性，非特異的：K75.2

　　アルコール性：K70.1

　　肉芽腫性：K75.3

　　薬物性：K71.–

「慢性肝炎」と記載され，アルコール性，ウイルス性，薬剤性といった肝炎の形態が他の分類に属さない，あるいは明確でない慢性肝炎には「慢性肝炎 NEC（K73.–）：慢性肝炎，他に分類されないもの」という表現を用います。

（h）　※印

WHO の原版の内容例示表には表示されていませんが，日本語版では必要とされる傷病名に対して，日本独自に追加採用したことを表しています。

> 例）E05.0　びまん性甲状腺腫を伴う甲状腺中毒症
> 　　　※バセドウ＜ Basedow ＞病

（i）　「及び」

「及び / または」を示します。

「AおよびB」とは，AとB（両方），AまたはB（どちらか一方）──という2種類の意味をもちます。

> 例）M91　股関節及び骨盤の若年性骨軟骨症＜骨端症＞
> 　　→「股関節及び骨盤の若年性骨軟骨症＜骨端症＞」，「股関節の若年性骨軟骨症＜骨端症＞」，
> 　　「骨盤の若年性骨軟骨症＜骨端症＞」という，3種類の病名の意味をもちます。

（j）　包含

包含という言葉は，「以下のものを含める」，「具体的な定義」という意味になりますが，ICD–10による包含用語とは，その章や中分類，また分類項目の説明や範囲を記しており，たとえば部位等の範囲を示しています。

包含用語は，本来は項目内容についてのガイドとして掲載され，タイトル項目内容を修飾し，より具体的で詳細な範囲を示すなど，コードの解説を行っていることが多くみられます。

　掲載されている包含用語の多くは，その分類項目に属する重要または共通の用語に関連したものです。したがって，タイトルだけでは不十分な部分を包含用語が補足しているため，包含用語を読む際に，タイトルも一緒に参照する必要がある場合もあります。

(k)　除外

　用語としてはその分類項目に入りますが，内容的には他に分類されるものを示しているため，その指示に従いコーディングします。

> 例）E23.2　尿崩症
> 　　除外：腎性尿崩症（N25.1）
> 　　尿崩症において，腎障害によるものは E23.2 ではなく，「腎性尿崩症　N25.1」にコーディングすることを示しています。

(l)　剣（†）印と星（＊）印

　原因となる全身疾患（基礎疾患）の情報と，その疾患が臨床的問題となっている特定の臓器または部位における症状発現についての情報を分類するために用います。

(2)　索引表の表示記号と符号

(a)　（　）丸括弧

　内容例示表と同じく，丸括弧は補足的な語句を囲むときに使用されます。

> 例）膿瘍（塞栓性）（感染（性））（転移（性））（多発（性））（化膿性）（敗血症性）
> 　　―脳（各部位）　G06.0
> 　　脳膿瘍は，障害部位にかかわらず，また塞栓性，感染性，転移性，多発性，化膿性，敗血症性の記載の有無にかかわらず G06.0 に分類します。

(b)　NEC

　「他のいずれの項にも分類されないもの（not elsewhere classified）」の意味を表しています。この記号は明確な病態が誤って不明確な病態を表す項に分類されないように，詳細不明や診断名不明確の分類項目に分類される項目に示されています。もし，より詳しい情報が記載されている場合には適切な分類項目を探します。

> 例）先天異常〈異常〉〈Anomaly〉（性）（詳細不明型）　Q89.9
> 　　―大動脈（弓）NEC　Q25.4
> 　　「先天性大動脈（弓）異常」は，より詳細な記載がなければ Q25.4 に分類します。より詳細な用語（例：大動脈閉鎖症）が記載されていれば，適切な他の分類項目を探します。

(c)　＜　＞　カギ括弧

　用語の一部または全体にわたって異なった表現がある場合，和訳用語の原語も＜　＞で示されています。和訳した英語の原語を示すときや，他に別の表現や漢字があった場合に用いられます。

> 例）ニューロパチ＜シ＞―神経障害

(d)　.‒　ポイント・ダッシュ

　4桁目に「.‒」をもった3桁分類項目は，内容例示表に4桁目をもっていることを示しています。4桁目が存在し，適切な分類項目をあてはめるべきであるということを示しています。

> 例）糖尿病
> 　　I 型　E10.‒

(e)　○○○を参照，○○○も参照（相互参照）

　索引表のなかでの不必要な重複を避けるために使用されています。

　「○○○を参照」は，その他の用語を参照することを求めています。「○○○も参照」は，コード付けをしている記述が，その他の情報を含んでいます。その情報が「○○○も参照」という語句が付い

ている用語の下に記載されていない場合は，索引表の他の箇所を参照するように指示しています。

例）骨の炎症
　　　　炎症
　　　　　―骨　―骨髄炎を参照
　　「骨の炎症」は「骨髄炎」を参照し，骨髄炎という病名に置き換え，同様のコードを付与するという指示になります。
例）麻痺
　　　　　―ふるえ＜ shaking ＞（パーキンソン症候群も参照）　G20
　　「ふるえ麻痺」としか記載がない場合，コードは G20 になりますが，他の情報が記載されていて，それが第二次索引項以下にない場合には「パーキンソン症候群＜ Parkinsonism ＞も参照しなさい」という指示になります。例えば，薬物性あるいは梅毒性であるというような病態をさらに限定する情報がある場合等に，目的の病態に関連するコードが見つかる可能性があります。

(f)　剣（†）印と星（＊）印

　内容例示表と同じく，基礎疾患としての分類項目であることを示すために剣印（†）が使用され，また症状発現（臓器）の分類項目であることを示すために星印（＊）を使用します。

(g)　# /◇

　「新生物」の項で，部位を示す用語の一部について，「新生物」の項のはじめに記載されている注 2，注 3 を参照することを指示しています。

　　　#：#印付の部位は，新生物の種類が扁平上皮癌または類表皮癌の場合，皮膚のこれらの部位の悪性新生物に分類し，乳頭腫（各型）の場合，皮膚のこれらの部位の良性新生物に分類します。

例）足首の悪性新生物　扁平上皮癌
　　C44.7　（皮膚の悪性新生物＜腫瘍＞　下肢の皮膚，股関節部を含む）

　　　◇：◇印付の部位の癌及び腺癌（骨内性又は歯原性以外の各型）は，明示のない原発部位からの転移と考え，C79.5 にコードします。

例）胸骨の悪性新生物　　腺癌
　　C79.5　（骨及び骨髄の続発性悪性新生物＜腫瘍＞）
　　C80.9　（悪性新生物＜腫瘍＞，原発部位詳細不明）

4）ダブルコーディング（二重分類）

(1) 剣（†）印と星（＊）印

　ICD–9 で導入されたシステムで，ICD–10 でも使用されています。ダブルコーディングでは 2 つのコードが使われており，原因となる全身疾患（基礎疾患）の情報と，その疾患が臨床的問題となっている特定の臓器または部位における症状発現についての情報を分類するために使用します。

　　　剣（†）印：原疾患（基礎疾患）
　　　星（＊）印：基礎疾患によって引き起こされた合併症，症状発現（臓器）

　原疾患のコーディングだけでは，特定の専門分野に関連した統計作成には不十分なため，症状発現に対する関連した疾病もコーデ

図表 50　糖尿病に関する ICD コード（例）

	合併症	コード	
2型糖尿病	高血糖性昏睡	E11.0	
	糖尿病性ケトアシドーシス	E11.1	
	糖尿病性腎症	E11.2†	N08.3*
	糖尿病性網膜症	E11.3†	H36.0*
	糖尿病性神経痛	E11.4†	G59.0*
	壊疽	E11.5	
	糖尿病性末梢血管症	E11.5†	I79.2*
	糖尿病性関節障害	E11.6†	M14.2*
	多発合併症を伴う（合併症が複数存在する場合は多発合併症とする）	E11.7	
	詳細不明の合併症を伴う	E11.8	
	合併症なし	E11.9	

ィングすることによって，疾病推移を正確に捉えるために使用されます。原疾患のみでコード化すると，症状が現れている専門領域の統計が十分にとられないからです。総論で「疾病コーディングにおいては，疾病の発現症状（＊印）が主たる対象である場合，剣印と星印を逆転させてもよい」とされていることから，疾病統計は基礎疾患によるものだけではなく，発現症状部位等の統計を取ることが適当と考えられる場合は，星印のコードを集計対象としてコーディングしてよいと理解することができます。どの病気に対してどのような治療を行ったかで，適切な分類が可能となります。

このダブルコーディングのシステムにより，星印（＊）のコードも集計すると特定の臓器部位における症状の統計を得ることができます。なお，死因統計には剣印（†）のコードを集計します。

ダブルコーディングはどの疾患に適用できるかは決まっており，剣印（†）・星印（＊）でコードが示されていないものは，ダブルコーディングできません。また，剣印（†）・星印（＊）は必ずペアで使用します。

> 例）2型糖尿病性網膜症　E11.3†　H36.0＊
> 　　原疾患（基礎疾患）（網膜症を伴う）2型糖尿病　E11.3†
> 　　　糖尿病の治療を行う，内科・内分泌科での統計で必要となります。
> 　　発現した症状（臓器）（2型糖尿病性）網膜症　H36.0＊
> 　　　網膜症に対する治療を行う，眼科での統計で必要となります。
> 　　→ダブルコーディングによって，担当した診療科の疾病推移を正確にとらえることができます（図表50）。

(2) その他の二重分類

診断名によっては単一のコードだけでは十分な情報を伝えられない場合があります。この場合，剣印（†）と星印（＊）のダブルコーディングシステム以外に，任意の追加コードで情報を補う方法があります。

内容例示表のなかで，それぞれ「〜を明示（分類）する必要がある場合は，追加コードを使用する」と記されています。これは以下の内容に対して用います。

(a) 感染病原体の分類が必要な場合

第Ⅰ章のB95–B98（細菌，ウイルス及びその他の病原体）を用います。

これらの分類項目は第Ⅰ章以外に分類される疾患において，病原体を分類するための任意追加コードとして用意されています。なお，病原体のコードが必要な場合には，内容例示表に指示があります。

また，これらの病原体による部位不明の感染症は，第Ⅰ章のなかの他の項目に分類されます。

> 例1）大腸菌感染による急性膀胱炎
> 　　主要病態　　N30.0　急性膀胱炎
> 　　追加コード　B96.2　（他章に分類される疾患の原因である大腸菌）
> 　　急性膀胱炎（N30.0）を主要病態としてコードします。B96.2（他章に分類される疾患の原因である大腸菌）は任意的追加コードとして使用することができます。
> 例2）主要病態：細菌感染症
> 　　　その他の病態：−
> 　　→細菌感染症，詳細不明（A49.9）を主要病態としてコードします。B95–B98はコードしません。

(b) 新生物の組織形態に対して追加で分類する場合

新生物については，腫瘍の組織形態を示すICD–O第3版のM分類を付加することで情報を追加することができます。

(c) ホルモン活動性機能をもつ新生物に対して追加で分類する場合

内分泌腺組織に腫瘍が発生した場合や，二次的に内分泌組織障害を引き起こすようなホルモン分

泌機能を合わせもつ新生物（機能性腫瘍）に対して，腫瘍コードに添えて任意でこの機能の型を分類するために，第Ⅳ章「内分泌，栄養及び代謝疾患」から E00-E35 の範囲のコードを追加することができます。

> **例）小腸悪性カルチノイド腫瘍**
> 　　主要病態：小腸悪性カルチノイド腫瘍　　C17.9
> 　　組織形態（追加コード）　M8240/3
> 　　追加コード：カルチノイド症候群　E34.0（機能的活性を明示するコード）
>
> 　　※カルチノイド腫瘍は，良性あるいは悪性の腫瘍で，ときに過剰なホルモン様物質をつくり，
> 　　　カルチノイド症候群を引き起こします。

(d)　器質性精神障害にその原因疾患情報を追加する場合

第Ⅴ章「精神及び行動の障害」のうち，F00–F09 の「症状性を含む器質性精神障害」に分類される病態に対して，その原因となる全身性神経疾患や外因物質，内分泌障害などの疾病情報を追加する場合は，他章から追加コードできます。

> **例1）早発性アルツハイマー病による認知症　　G30.0 †　F00.0 ＊**
> **例2）脳出血後，急性発症の血管性認知症**
> 　　主要病態　急性発症の血管性認知症　　F01.0
> 　　追加コード　脳出血の続発後遺症　　I69.1

※症状性を含む器質性精神障害とは，先天異常，頭部外傷変性疾患，新生物，中枢神経等の器質障害を原因として生じる精神障害に，膠原病や内分泌疾患を含む全身疾患による中枢神経傷害等を原因として生じる，症状性の精神障害を含むものです。

(e)　補助的な二重分類

外傷や薬剤による副作用など外因が原因となる場合や，手術既往の情報などを補足する必要がある場合は，第 XX 章（傷病及び死亡の外因），第 XXI 章（健康状態に影響を及ぼす要因及び保健サービスの利用）を用いて情報を補います。

> **例1）右上腕骨内上顆骨折**
> 　　徒歩で夕飯の買い物途中に自転車と接触し，転倒
> 　　　主要病態：右上腕骨内上顆骨折　　S42.40
> 　　　追加コード：徒歩で夕飯の買い物途中に自転車と接触し，転倒　　V01.13
> **例2）インフルエンザ予防接種後脳炎**
> 　　　主要病態：予防接種後脳炎　　G04.0
> 　　　追加コード：インフルエンザワクチン　　Y59.0
> **例3）乳癌-2 年前切除**
> 　　肺の続発性癌
> 　　処置：気管支鏡によるバイオプシー（生検）
> 　　　主要病態：肺の続発性新生物　　C78.0
> 　　　追加コード：乳癌の既往歴　　Z85.3
> 　　　　：乳房の欠損　　Z90.1

5）コーディング上のその他の留意点

(1)　複合病態分類

退院時要約の最終診断名欄に複数の傷病名が記載されている場合，それらが互いに関連しており，分類上コードを1つにまとめることが可能な場合があります。2つ以上の病態を1つで表す方法を複合病態分類といいます。ただし，この場合は索引表のなかで，見出し項目の後に字下げして「下記を伴うもの」と表示されているので注意が必要となります。

例）主要病態：腎不全
　　　その他の病態：高血圧症
　　　→高血圧性腎不全として I12.0 をコードする

これに対し，複数の全ての傷病名に対してそれぞれコーディングすることを**複数病態分類**といいます。

(2) 多発病態のコーディング

多発損傷は原則として，複合コーディングに従います。多発性損傷のうち，<u>1つを主傷病名として特定できない場合</u>には，多発性損傷の記載のために用意された項目の1つにコーディングし，個々の損傷も任意の追加コードを付けることができます。単一病態をコーディングすることによって，疾病の検索に役立ちます。

また，「伴う」，「および」については，以下の意味をもちます。

・伴う　　　Aを伴うB……AとB両方を含む
・および　　AおよびB……AかB，AとB両方を含む

(a) 多発病態のコーディングの考え方

まず，各々の疾病に対してコーディングを行います。もし，上2-3桁が同じであれば，「同じ部位（同一部位）」であることを示しています。その後，損傷の型により主病名となる「多発損傷～」のコーディングを行うと，理解しやすいと思われます。

部位が同じなのか，損傷の形態（骨折・脱臼・神経損傷等）が同じ型か異なる型によって，主要病態の分類が変わることに注意する必要があります。

多発（多部位）損傷の組合せ

①　同一部位　同じ型
②　同一部位　異なる型
③　異なる部位　同じ型
④　異なる部位　異なる型

　　※：同じ型とは，例えば「骨折」と「骨折」等，損傷の形態が同じことを指し，異なる型とは「骨折」と「神経断裂」等，損傷の形態が異なることを指しています。

(b) S節（単一部位）における同じ部位の同じ型による多発性損傷

→　S00–S99 の4桁目「.7」に分類されています。

例1）鼻骨骨折　頬骨骨折
　　　鼻骨骨折………S02.20　　上3桁が「S02」となり，鼻骨と頬骨は同じ部位の
　　　　　　　　　　　　　　　同じ損傷に分類されます。
　　　頬骨骨折………S02.40　　多発損傷のコードは「S02」と4桁目に「.7」を付
　　　　　　　　　　　　　　　与します。

　　　↓
　　　主要病態：顔面骨の多発骨折　　　S02.70
　　　追加コード：鼻骨骨折　　　　　　S02.20
　　　　　　　　　頬骨骨折　　　　　　S02.40
例2）鎖骨骨折　上腕骨骨幹部骨折
　　　鎖骨骨折…………S42.00　　上3桁が「S42」となり，鎖骨と上腕骨は同じ部位の同じ損傷に分類
　　　　　　　　　　　　　　　　されます。
　　　上腕骨骨幹部骨折…S42.30　　多発損傷のコードは「S42」と4桁目に「.7」を付与します。

　　　↓
　　　主要病態：鎖骨及び上腕骨の多発骨折　S42.70
　　　追加コード：鎖骨骨折　　　　　　　　S42.00
　　　　　　　　　上腕骨骨幹部骨折　　　　S42.30

(c) S節（単一部位）における同一部位の異なる型による多発損傷

→ 各中間分類項目の最後の分類項目，「S09，S19，S29，S39，S49，S59，S69，S79，S89，S99」の，通常は「4桁目.7」に分類されています。

> 例3）頸髄損傷　軸椎骨折
> 　　　頸髄損傷…………S14.1　┐上2桁が「S1」となり，「S10～S19：頸部損傷」を示しています。
> 　　　軸椎骨折…………S12.10　┘多発損傷のコードは「S1」の3桁目に「9」，4桁目に「.7」を付与します。
>
> 　　　　　　　　　↓
>
> 　　　主病名：頸部の多発性損傷　S19.7
> 　　　追加コード：頸髄損傷　　　S14.1
> 　　　　　　　　　軸椎骨折　　　S12.10

※例外）S39.7　腹部，下背部及び骨盤部のその他の多発性損傷
　　　　　　　除外：S37.-の損傷を伴うS36.-の損傷（S39.6）

(d) 異なる部位における同じ型による多発損傷

→ T00-T07に分類されています。

> 例4）右大腿骨顆上開放骨折，右脛骨骨幹部骨折
> 　　　右大腿骨顆上開放骨折…………S72.41　┐上3桁が「S72」，「S82」と異なるため，同一部位ではあり
> 　　　　　　　　　　　　　　　　　　　　　┘ません。
> 　　　右脛骨骨幹部骨折………………S82.20
>
> 　　　　　　　　　↓
>
> 　　　主要病態：右下肢多発開放骨折　　　　　　　T02.31
> 　　　追加コード：右大腿骨顆上開放骨折…………S72.41
> 　　　　　　　　　右脛骨骨幹部骨折………………S82.20
>
> 例5）肩峰突起骨折　上腕骨近位端骨折　大腿骨骨幹部骨折
> 　　　肩峰突起骨折…………S42.10　┐上3桁が「S42」，「S72」と異なるため，同一部位では
> 　　　上腕骨近位端骨折……S42.20　├ありません。
> 　　　大腿骨骨幹部骨折……S72.30　┘
>
> 　　　　　　　　　↓
>
> 　　　主要病態：上肢の多部位の骨折，下肢の骨折を伴うもの　T02.60
> 　　　追加コード：肩峰突起骨折　　　S42.10
> 　　　　　　　　　上腕骨近位端骨折　S42.20
> 　　　　　　　　　大腿骨骨幹部骨折　S72.30

(e) 異なる部位における異なる型による多発損傷

> 例6）弓部大動脈損傷，頭蓋骨骨折，外傷性血胸，肝損傷
> 　　　弓部大動脈損傷………S25.0　┐
> 　　　頭蓋骨骨折……………S02.90　├異なる部位で，損傷の型も異なります。
> 　　　外傷性血胸……………S27.10　│
> 　　　肝損傷…………………S36.10　┘
>
> 　　　　　　　　　↓
>
> 　　　主要病態：多発外傷　　　　T06.8
> 　　　追加コード：弓部大動脈損傷　S25.0
> 　　　　　　　　　頭蓋骨骨折　　　S02.90
> 　　　　　　　　　外傷性血胸　　　S27.10
> 　　　　　　　　　肝損傷　　　　　S36.10

(f) 多発性損傷の例外として扱う外傷

①表在損傷およびまたは開放創のみを伴う内部損傷

　　→ 主要病態として内部損傷をコードします。

　　　内部損傷：損傷の場合，身体の内部（内側）の損傷は治療が困難となることから，内部の損傷を優先します。

例）頭部打撲　頭部開放創　　脳挫傷
　　主要病態：脳挫傷　　　　　S06.20
　　追加コード：頭部打撲　　　S00.0
　　　　　　　　頭部開放創　　S01.9

②関連する頭蓋内損傷を伴う頭蓋骨骨折または顔面骨骨折

→　主傷病名として頭蓋内損傷をコードします。

例）外傷性脳内血腫　頭蓋底骨折
　　主要病態：外傷性脳内血腫　S06.80
　　追加コード：頭蓋底骨折　　S02.10

③頭蓋内出血で頭部のみに対するその他の損傷を伴うもの

→　主傷病名として頭蓋内出血をコードします。

例）小脳出血を伴う開放性頭蓋内創傷
　　主要病態：外傷性小脳出血　　S06.81
　　追加コード：開放性頭蓋内創傷　S01.9

┌─────────────────────────────┐
│　　　　　コーディングの考え方　　　　　│
│　頭蓋内出血　＞　　脳挫傷　　＞　頭蓋骨骨折　│
└─────────────────────────────┘

④同じ部位のみの開放創を伴う骨折

→　主傷病名として骨折をコードします。

例）開放創を伴う右肘骨折
　　主要病態：右肘骨折　　　S52.00
　　追加コード：右肘開放創　S51.0

(3) 疑い病名のコーディング

　疑わしい病態・症状・異常所見あるいは病気ではない状態のとき，すなわち主要病態がまだ「疑われる」，「疑わしい」等と記録され，それ以上の情報がなく，または明確化できないならば，疑診を確診としてコーディングします。ただし，あくまでも確定しないと確認できた場合に使用します。

1. 疑診を確診としてコーディングします。

2. 「Z03.-」は検査後，除外することができる疑診に適用します。

例 1）急性胃炎疑い
　　（診療録には他に情報なし）
　　→「急性胃炎：K29.1」をコードします。
例 2）子宮頸部癌の疑い
　　（検査目的で入院し，検査結果後，異常なしと診断された）
　　→「悪性新生物の疑いに対する観察：Z03.1」をコードします。

(4) 病態の続発・後遺症のコーディング

　「○○の続発・後遺症」という見出しのある一群の分類項目があります。これらは，治療や検査を受けるような現在の問題の原因としては，もはや存在しない病態を示すために使用されます（図表51）。

　疾病や障害の発生からおよそ１年以上が経過しても，ある病態が持続している場合，続発や後遺症の分類があるため，これらに含まれる疾病か確認をします。多くの場合，病態または損傷発生から１年以上存在する病態を指します。

　また，後遺症とは，疾病または損傷が活動期を過ぎて発病した遺残病態や，病気やけがが治ったあと，なお残っている機能障害などの症状のことを示します。

（a）　現在，治療や検査を受けるような病態があり「○○続発・後遺症」という見出しがある場合

①治療や検査を受けるような病態をコードする。

②「○○の続発・後遺症」は任意の追加コードとして使用する。

> 例）3年前に脳梗塞
> 左下肢麻痺（現在，理学療法受診中）
> 主要病態：左下肢麻痺　　G83.1
> 追加コード：陳旧性脳梗塞　I69.3

（b）　交通事故等の外因による続発・後遺症の場合

①治療や検査を受けるような病態をコードする。

②「○○の続発・後遺症」は任意の追加コードとして使用する。

③「傷病及び死亡の外因の続発・後遺症」（Y85-Y89）を追加コードとして使用する。

> 例）5年前の自動車事故による陳旧性股関節骨折による股関節の骨関節炎
> 主要病態：外傷後股関節症　M16.5
> 追加コード：大腿骨骨折の続発・後遺症　T93.1
> 　　　　　　自動車事故の続発・後遺症　Y85.0

図表51　続発・後遺症に関するコードの例

・B90	結核の続発・後遺症
・B91	灰白髄炎＜ポリオ＞の続発・後遺症
・B92	ハンセン＜ Hansen ＞病の続発・後遺症
・B94	その他及び詳細不明の感染症及び寄生虫症の続発・後遺症
・E64	栄養失調（症）及びその他の栄養欠乏症の続発・後遺症
・E68	過栄養＜過剰栄養＞の続発・後遺症
・G09	中枢神経系の炎症性疾患の続発・後遺症
・I69	脳血管疾患の続発・後遺症
・O97	産科的原因の続発・後遺症による死亡
・T90	頭部損傷の続発・後遺症
・T91	頚部及び体幹損傷の続発・後遺症
・T92	上肢の損傷の続発・後遺症
・T93	下肢の損傷の続発・後遺症
・T94	多部位及び部位不明の損傷の続発・後遺症
・T95	熱傷，腐食及び凍傷の続発・後遺症
・T96	薬物，薬剤及び生物学的製剤による中毒の続発・後遺症
・T97	薬用を主としない物質の毒作用の続発・後遺症
・T98	外因のその他及び詳細不明の作用の続発・後遺症
・Y85	交通事故の続発・後遺症
・Y86	その他の不慮の事故の続発・後遺症
・Y87	故意の自傷，加害にもとづく傷害及び不慮か故意か決定されない事件の続発・後遺症
・Y88	外因としての外科的及び内科的ケアの続発・後遺症
・Y89	その他の外因の続発・後遺症

（c）　複数の異なる特異的な続発・後遺症で，それらのうちどれもが重症度および治療内容で目立つものがない場合

①時間間隔に関係せずに「○○の続発・後遺症」を主要病態として使用できる。

> 例1）主要病態：ポリオの後遺症　B91
> 例2）主要病態：肺結核後遺症　B90.9

（5）　検査目的入院

入院の目的が「ある病態」の治療後の経過観察のための検査である場合に使用します。

> 例）外科手術後の経過観察
> 下行結腸癌摘出後，経過観察検査の目的で外科に入院
> 主要病態：悪性新生物術後経過観察検査　Z08.0
> 追加コード：腸の一部後天性欠損　　　　Z90.4

（6）　急性および慢性の病態のコーディングについて

主要病態が急性（または亜急性）および慢性であると記載されている場合，ICD に複合の項目でない別々の分類項目および再分類項目が用意してある場合は，急性病態に対する分類項目を優先的主要病態として使用します。

> 例1）急性および慢性の胆嚢炎
> 主要病態：急性胆嚢炎　　K81.0

追加コード：慢性胆嚢炎　K81.1
例2） 急性胃炎および慢性胃炎
主要病態：急性胃炎　K29.1
追加コード：慢性胃炎　K29.5

複合コードが用意されている場合は，複合コードを使用します。

例） 慢性閉塞性気管支炎の急性増悪
主要病態：急性増悪を伴う慢性閉塞性肺疾患（COPD）　J44.1

例外として，以下のような事例があります。

例） 慢性膵炎の急性増悪
主要病態：慢性膵炎　K86.1
→複合コードが用意されていないため，慢性膵炎にコードします。慢性膵炎と急性膵炎が合併した病態ではないことに注意します。

(7) 処置後病態および合併症のコーディングについて

医療行為などが伴う合併症については，第XIX章「損傷，中毒及びその他の外因の影響」のなかのT80-T88（外科的及び内科的ケアの合併症，他に分類されないもの）としてコードします（図表52）。

図表52　処置後及び合併症で使用されるコーディング

例1） 第XIX章「損傷，中毒及びその他の外因の影響」（T80～88）に分類すべき疾病	
1. 体内挿入物による機械的合併症	
義眼による合併症	T85.3
膝部人工関節置換術後感染症	T84.5
2. 外科的合併症として術後感染症	
腹腔内膿瘍（術後）	T81.4
3. 術創部縫合不全	
手術後創部離開	T81.3
4. 処置中の穿孔及び裂傷	
内視鏡による穿孔	T81.2
血管処置中のカテーテルによる穿孔	T81.2
5. 適正に投与された薬物による副作用	
麻酔によるショック	T88.2
例2） 術後合併症で第XIX章以外の章に分類されるもの	
1. 消化器系の処置後障害	
術後腸閉塞	K91.3
ダンピング症候群	K91.1
ERCP後急性膵炎	K91.8
胃空腸吻合部潰瘍	K28.9
結腸術後吻合部狭窄	K91.8
2. 内分泌性疾患の処置後障害	
術後甲状腺機能低下症	E89.0
3. 妊娠中の処置の合併症	
妊娠時の麻酔による嚥下性肺炎	O29.0

ただし，処置後の器官に発生する術後肺炎などの処置後障害については，「T80-T88」をコードせず，「J95.8：その他の処置後の呼吸器障害」にコードします。これらの分類は，身体系の章に「特定の処置や手技の影響や器官除去の結果で発生する病態」として，分類項目が用意されています。また，独自の病態とは異なることから，処置との関連を分類するために，必要に応じてY83-Y84の任意的追加コードを加えます（図表53）。

例1） 胃切除後，術創部縫合不全
主要病態：術創部縫合不全　T81.3
追加コード：Y83.6（器官の一部除去）
例2） 1年前の甲状腺切除術による甲状腺機能低下症
主要病態：術後甲状腺機能低下症：E89.0
例3） 形成外科の術後精神病
主要病態：精神病　F09
追加コード：Y83.8「その他の外科的の処置」（患者の異常反応の原因）

(8) ICD-10（2013年版）の変更点について

2019年現在，日本では2016年に出版された「疾病・傷害及び死因の統計分類提要　ICD-10（2013年版）準拠」を使用しています。2013年版以前に使用されていた2003年版との変更点は，WHO勧告に基づく改正によると，コードの削除・新設・名称変更の他，わが国の医療関係学会等の意見を取り入れた用語の見直し等を行ったものとされています。

主に以下の点について，変更がありました（図表54）。

医学の進歩や臨床での活用に対応した名称の変更や細分，日本医学会が定める用語適正等に関して

は，以下のように名称が変更されています。

> 例 1） インスリン依存性糖尿病＜ IDDM ＞
> → 1 型＜インスリン依存性＞糖尿病
> ＜ IDDM ＞（E10）
> 例 2）「レンサ球菌」→「連鎖球菌」
> レンサ球菌性敗血症 → 連鎖球
> 菌性敗血症（A40）

　また，B 型肝硬変，C 型肝硬変に関しては，臨床現場や疾病統計においては感染症ではなく，消化器の疾患として K74.6（その他及び詳細不明の肝硬変）とすることが適当であると考えられることから，B18.–に K74.6＊を追加として，ダブルコーディングのルールを適用されることとされました。この問題は2003 年版に改正されていた時から存在し，肝硬変と整理されていたウイルス性の肝硬変が感染症（B18.–）としてコーディングされるように索引表が変更されていたことや，また肝炎と肝硬変とでは治療内容も異なるため，改善が求められていたことに対する対応とも考えられます。死亡統計など，原因をコ

図表 53　Y83–Y84　患者の異常反応又は後発合併症を生じた外科的及びその他の医学的処置で，処置時には事故の記載がないもの

Y83 患者の異常反応又は後発合併症を生じた外科手術及びその他の外科的処置で，処置時には事故の記載がないもの
Y83.0：器官全体の移植を伴う外科手術
Y83.1：人工体内器具の植込みを伴う外科手術
Y83.2：吻合，バイパス又は移植を伴う外科手術
Y83.3：外部ストマ形成を伴う外科手術
Y83.4：その他の再建手術
Y83.5：（四）肢切断
Y83.6：その他の器官（一部）（全部）の除去
Y83.8：その他の外科的処置
Y83.9：外科的処置，詳細不明
Y84 患者の異常反応又は後発合併症を生じたその他の医学的処置で，処置時には事故の記載がないもの
Y84.0：心（臓）カテーテル法
Y84.1：腎透析
Y84.2：放射線医学的処置及び放射線治療
Y84.3：ショック療法
Y84.4：体液の吸引
Y84.5：胃又は十二指腸ゾンデの挿入
Y84.6：尿路カテーテル法
Y84.7：採血
Y84.8：その他の医学的処置
Y84.9：医学的処置，詳細不明

図表 54　（ICD-10　2013 年版変更点　＜抜粋＞）

（a）分類項目（コード）：新たな疾病概念の確立や疾病概念の変更に伴う項目の新設・組み換え・細分化
・白血病，リンパ腫（C81-C96）：疾病概念の大幅な変更に伴う項目の大幅な組み換えと細分化
・ポリオ後症候群（G14）：ポリオの続発・後遺症（B91）とは別概念と整理され，項目を新設
・視覚障害（H54）：重症度の分類に従い，細分項目を整理
・ヒト・メタニューモウイルス：「J12.3 ヒト・メタニューモウイルス肺炎」「J21.1 ヒト・メタニューモウイルスによる急性細気管支炎」を新設
・痔核：循環器系（I84）から消化器系（K64）へ移動し，病期別分類を導入。
・腎不全（N18）：急性腎不全と慢性腎臓病の概念整理を行い，慢性腎臓病に病期別分類を導入
・食道疾患（バレット食道（K22.7））：胃／食道の境界部概念の変更
・皮膚疾患（L89）：病期別分類を導入し細分化
・地震による受傷（X34）：地殻変動，津波など原因をより細分化
・急性膵炎（K85）：特発性，胆石性，アルコール性等，原因による細分を導入
・産科的死亡（O60，O96，O97）：周産期別，原因別の細分を導入
・敗血症性ショック（R57.2）：原死因選択において敗血症（A41.9）と区別する必要からコードを新設
・エマージェンシーコード（U06-U07）
・薬剤耐性の病原体（U82-U85）：耐性を示す薬剤をベータラクタム系とその他の抗生物質，抗菌薬，抗腫瘍薬に整理し，より詳細に細分化
（b）死因選択ルール等
・明らかに因果関係があると考えられる病態の明確化
・老衰及びその他診断名不明確の病態 　心不全等の取り扱いの簡素化
・悪性新生物に関するルールの変更

ーディングする際はB18.-のコードを使用し，その他の症状発現の統計を取ることが適当と考える場合は，K74.6をコードすることが可能となります。

6）主要病態選択

　主要病態とは，主として患者の治療または検査に対する必要性に基づく，**保健ケアのエピソードの最後に診断された病態**であると定義されています。また，もしそのような病態が複数ある場合には，**最も医療資源が使われた病態**を選択します。もし，診断がなされなかった場合は，主要症状または異常所見もしくは問題を主要病態として選択すると決められています。

　なおエピソードとは，「1回の入院期間，または1つの疾患（状態）について，医師等に受診するなど，医療サービス提供者と接触した期間」と定義されています。

　病態に関する記載が不十分であったり不正確だった場合には，基本的には記載した医師に戻し，説明・訂正・補足等を求めることが原則ですが，それができなかった場合には，次のルールに従って主病名を再選択するルールが設けられています。

（1）**ルールMB1：重要でない主要病態**（主傷病名として記載された病態よりさらに重要な病態が副傷病名として記載された場合）

・医師が主病名に「重要でない診断名」あるいは「長期間続いた病態や付随する病態」を記載し，「より重要な病態」や「治療により医療資源が使われた病態」が副傷病名やその他の病態として記載されている場合　→　副傷病名やその他の病態を主要病態として選択します。

> 例1）主要病態：関節リウマチ
> 　　　その他の病態：糖尿病
> 　　　　　　　　　　絞扼性大腿ヘルニア
> 　　　　　　　　　　急性喉頭炎
> 　　　診療科：外科
> 　　　処置：ヘルニア修復術
> 　　　入院日数：14日
> 　　　　　　↓
> 　　　再選択すべき主要病態：絞扼性大腿ヘルニア　K41.3
> 例2）主要病態：大腸癌術後
> 　　　その他の病態：肝転移
> 　　　診療科：消化器科
> 　　　処置：化学療法施行
> 　　　入院日数：2日
> 　　　　　　↓
> 　　　再選択すべき主要病態：肝転移　C78.7

（2）**ルールMB2：複数の病態記載**（複数の病態が主要病態として記載されている場合）

・主要病態として数種類の診断名が記載され，診療録の記録からそれらの病態の1つが治療の対象となった主病名であることがわかる場合　→　治療の対象となった病態を主要病態とします。明確でない場合は，はじめに記載された病名を選択します。

> 例1）主要病態：高血圧症，糖尿病，関節リウマチ
> 　　　診療科：内科
> 　　　入院日数：10日
> 　　　血糖コントロールのため入院
> 　　　　　　↓
> 　　　再選択すべき主要病態：糖尿病　E14.9
> 例2）主要病態：僧帽弁狭窄症，急性気管支炎，高血圧症
> 　　　診療科：内科

その他の情報なし
入院日数：5日
↓
再選択すべき主要病態：僧帽弁狭窄症　I05.0

(3) ルール MB3：主要病態が症状・保健上の問題（R・Z コード）（治療された病態の症状や問題が主要病態として記載されている場合）

・主病名に症状もしくは微候（R コード）が記載され，これが明らかに治療された他に記載された診断病態の症状または問題である場合　→他に記載された診断病態を主要病態として選択します。

例）主要病態：喘鳴
　　その他の病態：気管支喘息
　　処置：ステロイドの吸入
　　診療科：呼吸器科
↓
再選択すべき主要病態：気管支喘息　J45.9

(4) ルール MB4：特異性（特異性：物事に備わっている特殊な性質）

・主要病態が一般的な用語で記載され，この病態についての詳細が他に記載されている場合
　→「他に記載されているより特異性のある病態」を主要病態として選択します。

例1）主要病態：脳血管発作
　　　その他の病態：糖尿病
　　　　　　　　　　高血圧症
　　　　　　　　　　脳出血
↓
再選択すべき主要病態：脳出血　I61.9

(5) ルール MB5：主要診断名の選択（病因・病態が二者択一できるように記載された場合）

(a) 二者択一できる病因・病態による症状または微候　→　主要病態として「症状または微候」を選択します。

例1）主要病態：ストレスおよび緊張又は急性副鼻腔炎による頭痛
　　　その他の病態：診療録内に記載情報なし
↓
再選択すべき主要病態：頭痛　R51

(b) 二者択一できる複数病態　→　複数のなかから，はじめに記載された病態を主要病態とします。

例1）主要病態：急性胆嚢炎または急性膵炎
　　　診療科：消化器科
　　　その他の病態：診療録内に記載情報なし
↓
再選択すべき主要病態：急性胆嚢炎　K81.0

7）新生物のコーディング

　新生物における主傷病名の選択は，主な治療が原発性か続発性（転移性）か，どのような医療行為が行われたか，担当した診療科などによって主傷病名が決定されます。

(1) 悪性新生物の基本的な考え方

① 「がん（cancer）」は悪性新生物を包括的に明示する用語で，胃癌，肺癌の他，白血病やリンパ腫を含む総称として使用されます。ただし，「癌腫（carcinoma）」は，「がん（canser）」と同義語ではありません。

② 原則的に「病理組織診断書」の診断名を最終診断名とします。

③　「浸潤性がん」は，病理学的見地から「続発性がん」とします。

④　発生部位が不明のがん，原発部位の記載がなく，「播種性」「浸潤性」と記載された「がん」は「C76–C80：部位不明確，続発部位及び部位不明確の悪性新生物＜腫瘍＞」に分類します。

転移（matastasis）は，腫瘍細胞が原発病変とは違う場所に到達し，そこで再び増殖し，同一種類を二次的に生じることです（図表 55）。

がんが転移して新しい腫瘍が形成される

図表 55　転移の種類

リンパ行性転移	がん細胞が，周囲にあるリンパ管に入り込み，近くのリンパ液に乗って運ばれ，遠くのリンパ節まで広がっていきます
血行性転移	がん細胞が，近くの毛細血管や静脈に入り込み，血液の流れに乗って運ばれ，肝臓など離れた臓器に広がっていきます
播種性転移	生体にウイルスが感染し，局所または所属リンパ節で一次増殖をした後，ばらばらと種を蒔くときのように，がんのできている部位から，がん細胞が周囲にまき散らされて起こる転移が播種性転移です

浸潤性…がんが回りに広がっていくことです。「浸潤」は，水が少しずつしみ込んでいくように，次第にがん細胞が周囲の組織を壊しながら入り込み，拡大していくことです。

と，それは二次性がんあるいは転移がんと呼ばれ，転移した細胞は原発病変のものと同一種になります。例えば，乳癌が肺に転移した場合，二次性がんは悪性の肺細胞ではなく，悪性の乳腺細胞によって形成されることを意味します。この肺の疾患は，原発性肺癌ではなく，乳癌から転移したがん細胞によるものとなり，転移性肺癌になります。このため，組織形態は同じ形態となります。

(2)　C80（部位が明示されていない悪性新生物），C97 独立した（原発性）多部位の悪性新生物について

　C80.0　悪性新生物＜腫瘍＞，原発部位不明と記載されたもの：医療従事者が明確に原発部位不明と記載しているときのみ「主要病態」として使用します。

　C80.9　悪性新生物＜腫瘍＞，原発部位詳細不明：原発部位について詳細が記載されていない時に「主要病態」として使用します。

　C97　独立した（原発性）多部位の悪性新生物＜腫瘍＞：医療従事者が２つまたはそれ以上の独立した原発性の悪性新生物を「主要病態」と記載しており，どちらかが主要ともいえないときに使用します。追加コードは，個々の悪性新生物を特定したい場合に使用します。

> 例）多発性骨髄腫および原発性前立腺癌
> 　　　　　　↓
> 　　主要病態：　独立した（原発性）多部位の悪性新生物＜腫瘍＞　 C97
> 　　追加コード：多発性骨髄腫　 C90.0
> 　　　　　　　　前立腺癌　　　 C61

(3)　境界部位にまたがる悪性新生物および細分類項目「.8」境界部の使用について（ICD 内容例示表第Ⅱ章の注：5 参照）

　境界部とは，関連した部位が連続性である（互いにつながっている）ことを意味しています。ICD の数字上連続している細分類項目は，しばしば解剖学的に連続していますが，これは必ず連続しているとは限らないので，注意する必要があります。

①　3桁分類項目内の２種類以上の連続部位に重複して分類され，原発部位が決定できない場合はその組合せが特に示されていない限り，4桁細分類項目「.8境界部病巣」に分類します。

> 例1）組合せの明示のない場合
> 　　膵体部および膵尾部癌　　　　→　 C25.8
> 例2）組合せの明示がある場合
> 　　食道および胃　　　　　　　　→　 C16.0

②　同一臓器で原発部位が連続していない場合は，「.9 その他」をコーディングします。

　　　例）膵頭部癌，膵尾部癌　　　　→　C25.9

③　3桁分類項目の境界部位にまたがる場合

　　　例1）胃体部および幽門前庭部癌　→　C16.8
　　　　　　（胃の境界部病巣）
　　　例2）腎臓，尿管　　　　　　　　→　C68.8
　　　　　　（腎尿路の境界部病巣）

④　同一身体系だが，異なる3桁分類項目をもつ2つ
　　の連続部位の場合は，全身身体系の3桁分類項目を
　　選び，細分類項目の4桁目を「.8」でコードします。

　　　例1）胃及び小腸の癌　　　　　　→　C26.8
　　　　　　（消化器系の境界部病巣）
　　　例2）腟及び子宮頸部の癌　　　　→　C57.8
　　　　　　（女性生殖器の境界部病巣）

⑤　二つの部位が同一器官系に属し，しかも同一形態組織型を示している場合は，その器官系の細
　　分類項目「.9」に分類します。

　　　例）胃及び胆嚢癌　　　　　　　　→　C26.9（消化器，部位不明確）

膵臓の解剖図

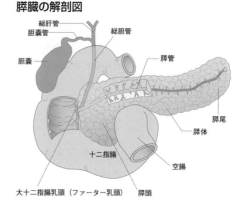

(4) 新生物のコーディングのその他のポイント

①　新生物は，局在（部位）コードと組織形態コードを付与します。
　　　コーディングの順番は，局在コード（C・D），組織形態コード（M）となります。

②　良性，悪性を判断できない新生物は，組織性状をまず索引し，その根拠により新生物索引表に
　　従います。

　　　例）腺腫（M8140／0）―新生物，良性も参照
　　　　　腺癌（M8140／3）―新生物，悪性も参照

　　　新生物の組織形態は，5桁の数字で構成されています。初めの4桁は新生物の組織型を表わ
　　し，スラッシュ＜／：斜線＞に続く第5桁目は，その性状を表します。さらに6桁目は組織学的
　　異型度や分化度を表すためにコードが設けられ，がん登録のコーディングで使用されます。

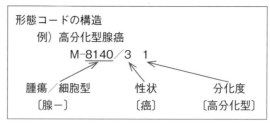

（ICD-O　第3版　2012年改正版より引用）

性状コード		第Ⅱ章分類項目
／0	良性	D10～D36
／1	良性か悪性か不詳	D37～D48
／2	上皮内癌	D00～D09
／3	悪性，原発部位	C00～C75
		C81～C97
／6	悪性，転移部位	C76～C79
／9	悪性，原発部位か転移部位か不詳	C80

③　特殊な組織や組織固有の腫瘍は，そのまま索引することができます。

図表56　ICD-10 の索引における肺の新生物の記載（例）

	原発性（悪性）	続発性（転移性）	上皮内	良性	性状不詳または不明
肺	C34.9	C78.0	D02.2	D14.3	D38.1

　　　例） 神経芽細胞腫— M9500／3

④　固形新生物（臓器）は，新生物索引表を活用します。

　　ICD-10 の索引表には，「新生物」の項の下に原発性，続発性（転移性），上皮内，良性そして性状不詳または不明の5項目を見出しとする表があります。身体の各部位に該当する ICD-10 の項目が，アルファベット順，50 音順に並べられています（**図表56**）。

⑤　リンパ組織，造血組織および関連組織の新生物は，組織形態より索引します。

⑥　母斑，黒色腫などの疾患の場合，組織形態と同時に部位コードの記載があります。

　　　例） 黒色腫（悪性）M8720／3　　C43.9
　　　　　肝細胞腺腫　　M8170／0　　D13.4

⑦　組織形態コードの索引には，次の形態名を活用することができます（癌，腺癌，嚢胞腺癌，腫瘍，腺腫，のう胞腺腫，肉腫，乳頭腫等）。

　　　※2013 年版より内容例示表の「新生物の形態」と，索引表の白血病，リンパ腫等の組織形態の記載が削除されています。

⑧　「浸潤癌」と記載されている場合には，下記の2つを意味しますので，医師への確認が必要となります。

　（イ）原発巣からの浸潤癌

　（ロ）原発巣への浸潤癌

　　　※浸潤は「続発性」として扱います。

　　　例） 直腸浸潤癌
　　　（イ）直腸（原発）癌からの膀胱への浸潤　　C79.1
　　　（ロ）子宮癌の直腸への浸潤（続発性直腸癌）C78.5

⑨　異所性組織の新生物は，記載された部位にコードします。

　　　例） 異所性甲状腺癌　　　　　　　　　C 73：甲状腺の悪性新生物＜腫瘍＞
　　　※異所性：本来であればある部位に存在しない組織が存在してしまうことをいいます。

(5)　新生物のコーディングの例

(a)　原発巣の治療が主に原発癌対象に行われた場合

　　主病名：原発巣の悪性新生物を主病名として選択します。

(b)　原発巣は既に摘出後で，放射線治療と化学療法が目的で入院した場合

　　主病名：

　　　「続発性がん」がある場合　→　続発性がんを選択

　　　「続発性がん」がない場合　→　疾病の病因として「原発がん」を選択

　　副傷病名：

　　　　放射線治療試行中　　　　Z51.0

　　　　新生物の化学療法施行中　Z51.1

　　　　化学療法と放射線療法は，追加コードします。

　　　例1） 白血病の化学療法
　　　　　主病名：リンパ性白血病（原発巣）C91.9
　　　　　副傷病名：化学療法　　　Z51.1

治療目的：原発巣が現存する患者が転移性がんのみの治療
↓
主病名：転移性がん
副傷病名：リンパ性白血病（原発巣）C91.9
　　　　　化学療法　　　　　　　　　Z51.1

例2)　悪性新生物の放射線療法や化学療法の合併症である脱水症などの治療のためだけに入院した場合
主病名：脱水症（合併症）　　　　　E86
副傷病名：悪性新生物（例：胃癌）　C16.9
　　　　　化学療法または放射線療法　Z51.1, Z51.0
　　　　　悪性新生物が既に摘出されている場合（Z85.0〜Z85.9）

例3)　悪性新生物の手術後，合併症を併発し，その合併症の治療が目的で入院。合併症の治療だけが行われた場合
主病名：合併症（例：術後腸閉塞）　K91.3
副傷病名：悪性新生物の既往（Z85.0〜Z85.9）

(c)　術後の追跡結果による場合

例1)　術後の追跡検査の結果，原発巣の再発がなく，転移巣もない場合
主病名：術後追跡調査　Z08.0

例2)　追跡検査の結果，原発巣に再発があった場合
主病名：原発巣（残存臓器）の悪性新生物

例3)　追跡検査の結果，転移があった場合
主病名：転移巣の悪性新生物（例：転移性肝癌）　C78.7
副傷病名：原発巣を既往歴として追加コード（Z85.0〜Z85.9）します。

※　①化学療法は対象疾患に対して行われることが原則です。
　　②原発，転移に関わらずケアの中心となる対象疾患であれば「主要病態」としてコーディングします。
　　③診断名が確定しなかった場合のみ，症状や補助分類が適用されます。
　　④癌病巣部摘出後で，転移も再発もなく悪性新生物の存在がないと記載された場合のみ，化学療法を主病名として選択します。

　　　　　例)　再発防止の化学療法等　Z51.1

8)　産科のコーディング

ICD-10 では，XV章（妊娠，分娩及び産じょく＜褥＞）を使用し，妊娠・分娩時に直接産科的に合併した事象，妊娠・分娩によって重篤となった事象，産科的な治療が原因で発症した場合等，母体側の病態をコーディングします。

(1)　直接死亡と間接死亡

第ⅩⅤ章における疾病が死亡原因となる場合を，「直接産科死亡」と「間接産科死亡」の2つのグループに分けています。

※妊産婦死亡；妊婦および分娩後42日未満の産婦の死亡のことをいいます。ただし，不慮のまたは予期せぬ偶然の原因（退院時の帰路の途中の事故等）による死亡は除きます。

(a)　直接産科死亡

妊娠・分娩・産褥を機に合併した疾病や，妊娠によって重篤となった疾病あるいは産科的な治療が原因で死亡した場合を指します。これらはすべて優先して分類します（O00-O92）。また，妊娠したことによって生じる異常のことを，産科的合併症といいます。

例)　常位胎盤早期剥離
　　　前置胎盤

　　　　分娩時大量出血
　　　　重症感染症

※妊娠高血圧症候群による血圧上昇によるものなど，妊娠が影響した頭蓋内出血や脳梗塞は「直接産
　科死亡」とされます。

(b)　間接産科死亡

　　妊娠前から存在した疾患（脳や心疾患等）が，妊娠・分娩・産褥期に悪化したことによる死
　亡のことをいいます。間接死亡の原因は，がん（子宮頚癌・卵巣腫瘍等），心血管系疾患（肺
　高血圧症，心筋症，大動脈破裂など），喘息等によるものがあります。これに関連する疾病を
　明記する必要があるときには，そのコードも任意で追加します。

　　　　例）胃体部癌
　　　　　　主要病態：O96.1　　　（間接産科的原因による死亡）
　　　　　　追加コード：C16.2　　（胃体部癌）
　　　　※　血管の奇形など，妊娠と無関係な原因による脳出血は「間接的死亡」とされます。

(2)　妊娠期間の定義

妊娠期間，在胎週数によってコードが異なります。

① 　流産：満 22 週未満

② 　早期：満 22 週〜37 週未満（259 日未満）

③ 　正期：満 37 週〜満 42 週未満（259〜293 日）

④ 　過期：満 42 週以上

⑤ 　産褥期：産後 42 日未満

　　　※　正期以外の週の分娩（早期・過期）は，コーディングします。

(3)　O08：流産，子宮外妊娠および胞状奇胎妊娠に続発する合併症

　　→治療の対象が合併症のためである場合のみ，主病名として選択できます。

　以前の流産の合併症が現在も治癒せずに継続していて，今回の入院の目的が合併症の治療のためだ
けである場合には，この合併症を主傷病名として「O08」をコーディングしますが，それ以外の場合
では主傷病名としては選択できません。

　関連する合併症を分類するためには分類項目 O00-O02（O00：子宮外妊娠，O01：胞状奇胎，
O02：受胎のその他の異常生成物），または合併症について詳細に分類するためには分類項目 O03-
O07（O03：自然流産，O04：医学的人工流産，O05：その他の流産，O06：詳細不明の流産，O07：
不成功に終わった人工流産）を任意的追加コードとして使用することができます。また，O08 の細
分類項目に示してある包含用語は，O03-O07 の 4 桁細分類項目をつける場合に参照することに注意
します。

　　　　例 1）出血性ショックを伴う卵管妊娠の破裂
　　　　　　　主要病態：卵管妊娠破裂　O00.1
　　　　　　　追加コード：流産，子宮外妊娠及び胞状奇胎妊娠に続発するショック　O08.3
　　　　例 2）子宮内膜炎を伴う自然流産
　　　　　　　主要病態：子宮内膜炎を伴う自然流産　O03.0
　　　　　　　追加コード：流産，子宮外妊娠及び胞状奇胎妊娠に続発する生移器及び骨盤内
　　　　　　　　　　感染症　O08.0
　　　　例 3）他の施設における 2 日前の流産に続発した播種性血管内凝固
　　　　　　　主要病態：流産，子宮外妊娠及び胞状奇胎妊娠に続発する遅延出血又は多量
　　　　　　　　　　出血　O08.1
　　　　※流産が治療前のエピソードの経過中に起こっているので，他のコードは必要ありません。

（4）分娩（O80–O84）コードの選択

分娩方法のコードが主病名として選択できるのは，他に第 XV 章の病名が記載されていない場合に限ります。

> 例1）主要病態：低位鉗子分娩
> 　　処置：低位鉗子分娩
> 　　　→他に情報がないため，主要病態として「低位鉗子分娩：O81.0」をコーディングします。
> 例2）主要病態：選択的帝王切開分娩
> 　　その他の病態：骨盤位（殿位）
> 　　処置：選択的帝王切開分娩
> 　　　→「骨盤位（殿位）：O32.1」を主要病態コードとし，「選択的帝王切開分娩：O82.0」は任意的
> 　　　　追加コードとして使用します。
> 例3）主要病態：自然分娩
> 　　その他の病態：双胎妊娠
> 　　処置：自然分娩
> 　　　→「双胎妊娠：O30.0」を主要病態にコーディングし，「多胎分娩，全児自然分娩：O84.0」は任
> 　　　　意的追加コードとして使用します。

（5）O98–O99 に分類される妊娠，分娩および産褥に合併する母体疾患

妊娠状態に合併したもの，妊娠により病態が重症化したもの，または産科ケアが原因であると診断された場合は，この分類項目を他の章の項目より優先的に主要病態で使用します。他の章の関連するコードは，病態を正確にするために任意的追加コードとして使用します。

> 例）妊娠に合併した特発性再生不良性貧血
> 　　主要病態；妊娠に合併する貧血　　　　O99.0
> 　　追加コード；特発性再生不良性貧血　　D61.3

（6）Z コードの使用

Z コードについては，原則としてその他の病態あるいは合併症が記載されていない場合に主病名として選択できます。また，分娩が終了した場合，「分娩の結果：Z 37.–」を追加コードします。

> 例1）Z39.0　分娩直後のケアおよび検査
> 　　　→産褥の合併症がまったくない場合の主病名として選択します。
> 例2）自然頭位分娩　37 週 5 日　　　3,100g　女児
> 　　主要病態；自然頭位分娩　　O80.0
> 　　追加コード；単胎児出生　　Z37.0

（7）産科のコーディング順

産科のコーディングでは順番に注意する必要があります。以下の順にコードを付与します。

① 病態：産婦の病態，分娩に影響するもの

② 分娩時の週数

③ 分娩の形態（O80–O84）

④ 分娩の結果（Z37.–）

9）新生児のコーディング

新生児特有の症状あるいは検査異常値が診療録に記載されているがそれ以上の評価はなく，退院時に軽快していた場合，コーディングは行いません。疾患によっては週数との関係があるので，週数と児の状況を把握することが大切です。

（1）　周産期の定義

周産期は胎児期（妊娠満 22 週）にはじまり，出生後満 7 日未満までの期間をいいます。

なお，胎児・新生児および死産児の定義は，以下のとおりです。

1) 胎児：妊娠期間にかかわりなく，受胎生成物が母体から完全に娩出される前までを指す。
2) 新生児：出生にはじまり，出生後満 28 日未満で終わるものを指す。
3) 死産児：妊娠期間にかかわりなく，母体から分離した後，児が無呼吸または心拍動・臍帯拍動などの生命の証拠がない状態を指す。

(2) 新生児の分類

1) 出産体重
   ①低出産体重　　（Low Birth Weight）　　　　　　　1,500g～2,500g 未満
   ②極低出産体重　（Very Low Birth Weight）　　　　1,000g～1,500g 未満
   ③超低出産体重　（Extremely Low Birth Weight）　1,000g 未満
   ④過体重　妊娠期間の長短にかかわらず，期間に比較して過体重の胎児または新生児を指します。
   ⑤超巨大児　出産体重 4,500g 以上

   ※　日本産婦人科学会では，全て「低出産体重児」で統一されています。「出産」は分娩あるいは分娩経過に関わる場合に用いられ，「出生」は胎児が母体から独立して人間としての歩みを開始することを指しています。

2) 在胎週数：過期産児，正期産児，早産児，超早産児
3) 臨床所見：子宮内胎児発育遅延児（IUGR 児），成熟児，未熟児
4) 胎児発育曲線：heavy-for-dates（HFD）　　　「妊娠期間に比較して重い」
　　　　　　　　　appropriate-for-dates（AFD）　「妊娠期間に比較して適当な大きさ」
　　　　　　　　　light-for-dates（LFD）　　　　「妊娠期間に比較して軽い」
　　　　　　　　　small-for-dates（SFD）　　　　「妊娠期間に比較して小さい」

P07（妊娠期間短縮及び低出産体重に関連する障害）は，週数・出産体重との関係で分類が異なります。出産体重および妊娠期間の両者の記載がある場合は，出産体重が週数より優先されます。
　なお，日本で追加した細分類項目として，以下のコードがあります。

　　P07.1a　　その他の低出産体重（児）のうち，出産体重 1,000g～1,499g の児
　　P07.1b　　その他の低出産体重（児）のうち，出産体重 1,500g～2,499g の児

> **例）** 極小未熟児（25 週 3 日）　967g
> 　P07.0　超低出産体重児
> 　P07.2　超早産児

(3) P00-P04 に分類される母体側の要因・合併症により影響を受けた胎児及び新生児

　胎児および新生児の死亡や疾病の原因が，母体の病態や妊娠・分娩等の合併症またはその他の有害な影響を受けたことによるものと診療記録内に明記された場合にコードします。

> **例）** P00.0　　母体の高血圧性障害により影響を受けた胎児及び新生児
> 　P03.4　　帝王切開分娩により影響を受けた胎児及び新生児

(4) 出生コード

　出生時には「出生児（単胎・多胎の別），出生の場所（院内・院外）：Z38.-」をコードします。

(5) 新生児のコーディング順

　産科のコーディングと同様に新生児のコーディングも順番に注意する必要があります。以下の順にコーディングします。

　① 病態
　② 体重（週数より優先）

　③　妊娠期間

　④　出生児，出生の場所（Z38.–）

(6) 周産期における除外のコード

　周産期に発生した病態であっても，下記等，特定の疾患については他の章に分類します。

　①　新生児破傷風（A33）

　②　先天梅毒（A50.–）

　③　新生物＜腫瘍＞（C00–D48）

　④　内分泌，栄養及び代謝疾患（E00–E90）

　⑤　重症筋無力症（G70.0）

　⑥　新生児天疱瘡（L00）

　⑦　先天奇形，変形及び染色体異常（Q00–Q99）

　⑧　損傷，中毒及びその他の外因の影響（S00–T98）

10) 原死因コーディング

　WHO憲章では，「死亡の防止という観点からは，病的事象の連鎖をある時点で切るか，ある時点で疾病を治すことが重要である。また，最も効果的な公衆衛生の目的は，その活動によって原因を防止することである」として，この目的のために，死亡診断書に記載する死亡原因は，一般死亡の場合『**死亡を引き起こした，または，その一因となったすべての疾病もしくは損傷およびこれらの損傷を引き起こした事故もしくは暴力の状況**』と定義しています。

　すなわち，原死因の考え方は，以下のとおりです。

　(1)　直接に死亡を引き起こした一連の事象の起因となった疾病または損傷

　(2)　致命傷を負わせた事故または暴力の状況

(1) 死亡の原因

　死亡の原因には，**直接死因**と**原死因**があります。原死因とは，人を死に至らしめた病因の元です。この病因がなければ，死亡につながる傷病は起こらず，死亡に至らなかったという，いわゆる致命傷の源です。

　死因統計は，死亡診断書の情報を元に原死因を選び作成します。**図表57**は死亡診断書の直接死因と原死因との関係を示しています。

　I欄は，最も死亡に近い原因（ア）から，因果関係のある限りさかのぼって記入します。

　「基点となる先行死因（起因）」という表現は，死亡診断書のI欄に記載された病態にふさわしい病態を参照するために使用されるべきで，「原死因」という表現は，製表のために選ばれた原因を分類するために使用されます。

　原死因として，「**直接，死亡を引き起こした一連の病的事象の起因となった疾病もしくは損傷**」を選択します。また，「選択された原因が損傷の場合は，それを引き起こした状況もしくは損傷の性質」にコードします。

　また，肺炎を原死因と考えるには，慎重に見極めなければなりません。

　以下に述べる病態と肺炎には因果関係があ

図表57　直接死因と原死因

死亡の原因	I欄	（ア）	直接死因
		（イ）	（ア）の原因　　中間先行死因
		（ウ）	（イ）の原因　　中間先行死因
		（エ）	（ウ）の原因　　　先行死因……原死因
			（先行死因・原因は上記の原死因を起こすもので，最後に記載する）
	II欄	直接には死因に関係しないがI欄の傷病経過に影響を及ぼした傷病名等	

ると考えられます。肺炎は直接死因ではあっても，原死因は別の病態にあることとなります。

「免疫機能を低下させる病態」

- J12　ウイルス肺炎
- J13　肺炎連鎖球菌による肺炎
- J14　インフルエンザ菌による肺炎
- J15　その他の細菌性肺炎
- J16　その他の感染病原体による肺炎
- J18　病原体不詳の肺炎

＜基礎疾患＞

- ・消耗性疾患（悪性腫瘍や栄養失調症）
- ・麻痺を起す疾患（脳出血や脳塞栓）　　　　病原体不詳の肺炎
- ・呼吸器疾患　　　　　　　　⇒　　詳細不明の気管支肺炎　　（J18.0，J18.2-J18.9
- ・伝染病　　　　　　　　　　　　　詳細不明の臥床性肺炎　　　項目の肺炎）
- ・重症な損傷

※これらの肺炎および嚥下性肺炎は嚥下性障害を起こす疾患が原因と考えられます。

(2)　原死因の選択ルール

(a)　一般原則とは

　原死因を最初に選ぶために設けられた基本的なルール（原則）であり，死亡診断書に複数の病態が記載されている場合には，Ⅰ欄の最下欄に単独で記載された病態がその上の欄に記載された**すべての病態を引き起こす可能性がある場合**に限り，その病態を選ぶとされています。

　　例)
　　　Ⅰ欄（ア）出血性ショック
　　　　　（イ）食道静脈瘤破裂
　　　　　（ウ）肝硬変
　　　　　（エ）Ｃ型肝炎

　Ｃ型肝炎から，肝硬変→食道静脈瘤破裂（出血）→出血性ショックが起きたと考え，原死因は，Ｃ型肝炎（B18.2）となります。

(b)　選択ルール

　一般原則が適用できず，記載方法に問題がある場合，原死因の選択をやり直すときの方法で選択ルールと呼ばれ，ルール１〜３まであります。

　①選択ルール１

　一般原則が適応できず，死亡診断書に最初に記載された病態に帰着する上下の因果関係がある場合には，この上下の因果関係の起因を選びます。

　→　最初に記載された病態を引き起こす可能性がある起因を選ぶと読み替えられます。

　　例)
　　Ⅰ欄（ア）気管支肺炎
　　　　（イ）脳梗塞および高血圧性心疾患
　　死亡診断書の最初に記載された病態に帰着する２つの上下の因果関係が記載されています。脳梗塞による気管支肺炎，高血圧性心疾患による気管支肺炎と捉えます。ルール１では，（ア）の欄に記載された気管支肺炎に起因する病態が選ばれ，さらに（イ）欄の最初に記載された脳梗塞（I63.9）が原死因として選ばれます。

110

②選択ルール2

死亡診断書に，最初に記載された病態に帰着する上下の因果関係の記載がない場合，この最初に記載された病態を選びます。

> 例）
> Ⅰ欄（ア）肝硬変
> 　　　（イ）気管支炎および気管支拡張症
> 　上下の病態に因果関係の記載がないため，最初〔（ア）の欄〕に記載された肝硬変（K74.6）が原死因となります。

③選択ルール3

一般原則，ルール1またはルール2によって選ばれた病態が，明らかにⅠ欄またはⅡ欄に記載されている他の病態の直接影響によるものである場合には，先行する（先に発症した）病態を選びます。「○○の影響によるものと考えられる」とされている「○○」が，たとえⅡ欄にでも記載してあれば，これを原死因として選択することになります。

> 例1）
> Ⅰ欄（ア）腎切除
> Ⅱ欄　　　腎の明細胞癌
> 　腎の悪性新生物のために腎切除が行われたため，原死因は腎の明細胞癌（C64）を選びます。
> 例2）
> Ⅰ欄（ア）急性貧血
> 　　　（イ）吐血症
> 　　　（ウ）食道静脈瘤の出血
> 　　　（エ）門脈圧亢進
> Ⅱ欄　　　肝硬変
> 　一般原則で選ばれた門脈圧亢進は，肝硬変の直接影響によると考え，肝硬変（K74.6）を選びます。

(c)　修正ルール

修正ルールは，死亡データの有効性と正確性を意図して設けられたルールで，ルールA〜Dで構成されています。

一般原則や選択ルールで選ばれた原死因が，必ずしも統計上有用な情報となるとは限りません。例えば脳血管障害や急性心筋梗塞の原因としてアテローム粥状硬化症が記載されたとしても，この病態を原死因として選択しては死因統計として意義があるとはいえません。そのため，修正ルールA〜Dは，選択された原死因よりも他の病態のほうが死因統計の作成にふさわしい場合，一度選択した原死因の選択をやり直すときに用います。

①修正ルールA：老衰および診断名不明確な病態

Rコードは乳幼児突然死症候群（R95）を除いて原死因になることはありません。他に記載された病態を選びます。ただし，その病態がコーディングを修飾している場合は，その病態を考慮します。

> 例1）
> Ⅰ欄（ア）心筋変性
> 　　　（イ）肺気腫
> 　　　（ウ）老衰
> 　一般原則では老衰が選ばれますが，老衰のコードはR54であるため，修正ルールAにより，原死因を選び直します。次に，肺気腫と心筋変性の因果関係があるかを考えると，両者の間に因果関係はないことから，ルール2を適用し，最初に記載された病態の心筋変性（I51.5）を選びます。
> 例2）
> Ⅰ欄（ア）貧血
> 　　　（イ）脾腫
> 　一般原則で脾腫（R16.1）が選ばれますが，Rコードのため，修正ルールAにより選び直します。脾腫は貧血の原因であり，貧血を修飾する病態のため，脾腫性貧血（D64.8）を選びます。

②修正ルールＢ：軽微な傷病名

ⅰ）それだけでは死因になりそうもない軽微な傷病名は原死因とはならないと考え，他に記載された傷病名を選びます。

> **例）**
> Ⅰ欄（ア）陥入爪および急性腎不全
> 　　ルール２により最初に記載された陥入爪が選ばれますが，これは軽微な病態として，急性腎不全（N17.9）を選びます。

ⅱ）軽微な病態を治療して副作用が生じ，その結果死亡した場合は，副作用（合併症）を死因として選びます。特に外因死の場合は，S00-T98を選ばず，V01-Y89を用います。

> **例）**
> Ⅰ欄（ア）術中出血
> 　　　（イ）扁桃摘出術
> 　　　（ウ）扁桃肥大
> 　　一般原則により扁桃肥大が選ばれますが，扁桃肥大の治療で生じた副作用として，術中出血（Y60.0）が選ばれます。

ⅲ）軽微な病態が他の病態の原因として記載されており，その軽微な病態は無視できない場合は，ルールＢが適用されないこともあります。

> **例）**
> Ⅰ欄（ア）呼吸不全
> 　　　（イ）上気道感染
> 　　一般原則により，軽微な病態である上気道感染が選ばれます。ルールＢでは，軽微な病態が記載されている場合は原死因を選択し直しますが，この上気道感染は呼吸不全の原因として記載されているため，たとえ軽微であっても無視できない病態となり，上気道感染（J06.9）が原死因として選択されます。

③修正ルールＣ：連鎖（Linkage）

コーディング上の規程や「原死因コーディングのための注釈」によって，死亡診断書上の１つ以上の他の病態と連鎖する場合は，連鎖した病態を選びます。また，索引表からもコードを導くことができきます。

> 　　※Linkage：「連合」，「結合」，「つながり」，「連係」，「連鎖（物がつながり，互いにかかわり合っていること）」を意味します。

> **例１）**
> Ⅰ欄（ア）心拡大
> 　　　（イ）高血圧症
> Ⅱ欄　　　腎萎縮
> 　　心拡大は高血圧による（連鎖する）と考えられます。また，高血圧はⅡ欄の腎萎縮ともつながり，３つの病態すべてがルールにより組み合わされることになり，高血圧性心腎疾患（I13.9）を選択します。
> 　　※高血圧-下記を伴うもの
> 　　　　　─腎硬化症（腎萎縮 N26）
> 　　　　　──下記を伴うもの
> 　　　　　───心障害-高血圧，心腎を参照
> →高血圧-心腎　I13.9
> 　　原死因：高血圧性心腎疾患（I13.9）
> **例２）**
> Ⅰ欄（ア）側頭骨骨折
> 　　　（イ）てんかん発作による転倒
> 　　ルール１の側頭骨骨折と転倒の因果関係により，転倒（W00-W19）が選ばれますが，原死因コーディングの注釈「V01-X59下記を起因とする場合，てんかんG40-G41にコードする」により，てんかん発作（G40.9）を選びます。

④修正ルールD：特異性（原死因の明確化）

　原死因をより明確に表す用語が他にある場合は，その傷病名を選びます。また，一般的な用語がより明確な用語を修飾して形容詞となる場合に適用されます（これは，（ア）○○，（イ）××と記載された場合，「××性○○炎」という傷病名があるかもしれないという説明になります）。

> 例1)
>   Ⅰ欄（ア）脳梗塞
>   （イ）脳卒中
>   一般原則により脳卒中が選ばれますが，脳卒中より明確な情報を示す脳梗塞が記載されているため，ルールDの「原死因の明確化」が適用され，脳梗塞（I63.9）を選びます。
> 例2)
>   Ⅰ欄（ア）髄膜炎
>   （イ）結核
>   一般原則により髄膜炎の原因である結核が選ばれますが，髄膜炎を修飾する形容詞としてとらえることができるため，結核性髄膜炎（A17.0）を選択します。

(3) 原死因選択のポイント

原死因選択のポイントを以下に示します。

① 死因統計に用いる場合は，製表上の単一原因または単一病態（原死因）を選択します。

② 原死因選択は，一般原則→選択ルール1〜3→修正ルールA〜Dの順にあてはめて考えます。

③ Ⅰ欄に，死因が1つだけ記載された場合にはこの原因が製表に使用され，ルールには「一般原則」で選択されます。

④ 一般原則は，Ⅰ欄の最下欄に単独で記載された病態がその上の欄に記載されたすべての病態を引き起こす可能性がある場合に限り，その病態を選びます。

⑤ 最下欄に，単独ではなく「および」等で複数病態がある場合は，一般原則は適用できません。複数の死因が記載されている場合，また正確な原死因を選ぶためにルールが設けられています。

⑥ 損傷・中毒で死亡した場合，第XIX章（損傷，中毒およびその他の外因の影響：S・T）のコードではなく，それを引き起こした状況もしくは損傷の性質として，第XX章（傷病及び死亡の外因：V・W・X・Y）コードを原死因コードとします。外因（V01-Y89）のコードは，損傷，中毒および外因のその他の影響の単一病態コーディングおよび製表に対する一次コードとして用いられます。

⑦ †印と*印の二重分類の場合，原死因は†印コードを採用しますが，この場合，†印は付与しません（原疾患が原死因となります）。

〔原死因の決定〕

① 一般原則を適用

② 死亡診断書の記載方法に問題があり，原死因が特定できない場合
　（選択ルール1〜3を適用）

③ 選択ルールで適切な原死因が決定できない場合
　（修正ルールA〜Dを適用）

④ 原死因を決定

11）ICD-10第1巻における定義

　コーディングを行うにあたって，用語には定義があります。この定義によって分類が異なるため，正確なコーディングを行うには，各々の定義を理解することが必要です（定義は，世界保健機関憲章第23条の規定に基づき，世界保健総会で採択されたものです）。

(1) 死亡原因＜死因＞（cause of death）

　死亡診断書上に記載される死亡原因＜死因＞とは，「死亡を引き起こしたか，その一因となったすべての疾病，病態または損傷，およびこれらの損傷を引き起こした事故または暴力の状況」をいう。

(2) 原死因（underlying cause of death）

　原死因とは，①直接に死亡を引き起こした一連の事象の起因となった疾病もしくは損傷，または②致命傷を負わせた事故もしくは暴力の状況をいう。

(3) 胎児死亡，周産期死亡，新生児死亡および乳児死亡に関する定義

(a)　出生（live birth）

　出生とは，妊娠期間にかかわりなく，受胎生成物が母体から完全に排出または娩出された場合で，それが母体からの分離後，臍帯の切断または胎盤の付着いかんにかかわらず，呼吸している場合または心臓の拍動，臍帯の拍動もしくは随意筋の明白な運動のような生命の証拠のいずれかを表す場合である。このような出産の生成物を出生児という。

(b)　胎児死亡［死産児］（fetal death〔deadborn fetus〕）

　胎児死亡とは，妊娠期間にかかわりなく，受胎生成物が母体から完全に排出または娩出される前に死亡した場合をいう。死亡は，母体からの分離後，胎児が呼吸しないことまたは心臓の拍動，臍帯の拍動もしくは随意筋の明白な運動のような生命の証拠のいずれをも表さないことによって示される。

(c)　出産体重（birth weight）

　出産後，最初に測定された胎児または新生児の体重。

(d)　低出産体重（low birth weight）

　出産体重が2,500g未満。

(e)　極低出産体重（very low birth weight）

　出産体重が1,500g未満。

(f)　超低出産体重（extremely low birth weight）

　出産体重が1,000g未満。

※出生児については，出産体重は明白な出生後の体重減少が起こる前（生後1時間以内）に測定することが望ましいとされる。統計表を作成する場合には，出産体重は500g階級の区分を用いているが，体重はこれらの分類によって記録されるべきではなく，測定された実際の体重を正確に記録するべきである。

(g)　妊娠期間（gestational age）

　妊娠の継続期間は最終正常月経の第1日から起算し，妊娠期間は満日数または満週数で表現する（最終正常月経の開始後満280日から満286日に発生した事象は，妊娠40週に発生したものとする）。

(h)　早期（pre-term）

　妊娠満37週未満（259日未満）。

(i)　正期（term）

　妊娠満37週から満42週未満（259日から293日）。

(j)　過期（post-term）

　妊娠満42週以上（294日以上）。

※妊娠期間を最終正常月経の第1日から分娩日までと算定するためには，第1日は0日であって，1日ではないことに注意する。

　　0～6日：満0週

　　7～13日：満1週

　　第40週：満39週（各々同義を示す）

　統計表には週数および日数の両方を表示すべきとされる。

（k）　周産期（perinatal period）

　周産期は，妊娠満22週（154日）に始まり（出産体重が正常では500gである時点），出生後満7日未満で終わる。

（l）　新生児期（neonatal period）

　新生児期は出生に始まり，出生後満28日未満で終わる。新生児死亡（生後満28日未満における出生児の死亡）は，生後満7日未満に起こる「早期新生児死亡」および生後満7日から満28日未満に起こる「後期新生児死亡」に分けられる。

※生後第1日（満0日）の死亡年齢は，生後満の分または時間の単位で記録しなければならない。第2日（満1日），第3日（満2日）および満27日までは，死亡年齢は日の単位で記録しなければならない。

（4）妊産婦＜母体＞死亡に関連した定義

（a）　妊産婦＜母体＞死亡（maternal death）

　妊産婦＜母体＞死亡とは，妊娠中または妊娠終了後満42日未満の女性の死亡で，妊娠の期間および部位には関係しないが，妊娠もしくはその管理に関連したまたはそれらによって悪化したすべての原因によるものをいう。ただし，不慮または偶発の原因によるものを除く。

（b）　後発妊産婦＜母体＞死亡（late maternal death）

　後発妊産婦＜母体＞死亡とは，妊娠終了後満42日以降1年未満における直接または間接産科的原因による女性の死亡をいう。

（c）　妊娠関連死亡（pregnancy-related death）

　妊娠関連死亡とは，死亡の原因いかんにかかわらず，妊娠中または妊娠終了後満42日未満の女性の死亡をいう。

※妊産婦＜母体＞死亡は下記の2群に分類する。

（d）　直接産科的死亡（direct obstetric deaths）

　直接産科的死亡とは，妊娠時（妊娠，分娩および産じょく＜褥＞）の産科的合併症，関与＜介入＞（intervention），義務の怠慢（omission），不適切な処置（incorrect treatment）または上記のいずれかの結果から発生した一連の事象の結果として生じた死亡をいう。

（e）　間接産科的死亡（indirect obstetric deaths）

　間接産科的死亡とは，妊娠前から存在した疾患または妊娠中に発症した疾患による死亡をいう。これらの疾患は直接産科的原因によるものではないが，妊娠の生理的作用によって悪化したものである。

3．ICD-11の概要

　国際疾病分類であるICDは，1900年のパリにおける第1回修正会議において179項目の小分類，35項目の簡単分類が承認，導入されました。わが国では，WHOが策定するICDを1900年（明治33年）当初から採用しています。

ICD の改訂は，その誕生からほぼ 10 年の間隔で行われてきましたが，1990 年に ICD-10（第 10 回改訂版）が採択されて以降，約 30 年近く「改訂（revision）」をせず，毎年の「小改正（Minor update）」および 3 年ごとの「大改正（Major update）」のみが行われている状況でした（**図表58**）。

このようななか，2007 年より ICD-11 の開発が始まり，長い期間を経て，

図表 58　ICD 改訂の歴史

ICD 版		分類項目数（細項目）	日本での適用期間	
第 1 版	1900 年	179　（ - ）	1899	1908
第 2 版	1909 年	189　（ - ）	1909	1922
第 3 版	1920 年	205　（ - ）	1923	1932
第 4 版	1929 年	200　（ - ）	1933	1945
第 5 版	1938 年	200　（ - ）	1946	1949
第 6 版	1948 年	953　（ - ）	1950	1957
第 7 版	1955 年	953　（ - ）	1958	1967
第 8 版	1965 年	1,040（3,489）	1968	1978
第 9 版	1975 年	1,179（7,130）	1979	1994
第 10 版	1989 年	2,036（14,195）	1995	2005
	2003 年	2,045（14,258）	2006	2015
	2013 年	2,053（14,609）	2016	-
第 11 版	2019 年	17,528		

2019 年 5 月に世界保健総会（World Health Assembly：WHA）において採択，2022 年 1 月に発効されました。2023 年 9 月現在，ICD-11 の国内適用に向け，わが国の臨床や研究で利用されている従来分類との整合性の確保や，日本語への翻訳といった具体的な検討が実施されています。

1）コーディングツール

ICD-11 は，ICD-10 と比較すると，分類体系自体の大幅なアップデート，項目数の大幅な増加，コード体系の変更や新しい章の追加，電子的利用環境を前提としたツール群の提供など，多岐に渡って変更が加えられています。

ICD-10 までは，第 3 巻の索引表をもとにコードを探し，第 1 巻の内容例示表（Tabular list）で確認するという作業がされていました。ICD-10 は基本的に紙ベースであったため，電子媒体での活用に限界があるなどといった指摘がありました。これを受けて，ICD-11 では電子環境での活用を前提としたシステムを開発し，コーディングツール（ICD ブラウザ；https://icd.who.int/browse11/l - m/en）により検索を行うことが可能になりました。これにより，分類項目にかかる説明や索引用語の追加など，紙ベースではむずかしかったことができるようになりました（ICD-11 はアップデートがあり，検索結果が変わる可能性がありますのでご注意ください）。

2）ICD-11 のコード体系

ICD-11 では，1 桁目の英数字は「章」を表し，1 対 1 で対応しています。また，ICD-10 のような例外章はありません。

ICD-11 のコードの 2 桁目は必ず英字を使用しますが，O（オー）と I（アイ）は，数字の 0（ゼロ）と 1（イチ）との混同を避けるために使用されません。2 桁目の英字はブロック内容を示し，これによって ICD-10 と区別されます。3 桁目は意図しない単語ができないように数字のみを使用します（**図表59, 60**）。ICD-10 の「8：その他の明示された」は ICD-11 では「Y」に，「9：詳細不明」のコードは，「Z」が使用されます。

第 1 章～第 4 章と第 19 章～第 21 章までを，病因により分類された「Special groups chapter」といいます。その他の章は解剖学的部位により分類された章として「Body system chapter」といいますが，病因を優先するという考え方は，ICD-11 でも ICD-10 と

図表 59　ICD-11 の各桁の記載

1 桁目	2 桁目	3 桁目	4 桁目	5 桁目	6 桁目	7 桁目
章を表す英数字	英字	数字	英数字	英数字	英数字	英数字

図表 60　1 桁目と章の対応

章番号	1桁目	コード		章番号	1桁目	コード	
1	1	1A00-1H0Z	感染症又は寄生虫症	15	F	FA00-FC0Z	筋骨格又は結合組織の疾患
2	2	2A00-2F9Z	新生物	16	G	GA00-GC8Z	泌尿生殖器系の疾患
3	3	3A00-3C0Z	血液又は造血器の疾患	17	H	HA00-HA8Z	性保健健康関連の病態
4	4	4A00-4B4Z	免疫系の疾患	18	J	JA00-JBGZ	妊娠，出産，又は産褥
5	5	5A00-5D46	内分泌，栄養又は代謝疾患	19	K	KA00-KD5Z	周産期に発生した病態
6	6	6A00-6E8Z	精神，行動又は神経発達の障害	20	L	LA00-LD9Z	先天異常
7	7	7A00-7B2Z	睡眠・覚醒障害	21	M	MA00-MH2Y	症状，兆候又は臨床所見，他に分類されないもの
8	8	8A00-8E7Z	神経系の疾患	22	N	NA00-NF2Z	損傷，中毒又はその他の外因の影響
9	9	9A00-9E1Z	視覚系の疾患	23	P	PA00-PL2Z	傷病又は死亡の外因
10	A	AA00-AC0Z	耳又は乳様突起の疾患	24	Q	QA00-QF4Z	健康状態に影響を及ぼす要因又は保健サービスの利用
11	B	BA00-BE2Z	循環器系の疾患	25	R	RA00-RA2G	特殊目的用コード
12	C	CA00-CB7Z	呼吸器系の疾患	26	S	SA00-SJ3Z	伝統医学の状態ーモジュール™1
13	D	DA00-DE2Z	消化器系の疾患	V	V	VD00-VW8Z	生活機能評価に関する補助セクション
14	E	EA00-EM0Z	皮膚の疾患	X	X	X.	拡張コード エクステンション

同様です。

　ICD-11 ではコードを複数使用し，柔軟にコーディングを行うことができます。組合せの種類は大きく 2 種類で，①疾患と疾患を組み合わせる場合，②補足的な情報を組み合わせる場合——となります。②については，重症度や病原体，解剖学的部位，医薬品・医療機器といった様々な補足情報を付加することができるようになっています。

　次に，ICD-11 において使用される用語について説明します。

(1) ファウンデーション

　WHO-FIC を構成する分類項目と，その他の関連する項目全体を示します。ファウンデーションには，病名コードだけでなく，疾患概念など様々な項目が記載されています。その項目は病名，病態，障害，外傷，外因，兆候症状など全ての語句を含んだものになり，ICD 以外の ICF，ICHI にも共通の用語となりえます。含まれる用語／語句すべてをファウンデーションと呼び，そのうえにICD・ICF・ICHI などが成り立つ構造になっています（**図表 61**）。

　ファウンデーションには，統計用分類を作成するために必要なすべての情報が収容されており，ここから目的に応じて必要な分類が作成されます。

　ICD-10 に対応するものは，ICD-11 の死亡・疾病統計用分類（MMS）であると考えられますが，これはファウンデーションから死亡・疾病統計用に切り出された分類です。なお，公衆衛生上の視点，ICD-10 との連続性上の視点等から，統計分類として必要な項目を選択し，必要な情報のみを表示したものが，「ICD-11　MMS（死亡・疾病統計用分類）」となります。

(2) ステム（基幹）コード

　単独で使用可能なコードのことをいい，X 章以外の ICD-11 のコードとなります。

　1 つのカテゴリーとして意味をもつコードを指し，ステムコードはそれ自体のコードとなります。中心分類，派生分類に含まれる用語・項目全てのことをいいます。

(3) エクステンションコード

　ステムコードに追加して使用するもので，ステムコードの性質や程度などを表現し，より詳細な情報を記載可能にしています。急性，慢性，側性など，多様な疾病概念を詳細に表現します。X 章にまとめられており，ICD-10 における星印の内容と同様にエクステンションコードのみでは用いることが出来ず，常にステムコードに付加して，特定の状態を表現する目的で使用します。

図表61　WHO-FIC の概念図

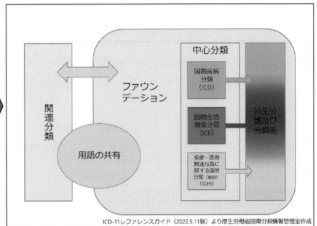

WHO-FIC概念図

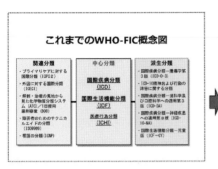

ICD-11レファレンスガイド（2022.5.11版）より厚生労働省国際分類情報管理室作成

◆　中心分類（Reference Classifications）：医療制度の主要軸となる分類
◆　派生分類（Derived Classifications）：中心分類の構成や項目を使って作られ、中心分類よりも更に詳細な内容が加えられている分類
◆　関連分類（Related Classifications）：中心分類を一部参照しているか、その構成の一部においてのみ中心分類と関連している分類

ICD-10 (2013)第2巻 総論

（厚生労働省「第9回疾病，傷害及び死因分類部会」資料2「ICD-11の国内の公的統計への適用について」より引用）

（4）プレコーディネーション

ポストコーディネーションに対して，すべての関連情報があらかじめステムコードに含まれているものを，プレコーディネーションといいます。「肺または気管支の扁平上皮癌（2C25.2）」のように，「肺または気管支の癌」という情報に，「扁平上皮癌」という組織型情報を含んだものなどのことです。ただし，この例においても肺か気管支かという部位情報や，左右の側性，上葉・下葉などの詳細な情報は，ポストコーディネーションで追加することになります。

例） 2C25.2：Squamous cell carcinoma of bronchus or lung
肺又は気管支の扁平上皮癌

（5）ポストコーディネーション

ステムコードに追加情報を付加し，複数のコードで正確な状態を表現するものです。

例） CA40.0Z&XK9K：Bacterial pneumonia, unspecified, right
細菌性肺炎，詳細不明，右

（6）クラスターコーディング

複数の分類項目を組み合わせて使用するコーディング手法です。

1つ以上のステムコードを組み合わせたり，ステムコードと1つ以上のエクステンションコードを組み合わせたりすることができます。

例1） 1つ以上のステムコードを組み合わせる（code 1/code 2）
5A11/9B71.0：Type 2 diabetes mellitus/Diabetic retinopathy
2型糖尿病・糖尿病性網膜症

例2） ステムコードと1つ以上のエクステンションコードを組み合わせる（code 1 & extension code 1）

> 5A11/9B71.0&XK9J&XS0T：Type 2 diabetes mellitus/Diabetic retinopathy, bilateral, moderate
> ２型糖尿病・糖尿病性網膜症・両側・中等度

ICD-11 では，２型糖尿病（5A11）と糖尿病性網膜症（9B71.0Z）のコードは，「/」で結ばれ，「5A11/9B71.0Z」とコーディングします。より詳細な詳細として，両側（XK9J）と，中等度（XS0T）を示す場合には「5A11/9B71.0Z&XK9J&XS0T」というように，ステムコードとエクステンションコードを「&」でつなぎ，付与します。このように，ステムコード同士はスラッシュ（/）でつなぎ，ステムコードとエクステンションコードは，アンパサント（&）でつないで表記します（図表 62）。

ある臨床概念を示すためにコードを組み合わせることをポストコーディネーション，組み合わさった一連のコードをクラスターといいます。コード数の制限は設けられておらず，用途に応じて決定されます。

3）新設された章

ICD-11 では，新しく６つの章が新設されています（図表 44）。ここでは，そのうち「第 26 章 伝統医学の病態・モジュール１」，「第 V 章 生活機能評価に関する補助セクション」，「第 X 章 エクステンションコード」の概要を説明します。

(1) 第 26 章 伝統医学の病態・モジュール１〔日中韓の伝統医学（漢方，鍼灸）〕

伝統医学は，現代の医学が発達する以前から存在する，世界各地の文化圏伝統の医学体系の総称となります。一般的には三大伝統医学とそこから派生した各地の医学を指しますが，世界の三大伝統医学には，中国医学，インド医学（アーユルヴェーダ），ユナニー（グレコアラブ）医学があります。これらの伝統医学では，病気の因果関係を主として自然的病因に帰しており，その医学独自の理論が確立され，原典が明確であることや，教育体制が整っており，専門の医師により治療が行われることが特徴として挙げられています。

伝統医学国際化の流れは，西洋医学が発達した先進国で加速し，1970 年代には国際的なブームとなりましたが，西洋医学の細分化の進化，疾病構造の複雑化，薬剤の副作用といったことがあり，より自然な全人的医療への期待が高まっていきました。

このような状況のなか，1990 年代に欧米で補完代替医療（Complementary and Alternative Medicine）が流行したことにより，世界各国で改めて伝統医学が注目され，先進国でも医療の大きな部分を占めるようになりました。

このような背景をもとに，「伝統医学の領域にも ICD を適応すべきだ」という声が高まり，欧米に

図表 62　２型糖尿病についての ICD-11 のコード例

疾病名	ICD-11 コード	ICD-10 コード
２型糖尿病	5A11	E11
２型糖尿病・糖尿病性腎症	5A11/GB61.1	E11.3 † N08.3 *
２型糖尿病・糖尿病性網膜症	5A11/9B71.0Z	E11.3 † H36.0 *
２型糖尿病・多発神経炎	5A11/8C03.0	E11.4 † G63.2 *
疾病名	ICD-11 クラスターコーディング	
２型糖尿病・糖尿病性網膜症・両側・中等度	（両側）（中等度）	
疾病名	ICD-11 ポストコーディング	
２型糖尿病・糖尿病性網膜症・腎症・多発神経炎	5A11/9B71.0Z&GB61.1/8C03.0	
糖尿病性網膜症・両側・中等度・Ⅱ型糖尿病	9B71.0Z&XK9J & XS0T/5A11	

〔参考文献 21）より引用〕

も比較的普及していることから，中国・韓国・日本で施行されている東洋医学が採用されました。今回，この章には「伝統医学TM1（モジュール1）」というタイトルが付けられています。西洋医学と区別するため，「Traditional Medicine（伝統医学）」の略である「TM」とモジュール番号の「1」をつなげた「TM1」をカッコ付きで付けることになりました。今後，2番目のモジュールとして古

図表63　伝統医学の「疾病」と「証」

伝統医学疾病（TM1）	伝統医学証（TM1）
・臓腑系等疾病（TM1）：肝臓，心臓，脾臓，肺臓，腎臓，他臓器，詳細不明	・八綱証（TM1）
	・外感証（TM1）
	・実証（TM1）
・その他の身体系統疾病（TM1）	・気血水証（TM1）
・気血津液病類（TM1）	・臓腑証（TM1）
・精神情志病類（TM1）	・経路証（TM1）
・外感病（TM1）	・六病証（TM1）
・児童青少年記病態（TM1）	・三焦証（TM1）
	・衛気営血証（TM1）
	・四象体質病証（TM1）

代インド医学に由来するアーユルヴェーダが登録される時には，その用語に（TM2）が付くことになり，さらにモジュール3，4……というように拡大されていくと思われます。

　また，ICDは国際疾病分類ですが，データが取れるのは先進国のみで，開発途上国ではほとんどデータが取れていないという状況があります。WHOは，開発途上国で使われている伝統医学をICDに組み入れることで，保健統計を取れる国が増えるという期待を抱いているとされています。

　この伝統医学分類は，「伝統医学の疾病」と「伝統医学の証」の2つのカテゴリーに分けられていますが（図表63），ここでいう「証」とは，単なる症状だけでなく，ある時点における患者の正確な臨床像を示す，ひとまとまりの徴候，症状，所見，体質や素因であるとされています。

　この章のコードは，ICDの第1章から第25章までの西洋医学の概念と併せて使用されるよう設計されており，まず第1章から第25章の西洋医学のコードを付け，伝統医学の疾病と証を付けるルールになっています。ただし，一部の国においては，伝統医学の医師が西洋医学診断を行うことを禁じているため，これを配慮して伝統医学の診断だけでも成り立つようなコーディングルールとなっています。また，死因コーディングに用いることはできず，日本は「伝統医学の疾病」を用いない方針としています。

(2) 第Ⅴ章 生活機能評価に関する補助セクション

　第Ⅴ章は，生活機能の観点からの健康状態への影響を分類及び測定することを可能とするための，任意的な生活機能のセクションとなります。

　医学的知見を踏まえた大きな改訂がなされるとともに，疾患名に加えてさらに多様な病態を表現できるようにコード群が追加されています。

　例） VA01.1：記憶能力に軽度問題あり

　基本的には国際生活分類（ICF）の概念に基づいて，WHOで開発された生活機能のアセスメントスケールである「WHODAS 2.0（WHO傷害評価面接基準）」と「Model Disability Survey（MDS：障害モデル調査）」の項目セットが採用されています。その他に，「Generic functioning domain（一般的生活機能領域）」と呼ばれるICFの付録9や，ICFコアセットプロジェクトの流れから開発された「リハビリテーション」を含むICFの重要な要素を抽出した項目群が含まれ，補足されます（図表64）。

　「WHODAS 2.0」は，WHOにより開発された健康と傷害を測定する標準化スケールで，面接版・自己記入版・代理人記入版，また12項目版と36項目版があります。

　Ⅴ章のコードについて実際に適用を進めていく過程においては，場面に応じてどの項目を使用していくのかを検討し，統計においてはどのように活用していくのか，より具体的な検討を行うことが

図表 64　生活機能評価に関する補助セクションの構成

1.　WHODAS 2.0 36 項目版	3.　基本的機能の領域
認知	音声と発話の機能
運動・移動	心血管系・血液系・免疫系・呼吸器系の機能
セルフケア（WHODAS 関連項目）	消化器系・代謝系・内分泌系の機能
他者との交流－日常活動	尿路・性・生殖の機能
社会参加及び健康問題の影響	神経筋骨格と運動に関連する機能
	皮膚及び関連する構造の機能
2.　簡易版モデル障害調査　MDS	一般的な課題と要求
視覚及び関連機能	運動・移動－セルフケア
聴覚と前庭の機能	家庭生活－対人関係
精神機能	学習と知識の応用
感覚機能と痛み	コミュニケーション
	主要な生活領域
	コミュニティライフ・社会生活・市民生活
	精神機能
	感覚機能と痛み

・「WHODAS 2.0 36 項目版」における認知機能の評価尺度（VA00～VA05）

| VA00：注意能力 |
| VA01：記憶能力 |
| VA02：問題解決能力 |
| VA03：基礎的学習能力 |
| VA04：コミュニケーション能力 |
| 　　　　（話されたメッセージの受け答え） |
| VA05：会話能力 |
| VA0Y：他の認識能力 |
| VA0Z：認知機能　詳細不明 |

評価尺度	
記号	機能問題のレベル
.0	問題なし
.1	軽度
.2	中等度
.3	高度
.4	極度又は不可能

必要であると考えられています。また，Ⅴ章を十分に活用するには，生活機能を意識した診療記録や退院時要約の記載が必要と思われ，記載のルール化など標準化を進めていくことも課題と考えられます。

(3)　第 X 章 エクステンションコード（拡張コード）

　第 X 章は，ステムコードに追加情報を付与する方法を標準化するために新設されました。

　単独で用いることはできず，常にステムコードに付加して，特定の状態を表現する目的で使用し，クラスターの先頭には用いません。必要に応じて1つ以上の拡張コードを付与することが出来ます。

　エクステンションコードには2つ種類があります。1つ目は，「タイプ1拡張コード」と呼ばれるもので，多様な疾病概念をより詳細に表現するために，ステムコードに追加して使用します。診断自体に変わりはありませんが，症状が急性または慢性であるかどうか，病巣の部位など重要な追加情報が提供されます。

　2つ目は XY，XX から始まる「タイプ2拡張コード」で，これらは診断コード記述子を表しています。コードの意味自体は同じですが，使用によりその解釈が異なります。退院時診断名の型や，診断の時期，手術関連情報などが追加されます。

　例）タイプ2拡張コード
　　　【Diagnosis code descriptors（診断コード記述子）】
　　　・Discharge diagnosis types（退院時診断の型）
　　　　　XY0Y：Main condition（主傷病名）
　　　　　XY7B：Main resource condition（最も医療資源を投入した病名）

XY6E：Initial reason for encounter or admission〔入院理由（契機）〕

・Diagnosis timing（診断時期）

XY6M：Present on admission（入院時存在）

XY69：Developed after admission（入院後発症）

XY85：Uncertain timing of onset relative to admission（不明）

・Diagnosis timing in relation to surgical procedure（手術関連）

XY9U：Preoperative（術前）

XY9N：Intraoperative（術中）

XY7V：Postoperative（術後）

図表 65　エクステンションコードのカテゴリ

Severity Scale Value	重症度	軽症，中等，重症，ステージング等
Temporality	病期	症状経過，無症候性〜再発，急性・慢性等
Aetiology	病因	因果関係，病原体，アレルゲン等
Topology Scale Value	局所スケール	左右，広範性 / 限局性等
Anatomy and topography	解剖 / 部位	臓器系，部位等
Histopathology	組織病理	詳細な組織病理分類
Dimensions of injury	損傷の範囲	熱傷・骨折の範囲等
Dimensions of external causes	外因の範囲	受傷の状況，受傷時の活動，発生場所等
Consciousness	意識状態	GCS スコア等
Substances	物質	各種化学物質，薬剤等
Diagnosis code descriptors	診断コード記述子	退院時診断の型，診断の時期等
Capacity or context	範囲または状況	周産期死亡の状況
Health Devices, Equipment and Supplies	医療機器，装置，サプライ	補助装置，医療機器等

図表66　エクステンションコードの構成

Severity Scale Value：重症度		
軽症・中等度・重症	臨床ステージング	腫瘍進展ステージング
腫瘍進展簡易ステージング	組織グレーディング	グレーディング
フェーズ	プロブレムスケール	

Temporality：病期		
疾病経過	年代（年齢）	妊娠経過期間

Aetiology：病因		
因果関係	病原体	アレルゲン

Topology Scale Value：局所解剖スケール		
位置関係	分布	側性
局所性		

Anatomy and topography：解剖・局所解剖		
機能別解剖（臓器別）	表面解剖（部位）	局所部位

Histopathology：組織病理		
腺房細胞腫瘍	腺種・腺癌	付属器・皮膚付属器腫瘍
基底細胞腫瘍	血管損傷	複雑上皮腫瘍
複雑混合・間質腫瘍	嚢胞性，粘液性，漿液性腫瘍	管性，小葉性腫瘍
上皮性腫瘍，詳細不明	繊維上皮性腫瘍	繊維性腫瘍
生殖細胞性腫瘍	巨細胞腫	神経膠腫
顆粒細胞腫瘍，肺胞軟部肉腫	脂肪腫瘍	リンパ性腫瘍
リンパ管腫瘍	髄膜腫瘍	中腎腫
中皮腫瘍	諸骨腫瘍	その他の腫瘍
粘液類上皮性腫瘍	筋肉腫瘍	粘液性腫瘍
神経鞘腫瘍	神経上皮性腫瘍	母斑，黒色腫
歯性腫瘍	骨性，軟骨性腫瘍	傍神経筋腫，グロムス腫瘍
軟部組織腫瘍，肉腫，詳細不明	特定生殖腺腫瘍	扁平上皮性腫瘍
滑膜様腫瘍	胸腺上皮性腫瘍	移行上皮性乳頭腫・がん
栄養膜腫瘍	骨髄異形成症候群	その他の血液疾患
慢性骨髄増殖性疾患	白血病	ホジキン・非ホジキンリンパ腫
免疫増殖性疾患	形質細胞腫瘍	肥満細胞腫瘍
組織球性，付属リンパ性細胞性腫瘍	性質による細胞病理	

Dimensions of injury：傷害の範囲		
熱傷の範囲	骨折の関節への波及	開放性・非開放性骨折
骨折の形	表層傷害の形	

Dimensions of external causes：外因の範囲		
機序への追加項目	受傷時活動	傷害発生場所
傷害発生に関与した物・生物	受傷時のアルコール使用	受傷時の向精神薬使用
交通事故の状況	スポーツ傷害の状況	職業傷害の状況
暴力・虐待の状況	意図的自傷行為の状況	武力衝突・戦闘の状況
法的措置の状況		

Consciousness：意識状態		
GCS開眼スコア	GCS運動スコア	GCS会話スコア
瞳孔反応スコア		

Substances：物質		
化学物質	薬物	アレルゲン

Diagnosis code descriptors：診断コード記述子		
退院時の型	診断の時期	診断の時期：手術に関連
診断確定の手段	診断の精度・確定性	産科的診断の状況

Capacity or context：範囲または背景		

《参考文献》
1) 財団法人厚生統計協会. 疾病, 傷害および死因統計分類提要　ICD-10（2013 年版）準拠　第 1 巻内容例示表, 第 2 巻総論, 第 3 巻索引表　各第 1 版, 2016

2) 財団法人厚生統計協会. 疾病, 傷害および死因統計分類提要　ICD-10（2003 年版）準拠　第 1 巻総論, 第 2 巻内容例示表, 第 3 巻索引表　各第 1 版, 2006

3) 厚生労働省大臣官房統計情報部. 疾病, 傷害及び死因分類の正しい理解と普及に向けて〔ICD-10（2003 年版）準拠〕, 1997

4) 一般社団法人日本病院会. 診療情報管理士テキスト. 診療情報管理Ⅳ. 専門・分類法編. 第 9 版. 東京：一般社団法人日本病院会, 2017.5

5) 一般社団法人日本病院会. 診療情報管理士テキスト. 診療情報管理Ⅳ. 専門・分類法編. 第 7 版　東京：一般社団法人日本病院会, 2014.7

6) 大井利夫：死亡診断書の精度向上に関する診療情報管理士の介入に関する人的支援の研究. 厚生労働科学研究費補助金. 政策科学総合研究事業統計情報総合研究. 平成 23 年度統括報告書, 2012

7) 厚生労働省大臣官房統計情報部. ICD の ABC. 国際疾病分類〔ICD-10（2003 年版）準拠〕の有効活用を目指して. 平成 26 年度版
http://www.mhlw.go.jp/toukei/sippei/dl/icdabc_h26.pdf.2015.12.11

8) 日本診療情報管理士協会. 最新・診療情報管理マニュアル. 第 5 版, 医学通信社, 2007

9) 厚生労働省. 第 17 回社会保障審議会統計分科会疾病, 傷害及び死因分類専門委員会. ICD-11 改訂に関する動向について
http://www.mhlw.go.jp/stf/shingi2/0000076209.html2015.12.10

10) 鳥羽克子, 診療情報管理ネットワーク. ICD-コーディングトレーニング. 第 2 版, 2006

11) 一般社団法人日本医療情報学会医療情報技師育成部会. 新版医療情報. 医学医療編. 第 1 版, 2010

12) 日本診療情報管理学会. 診療情報学. 第 1 版, 2010.9

13) 日本診療情報管理士会. 第 4 回地区研修会. 教育講演「ICD 第 1 巻総論を読む」, 2010

14) 国際分類情報管理室提出資料　診調組　D-2 参考資料① 26.6.23
https://www.mhlw.go.jp/file/05-Shingikai-12404000-Hokenkyoku-Iryouka/0000049000.pdf 2018.11.28

15) 一般財団法人　厚生労働統計協会
https://www.hws-kyokai.or.jp/information/publications1.html 2018.11.28

16) 院内がん登録実務者のためのマニュアル　多重がん判定のルール
https://ganjoho.jp/data/reg_stat/cancer_reg/hospital/info/toroku06.pdf 2018.11.28

17) ICD-11 の軌跡　日本診療情報管理学会編

18) 令和 4 年度　厚生労働科学研究費補助金　政策科学総合研究事業（統計情報総合研究）
「ICD-11 の我が国における普及・教育に資する研究」ICD-11　TEXT 2023

19) 令和元年度　厚生労働科学研究費補助金　政策科学総合研究事業（統計情報総合研究）「わが国における ICD-11 コーディング導入に関する問題点の抽出と解決及び先進国における疾病統計に係る情報分析」ICD-11　研修会　資料集

20) ICD-11（国際疾病分類第 11 版）について, 山内一信, 現代医学 68 巻第 2 号, 2021 年 2 月

21) ICD-11 の概要, 河村保孝, 第 47 回日本診療情報管理学会学術大会抄録集 2021：104-105

22) 医療情報学. 第 43 巻 2 号, 2023 年 6 月 21 日発行

23) 厚生労働省, 第 9 回疾病, 傷害及び死因分類部会（令和 4 年 6 月 1 日）資料 2
https://www.mhlw.go.jp/content/10701000/000945063.pdf

1. がん登録とその種類

　がん登録とは，医療機関が診療した結果，得られた様々ながんに関する情報を，一定のルールに基づき標準的な形式で登録（データ化）し，活用するものです。

　厚生労働省は，がん登録を次のように定義づけています。

> がんの罹患（病気にかかること）や転帰（最終的にどうなったか）という状況を登録・把握し，分析する仕組みであり，がんの患者数や罹患率，生存率，治療効果の把握など，がん対策の基礎となるデータを把握するために必要なものです。がん対策を推進するためには，正確ながんの実態把握が必要であり，その中心的な役割を果たすのが，がん登録です。 （厚生労働省 HP）

　がん登録は，その目的と活用方法の違いから，以下の３つの登録区分に分かれて存在しており，その基本軸は院内がん登録にあると考えられます。

　全国がん登録：国・都道府県による利用・提供の用に供するため，国が国内におけるがんの罹患・診療・転帰等に関する情報をデータベースに記録し，保存すること（厚生労働省 HP）

　院内がん登録：病院において，がん医療の状況を的確に把握するため，がんの罹患・診療・転帰等に関する情報を記録し，保存すること（厚生労働省 HP）

　臓器がん登録：学会・研究会が中心となり，全国規模でデータを収集し，主体となる団体がデータを管理し，活用する仕組み。症例登録を総称したもの

2. がん登録の法制化

　1981 年に悪性新生物（がん）が我が国の死因の第１位となったことから，10 年ごとにがん対策の戦略が立てられ，第３次対がん 10 か年総合戦略により 2007 年に**がん対策基本法**が施行されました。そして，同法の第 18 条「がんに係る調査研究の促進のため，がん登録等の推進に関する法律に規定するがん登録，当該がん登録により得られた情報の活用等を推進するものとする」により，がん登録が法に基づくものとなりました。

　がん統計の重要性は，がん登録データを集約し，我が国のがんの罹患率や生存率などを解析し，デ

ータに基づいた適切ながん医療を国民に提供することにあります。しかし，これまでのがん登録は，健康増進法に基づき，都道府県在住のがん患者の情報を収集することで行われてきたこともあり，「地域がん登録」という括りのなかで実施され，いくつかの課題を抱えていました。

その1つは，すべてのがん患者が網羅できていないという問題です。協力医療機関は限られ，さらに都道府県すべての登録情報が推計に用いられないという課題がありました。

また，2つ目として，登録漏れや生存確認などの調査が十分に行われず，さらには，都道府県によって体制整備が異なるといった状況もありました。

そこで**全国統一のがん登録制度**が強く求められました。このような背景のもと，国民へのがん情報の提供の充実とがん医療の質の向上を目的に，**がん登録推進法**の法整備が図られたと考えられます。

したがって，このがん登録推進法には，3つの柱があります。1つ目は情報登録の基本をなす**院内がん登録等の推進**であり，2つ目はがん登録を支える**人材の育成**，そして3つ目はがん登録情報有用性を最大限に広げるための**がん登録等の情報の活用**です。

がん登録推進法は，2013年12月に「がん登録等の推進に関する法律」として制定され，2016年1月に全面的に施行されました（全国がん登録の開始）。がん対策が全国がん登録の情報によって科学的知見に基づき実施されるという，大変大きな期待と希望がそこにはあります。

3．がん登録推進法における届出基本事項

1）届出義務がある医療機関

病院には届出義務があります。診療所は指定された診療所となります。

病院等による届出（法第6条）
　病院又は次項の規定により指定された診療所（以下この章において「病院等」という）**の管理者**は，原発性のがんについて，当該病院等における初回の診断が行われたとき（転移又は再発の段階で当該病院等における初回の診断が行われた場合を含む）は，厚生労働省令で定める期間内に，その診療の過程で得られた当該原発性のがんに関する次に掲げる情報を**当該病院等の所在地の都道府県知事に届け出なければならない。**

2）届出の「がん」の定義

がんの定義は，悪性新生物および上皮内がんに加えて，政令で定める腫瘍となります。

定義（法第2条第1項）
　この法律において「がん」とは，**悪性新生物その他の政令で定める疾病**をいう。
がんの範囲（政令第1条）
　がん登録等の推進に関する法律第2条第1項の政令で定める疾病は，次に掲げる疾病とする。
　一　悪性新生物及び上皮内がん
　二　髄膜又は脳，脊髄，脳神経その他の中枢神経系に発生した腫瘍
　三　卵巣腫瘍（次に掲げるものに限る）
　　イ　境界悪性漿液性乳頭状のう胞腫瘍
　　ロ　境界悪性漿液性のう胞腺腫
　　ハ　境界悪性漿液性表在性乳頭腫瘍

　　二　境界悪性乳頭状のう胞腺腫
　　ホ　境界悪性粘液性乳頭状のう胞腺腫
　　ヘ　境界悪性粘液性のう胞腫瘍
　　ト　境界悪性明細胞のう胞腫瘍
　四　消化管間質腫瘍（第一号に該当するものを除く）

3）届出の対象

　届出は都道府県の指定されたところになり，その届出対象情報も法により定められています。

　病院または指定された診療所の管理者は，原発性のがんに関して，初回の診断を行ったときに，次に掲げる情報を当該病院等の所在地の都道府県知事に届け出なければならないとされています。

病院等による届出（法第6条第1項）
　一　当該がんに罹患した者の氏名，性別，生年月日及び住所
　二　当該病院等の名称その他当該病院等に関し厚生労働省令で定める事項
　三　当該がんの診断日として厚生労働省令で定める日
　四　当該がんの種類に関し厚生労働省令で定める事項
　五　当該がんの進行度に関し厚生労働省令で定める事項
　六　当該がんの発見の経緯に関し厚生労働省令で定める事項
　七　当該病院等が行った当該がんの治療の内容に関し厚生労働省令で定める事項
　八　当該がんに罹患した者の死亡を確認した場合にあっては，その死亡の日
　九　その他厚生労働省令で定める事項

4）その他の条件

　がん登録に関する詳細事項は，厚生労働省令によって定められています。

がんの診断日（省令第12条）
　……当該病院等において，当該がんの初回の診断が行われた日とする。
がんの種類（省令第3条）
　一　原発部位
　二　細胞型又は組織型
　三　性状
　四　異型度，分化度又は表現型
がんの進行度（省令第4条）
　……病院等において，当該病院等における当該がんの初回の治療の前及び初回の治療を目的とした手術を行った場合における当該手術の後に診断された当該がんの進行度とする。
がんの発見の経緯（省令第5条）
　……次に掲げる事項のうち，当該がんを発見するに至ったものとする。
　一　がん検診又は健康診査
　二　当該がん以外のがんを含む疾病の診療
　三　死体の解剖
　四　前3号に掲げるもののほか，当該がんを発見するに至った事項
がんの治療の内容（省令第6条）
　……次の各号に掲げるがんの治療のうち当該がんの治療のために行われたもの……に係る実施状況その他の当該治療の内容に関する事項とする。

　一　手術〔第四号（内分泌療法）に該当する手術を除く〕
　二　放射線療法
　三　化学療法〔（内分泌療法）に該当する化学療法を除く〕
　四　内分泌療法
　五　全各号に掲げるもののほか，当該がんの治療のために行われたもの

その他の届出対象情報（省令第13条）
　一　当該病院等ががんに罹患した者の診療録に付した番号
　二　当該病院等におけるがんの初回の診断の根拠となった診断方法
　三　当該病院等が治療を行ったがんについて，当該病院等が初回の診断を行う以前に当該がんの診断を
　　行った病院等の有無
　四　当該病院等が治療を行ったがんについて，当該病院等が初回の治療を行う以前に当該がんの治療を
　　行った病院等の有無

4．全国がん登録の仕組み

1）全国がん登録データベース

　全国がん登録は，原発性のがんを単位にして，**全国がん登録データベース**にデータ保存することで作業が完了します。
　登録データの構成は主に次の8項目からなります（全26項目）。
　①がんに罹患した者の姓名，性別，生年月日
　②届出を行った医療機関名
　③がんと診断された日
　④がんの発見経緯
　⑤がんの種類および進行度（転移性のがんに係る原発性のがんの種類および進行度が明らかではない場合にあっては，その旨）
　⑥②の医療機関が治療を行っていれば，その治療内容
　⑦③の日における居住地
　⑧生存確認情報 等（現状の地域がん登録の登録項目と同様の項目を想定）
　登録データのなかで，⑧のがん登録者の生存確認は，死亡者情報の収集によって突合され死亡者が把握され，がん登録データベースに反映されます。この突合作業は，国が市町村への照合等を行うことで整合性が担保されます。なお，この生存情報に限り，がん情報の届出を行った医療機関に対してのみ情報提供が行われるため，医療機関は予後調査が推進できます。

2）がん情報の流れ

　全国がん登録の情報は，図表67の流れに沿ってデータが収集され，全国がん登録データベースに格納されます。データベースのがん情報は，適切な管理が施され，目的外利用の禁止や秘密漏洩等の罰則が課され，開示請求等は認められないといった管理体制で保管されます。

図表 67　全国がん登録の情報の流れ

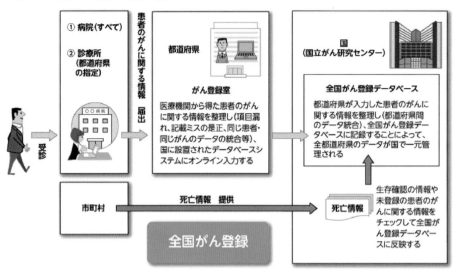

（国立がん研究センター　がん情報サービス HP より）

3）秘密保持等病院職員の義務

　届出を行った病院職員には，法的に秘密保持義務が課せられており，違反した場合は 6 カ月以下の懲役または 50 万円以下の罰金に処されます（法 55 条）。

○秘密保持義務
　病院等において届出に関する業務に従事する者又は従事していた者は，その業務に関して知り得た届出対象情報に関するがんの罹患等の秘密を漏らしてはならない。（法第 28 条第 7 項）
○その他の義務
　病院等において届出に関する業務に従事する者又は従事していた者は，その業務に関して知り得た届出対象情報をみだりに他人に知らせ，又は不当な目的に使用してはならない。（法第 29 条第 7 項）

5．院内がん登録

1）院内がん登録の目的

　院内がん登録は，自院のがん患者のがん診療情報を登録し，がん診療の動向や治療成績，予後などを把握し，医療に資する情報として活用することはもちろん，前述の全国がん登録データとの関連性や，がん専門病院（がん診療連携拠点病院など）の機能の一部として実施されてきました（図表 68）。

　その目的を整理してみると，主に以下の 6 つの項目に整理して考えることができます。①がん患者の受療状況の把握，②がん患者の生存率の把握，③がん診療の分析・評価，④がん診療の研究・学会活動，⑤がん診療の連携・継続，⑥全国がん登録，臓器がん登録への対応。

　また，がん診療連携拠点病院等の院内がん登録体制については，「標準登録様式」に基づく院内がん登録の実施が要件とされ，この「標準登録様式」が，がん登録のスタンダードとなっています。

　なお，がん診療連携拠点病院は，専門的ながん診療の提供と地域のがん診療の連携協力体制の整備，患者・住民へのがん相談や情報提供などの役割を担う病院として位置づけられています。

図表68　がん登録に関する情報サービスの意義（国立がん研究センターがん対策情報センター）

> ○**院内がん登録**
> 　院内がん登録は，病院で診断されたり，治療されたりしたすべての患者さんのがんについての情報を，診療科を問わず病院全体で集め，その病院のがん診療がどのように行われているかを明らかにする調査です。……
> ○**院内がん登録の意義**
> 　病院ごとの特徴では，がん検診で見つかった患者さんが多いのか，それとも他の病気でかかっているうちに発見された患者さんが多いのかなど，受診までの経過の違いやがんの種類別の違い，あるいは手術の数が多いか少ないかなど治療法の比率等がわかります。さらに今後，調査が精密で正確になり，治療成績などを比較して差が出てくれば，その差の要因も分析ができるようになるでしょう。……

　主に都道府県単位でがん診療の中心的役割を果たす**都道府県がん診療拠点病院**と，各地域（2次医療圏）で中心的役割を果たす**地域がん診療病院**があります。またこれらと別に，特定のがん種に対して高い診療実績をもち，都道府県内で拠点的役割を果たす**特定領域がん診療連携拠点病院**が設けられています。

2）院内がん登録の実務

　院内がん登録を実施するに当たり，がん登録によるデータ収集と登録を実施するためには施設間のバラツキを無くすことが重要であり，そのためには，「標準登録様式」に基づく，同じ定義により収集された情報でがん登録を行うことが必要となります。

　標準登録様式に登録する項目は大きく分けて4分野，99項目あります。

①基本情報（8項目）：患者さんや病院の情報（病院等の名称，患者氏名，性別，生年月日，住所等）

②腫瘍情報（33項目）：腫瘍の発見経緯，病名告知の有無，体のどの部分にどのようながんができたか（部位，進展度，病期［ステージ］等）等の情報

③治療情報（31項目）：どのような治療が行われたか（外科的治療の有無，放射線療法の有無，化学療法の有無，経過観察の選択の有無等）等の情報

④管理情報（27項目）：どの病院から紹介されたのか（紹介元施設，主治医情報，診療科情報等）等の情報

　全国がん登録が法制化されたことから，全国がん登録と院内がん登録の比較を行うことで我が国のがん対策を推進していくことになるためです。

　がん診療連携拠点病院の指定要件には，「国立がん研究センターが実施する研修で認定を受けている，専従の院内がん登録の実務を担う者を1人以上配置すること。認定については，中級認定者とされている認定を受けることが望ましい。また，配置された者は国立がん研究センターが示すがん登録に係るマニュアルに習熟すること」と規定されています。

　院内がん登録に係るマニュアルは，「UICC　TNM悪性腫瘍の分類第8版」と「国際疾病分類　腫瘍学第3版ICD-O-3」により，日本独自の分類を加えて作成されています。

　このマニュアルに則り実務を行うために，国立がん研究センターが実施する，院内がん登録実務者研修を受講し，多施設との同じ定義による院内がん登録を実施していきます。

> **院内がん登録に関する情報**
> ○**標準登録様式**：国立がん研究センター　がん情報サービスHP ＞ 医療関係者向け ＞ がん対策情報
> 　　　　　　　＞ がん登録 ＞ 院内がん登録 ＞ 院内がん登録に関するマニュアル類 ＞ 院内がん登録の標準
> 　　　　　　　登録様式

○**部位別テキスト**：国立がん研究センター　がん情報サービス HP ＞ 医療関係者向け ＞ がん対策情報
　　　　　　　 ＞ がん登録 ＞ 院内がん登録 ＞ 院内がん登録に関するマニュアル類 ＞ 部位別テキスト
○**その他資料**：院内がん登録支援 HP ＞学ぶ・調べる
○**院内がん登録実務者研修**：国立がん研究センター　がん情報サービス HP
　　　　　　　 ＞医療関係者向けサイト ＞研修
　　　　　　　 ＞院内がん登録実務者研修　（※毎年 4 月頃，該当年度の情報が更新される）

　院内がん登録実務者初級は誰でも e–ラーニングにより学ぶことができ，認定試験に合格することで認定されます。

　がん診療連携拠点病院の指定要件である院内がん登録実務者中級は，初級認定者が中級認定試験に合格することで認定されます。詳細は「国立がん研究センター　がん情報サービス」HP の「院内がん登録実務者研修」を参照してください。

第10章　統計とデータの活用

星（＊）印

1. 医療統計の基本

　統計と聞くと，数字に強くないとわからないとか，数字に強い人が数学を用いて解析する一つの特殊な技法のように思っている人が多いのではないでしょうか。実際，診療情報管理士のなかでも統計について，スキルアップのための研修を受講する人は珍しくなく，むずかしい専門領域の一つとして捉えられています。

　しかしよく考えてみると，いろいろなものを見たり聞いたり，意見を述べたり，議論する際には，日常のいたるところに「統計」が用いられています。たとえば「最近は大学生の就職率がよくなった」，「日本の経済成長率は○○％であった」など，また病院においては「最近，患者が減少している」などという表現は，いずれも統計に密接に関係したことです。

　統計的見方の一つの特徴は，**「集団」を捉えて現象をみている**という点です。ある個人1人のことであれば，個人がどのようなことをしても統計的な見方は存在しません。日本の医療の傾向や，病院医療の状況，そして患者全体のニーズといったことになると，集団が対象となり，統計の考え方が適用されます。

　第2の特徴は，**「数量」によって表される**ということです。先ほどの集団の考え方に基づき，一つひとつのテーマに沿って必要な情報を数えたり，測ったりした数値をいろいろと加工し，その集団の特性を数量で表すことになります。

　単に数量を集計して片一方が多いとか，前より増えたと表現するだけでは統計とはいえません。統計の本質は，**物事の大きさや性格・構造といったものを数量的に表すことによって，客観的に正しく他者に伝える**ところにあるのです。

1）記述統計学と推測統計学

　統計学は大きく分けて，記述統計学と推測統計学に分類することができます（図表69）。

　記述統計学は母集団（もととなる大きな集団，例：全国の患者）の要素をすべて調べ上げる**全数調査**を行います。それに対して，**推測統計学**は母集団から**標本調査**を行い，そこから母集団の性質を推測します。つまり，一部のデータを元に全体を予測するということになります。記述統計学と推測統計学の大きな違いは，「データがすべて手元にあるかないか」といえるかと思います。

　2つの統計学手法を歴史の視点から眺めてみると，記述統計学は19世紀に近代数理統計学の基礎

図表 69　統計学の分類

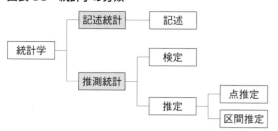

記述統計：標本に測定や実験を行い，データを集め，平均・分散などの統計量を求めたり，図表を描いたりする

推測統計：標本から求められた統計量（例：平均値）が，母集団における平均値として考えてよいかを調べる

を築いたイギリスのピアソンによって完成されています。それに対して推測統計学は，記述統計学を基盤にして，20世紀に入ってから，ビール会社でサンプル抽出により品質評価を行ったゴセットや，農業試験に携わりながら実験計画法を考案したフィッシャーにより確立されたといわれています。

2）変量と尺度

統計学では，変量と尺度という考え方が用いられます。

統計を行う際にはデータを集計しますが，まずはデータ項目を設定して母集団からデータを集めるようなことは，みなさんも経験があると思います。たとえば，ある疾患をもった患者データであれば，病名に加えて傷病名のICD-10コードや年齢や性別，体重や身長，血圧といった具体的な項目が挙げられます。統計学では，この項目名を**変数（variable），変量（variate）**という名称で表し，これらの具体的な個々のデータは**観測値**や**測定値**といわれます。

さらに，この変数や変量には，データの**尺度**というものがあります。尺度は，いわゆる物事を評価したり判断したりするときのものさしや基準のことをいいます。たとえば，好き嫌いも尺度の一つですし，モノの定価も尺度です。それらの尺度はその特徴から4つに区分されます（図表70）。

（1）名義尺度

単にものの区別や分類のために用いられる尺度です。

都道府県，男女のように，**識別するものが名称や区分によって分類される尺度**であり，等しいものには同じ番号を与え，異なるものには異なる番号を与えるというルールを適用します。1. 男，2. 女とする場合や，クレジットカード番号などの数値データもあります。この数字の大小に意味はなく，順序の情報は含まれません。単なる区別・分類のために，文字や記号を割り振った名義であるため，加減乗除はできず，変数の値どうしの比較は，等しいか異なるかでしか行えません。

（2）順序尺度

大小関係にのみ意味がある尺度です。

順序が定義づけられる尺度で名前で区別することもあり，優劣を表しています。その順序に意味はありますが，順序間の間隔が等しいということではありません。数字は意味を区別し，さらに順序関係も表しています。

変数の値の間では加減乗除はできませんが，等しいか異なるかに加えて，順序または大小関係の比較は可能です。したがって，平均値は定義できませんが，中央値は定義できます。

（3）間隔尺度

数値の差に意味がある尺度です。

順序だけではなく，その差も定量化します。間隔尺度においては，たとえば，温度30℃は10℃の3倍暑いわけではなく，20℃の差があると捉え，その差に意味をもたせるものです。距離や偏差値と

図表 70　尺度の考え方

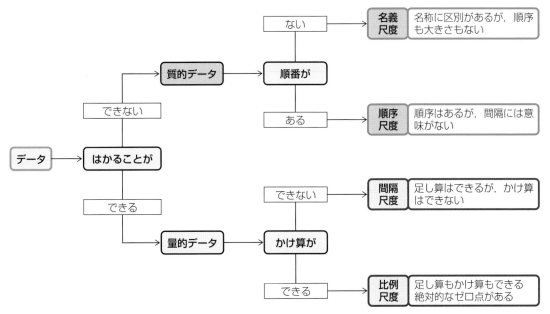

	尺度の種類	同一性 (＝ ≠)	順序性 (＞ ＜)	加法性 (＋ －)	等比性 (＋ － × ÷)
事実	名義尺度	○			
〔質的（定性）データ〕	順序尺度（序数尺度）	○	○		
数値	間隔尺度	○	○	○	
〔量的（定量）データ〕	比例尺度	○	○	○	○

いったものも同様の考え方をします。変数の値同士の差を比べることができるため，足し算，引き算が可能であり，負の値も扱うことができますが，比率を表現することはできません。

(4) 比例尺度

　数値の差とともに，数値の比にも意味がある尺度です。

　0（ゼロ）に意味がある尺度であり，お金で例えると，0円はお金がないことを意味しますが，数値がゼロであれば，まったく皆無であることのように，絶対的な原点がある数字を示します。

　名義・順序・間隔尺度の性質をすべて備え，かつ変数の値どうしの掛算や割算もできます。ほとんどの物理量は比例尺度であるといえます。

＊　　　　　　　　＊　　　　　　　　＊

　間隔尺度と比例尺度の変数は，データの量の大小を表現しているため**量的データ（量的変数）**といい，単位があります。名義尺度と順序尺度の変数は，データの量の大小ではなく，データの性質や分類を表現していることから**質的データ（質的変数）**といいます。量的データは距離が測れますが，質的データは距離が測れないといった特性があります。

(5) 標本と変量

　集めたデータに対して，比較や関連を調べる際に対象となる集団を「標本」といいます。

　例）大量の集団を対象にして「血圧のデータ」を集めた

　　　　A病院の患者のみの特性を調べる場合　→　1標本

　　　　A病院の患者　B病院の患者　2つの集団を比較する場合　→　2標本

A 病院の患者　B 病院の患者　C 病院の患者　3 つの集団を比較する場合　→　3 標本
※データを集めた集団数のことではありません。

　ある集団において何種類かのデータを集め，そのうち，比較や関連を調べる際に対象となるデータを「変量」といいます。

　例）ある集団の心拍数のデータを「運動前」と「運動後」に集めた

　　　ある集団の運動前の心拍数と運動後の心拍数の関連を調べる場合は「（1 標本）2 変量」といいます。

（6）データ名の考え方

　統計学では，様々な名前をもつデータが存在するため，混在してしまうことが考えられます。以下に各データについて説明します。

1）**質的データ**：職種，色，形，分類など

　質的データを「数値」に置き換えることをコード化（カテゴリー化）といいます。

　例 1）男→ 1，女→ 2　　**例 2）**裏→ 1，表→ 2　　**例 3）**よい→ 1，ふつう→ 2，悪い→ 3

　アンケート用紙など，選択肢に番号（コード）がついているものがこれに当たります。

2）**量的データ**：大きさ，個数，測定値など

3）**順序データ**（順序の情報をもつデータ）

　　順序カテゴリーデータ：要介護度，重症度など

　　順位データ：順位回答形式

4）**数量データ**

　①**連続データ**：長さ，重さ，時間など，連続的な値をとる変量で，小数点以下の値も存在し，無限の中間値がある。

　②**離散データ**：回数，個数，人数など，とびとびの値をとる。ものさしがなく，カウントすることにより得られるデータで，元のデータの性質は変わらないもの。

　※両者の違いは，小数点以下の状態が現実的に存在するかしないかで判断します。

２．記述統計学

　記述統計は，統計学的集団の特徴を明らかにすることを目的に，収集したデータについて，平均や分散，標準偏差などといった方法で計算し，分布を明らかにする統計的方法です。

　特徴として，①データを整理し，**データの特徴をできるだけ簡潔・明瞭に表す**，②数値や表，グラフなどを用いて，**データの特徴や傾向をとらえる**——の 2 点があげられます。例として，国勢調査，クラス全員の試験の成績などの全数調査（悉皆調査）があげられます。

　記述統計を行うには，様々な方法が用いられますが，大別して**度数表やグラフによるもの**と，**特性値（数値の要約・記述）によるもの**とがあります。度数表として，通常よく用いられるものでは度数分布表があり，これは，集団の各単位についての観察値を階級分けし，各階級区分に属する単位数を求めて，それを一つの表にまとめたものです。なお，「特性値」とは，度数分布の特性を表す値のことをいい，中心を表すものに**平均値・中央値**，分布の拡がり程度を表すものに**分散・標準偏差**といっ

図表 71　血圧の分布を表したグラフ

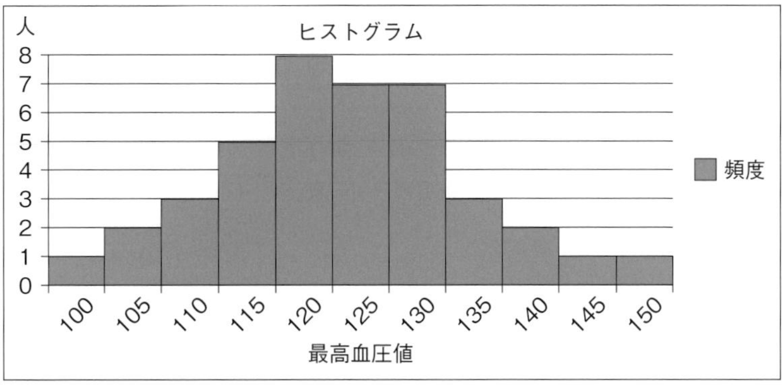

図表 72　度数分布表の例

階級	階級値	度数	相対度数	累積度数	累積相対度数
20 以上 30 未満	25	4	0.08（＝ 4 ÷ 50）	4	0.08
30 以上 40 未満	35	7	0.14	11（＝ 4 ＋ 7）	0.22（＝ 0.08 ＋ 0.14）
40 以上 50 未満	45	9	0.18	20（＝ 4 ＋ 7 ＋ 9）	0.40 （＝ 0.08 ＋ 0.14 ＋ 0.18）
50 以上 60 未満	55	6	0.12	26	0.52
60 以上 70 未満	65	8	0.16	34	0.68
70 以上 80 未満	75	13	0.26	47	0.94
80 以上 90 未満	85	2	0.04	49	0.98
90 以上 100 未満	95	1	0.02	50	1.00
計		50	1.00		

上記表で，20 以上 70 未満の割合を求める
　　　0.08＋0.14＋0.18＋0.12＋0.16 ＝ 0.68　　　→　　　「0.68」なので 70 未満は全体の 68％を占めている

たものがあります。

　記述統計では，データを質的に捉えるのではなく，量的に捉えて集団の性質を記述していくことが特徴となります。

　例えば，患者の最高血圧のデータをみてみましょう。数値を集計しただけでは特徴を把握できないため，表計算ソフトのグラフ機能を用いて，図表 71 のようなヒストグラムを作成してみます。これにより何となく分布がみえてきますが，それだけではまだよくわかりません。そこで，記述統計学では，さらに平均や分散，最小値，最大値などを用い，詳しく分析することになります。

1）度数分布

　度数分布とは，統計において観測されたデータを標本にする際，おのおのを統計的なカテゴリーや階級に分けて，データの個数（度数）をまとめたもので，各数値の個数を表形式にしたものを度数分布表といいます。度数分布は標本の大きさに影響されるため，標本の大きさが異なる 2 つの分布を比較するのがむずかしいという特徴があります。

　量的変数のときは，最大値と最小値の間を等間隔に分割することを行います。この分割単位を**階級**（**class**）といい，たとえば年齢のデータを分割した場合には，20〜30 歳，30〜40 歳，……といったように 10 歳刻みに間隔をとるようなイメージです。

　階級の設定はわかりやすいことが重要で，階級の幅（範囲）の中央の値（上限と下限の平均）を**階**

級値という言葉で表現します。また，必要に応じて総度数で各カテゴリーの度数を割った**相対度数**や，各カテゴリーの度数を加えた**累積度数**，累積度数の相対度数である**累積相対度数**を算出するとよいでしょう。着目する階級以下／以上が全体の何パーセント以下／以上に当たるのかを知りたいときは，累積相対度数をみるとわかります（**図表72**）。

図表73 度数分布表

階級	階級値	度数
0 以上 10 未満	5	2
10 以上 20 未満	15	10
20 以上 30 未満	25	1
30 以上 40 未満	35	2
40 以上 50 未満	45	4
50 以上 60 未満	55	5
60 以上 70 未満	65	13
70 以上 80 未満	75	17
80 以上 90 未満	85	7
90 以上 100 未満	95	2
計		63

【ヒストグラムの作り方】
① 階級（区間）を決め，各階級に該当するデータ数を数える（度数）
② 各階級について，全データ数に対する度数の割合を計算する（相対度数）
③ ①と②を表にまとめる（度数分布表）
④ 度数分布表を用いて棒グラフを作成する（ヒストグラム）

2）代表値

多くの数値からなるデータを1つの数値で表したものを**代表値**といいます。代表値でポピュラーなものは，**平均値**です。平均値は，〔値の合計〕÷〔個数の合計〕で定義されます。平均値は，**外れ値**（極端に大きい，または極端に小さい値）に影響されやすいという性質があります。

（1）最頻値

出現頻度の最も多い値を最頻値といいます。データをもとに度数分布表を作成するとわかりやすく，表のなかで度数の最も多い値が最頻値です。最頻値は一般的にいう多数決のような考え方をするとわかりやすいと思います。たとえば，値が〔1，10，20，10〕というような場合には，同じ数値が2つあるため最頻値は10になります。

ただし，図表73のように度数分布表を作成した場合は，70以上80未満の度数17が最も多いので，最も度数の大きい階級の階級値である75を最頻値と考えます。

（2）中央値

統計データでは，平均値が多く用いられますが，平均値は必ずしも中央の値を示すことにはなりません。平均値は，極端な値（外れ値）がある場合，中央の値よりもずれて片寄ってしまうことがあります。そこで，データを**大小の順に並べたときに真ん中にくる中央値**を使用します。

中央値は平均値よりも集団から外れ値の混入による影響を受けにくいという特徴があります。

観測値の個数が奇数の場合は，ちょうど真ん中の値となるためわかりやすく，たとえば10個のように偶数の場合は，5番目と6番目というように真ん中の2つの平均値が中央値となります。

中央値の上下に全体の1/2（50％）のデータが存在するため，中央値を50パーセンタイルと呼ぶことがあります。

集団の特色を調べる場合，平均値と中央値の両方を計算すると，よりわかりやすくなります。平均値は，データのばらつきが単峰で左右対称な分布のときの代表値として信用できます。中央値は，対称分布のときはもちろん，歪んでいたり外れ値が含まれたデータに対しても，分布の中心的傾向を示すことができます。

図表 74　四分位数

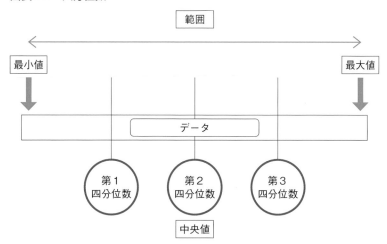

【四分位数の求め方】
1．データの最小値と最大値を求める
2．データの中央値を求める　　　　　　→　第 2 四分位数
3．中央値より下半分の中央値を求める　→　第 1 四分位数
4．中央値より上半分の中央値を求める　→　第 3 四分位数

3）散布度

　統計のデータがどの程度ばらついて分布するか，**バラツキの度合い**を表すのが散布度です。

(1) 範囲

　範囲とは，データの最大値と最小値の差です。両端の値のみで決まるため，外れ値に大きく影響されます。

(2) 分位点

　中央値は分布の度数を上下半々に分割する点です。これに類似する方法として，分布を任意の割合で分割する点（分位点）を求めることにより，分布の広がりを示すことができます。主なものとして，四分位点があります。

(3) 四分位数

　散布度を表す指標として，中央値がデータの中央（1/2）を示すのに対し，四分位数というものが用いられます。これは，データを大小に並べて四分割し，小さいほうから 1/4，2/4，3/4 の位置にある数値のことです。1/4 の位置にある数値を第 1 四分位数，2/4 の位置にある数値を第 2 四分位数（中央値），3/4 の位置にある数値を第 3 四分位数といい，第 3 四分位数と第 1 四分位数の差を**四分位範囲**としています（図表 74）。そして，この四分位範囲の半分が**四分位偏差**という用語で表現されます。

(4) パーセンタイル

　その値より下に全体の何パーセントの数のデータがあるかを示す数字です。例えば，60 パーセンタイルであれば，データを小さい順に並べ，最小値から数えて 60％ に位置するデータの区切りとなる値を示します。**パーセントは率**を，**パーセンタイルは順位**を示す値となります。

　図表 75 では，80％（0.8）以内に入る総コレステロール値は 210（mg /dℓ）以下ということがわかります。ある累積相対度数に対応するデータを調べる場合，パーセンタイル（パーセント値）という言葉を使いますが，このデータにおいて，累積相対度数 0.8（80％）に対応するデータは 210（mg /

図表 75　総コレステロール値の累積相対度数

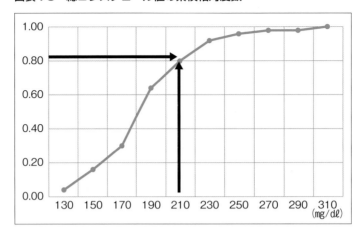

dℓ）になります。このようなとき，「80 パーセンタイルは 210（mg /dℓ）である」と言います。

【パーセンタイルの求め方】

① 度数分布表を作成する

② 階級の小さいほうから度数を順々に足し合わせて，それぞれの階級までの度数の合計を求める（累積度数）

③ 階級ごとに，全データ数に対する累積度数の割合を計算する（累積相対度数）

④ 縦軸に累積相対度数，横軸に階級上限値をとった折れ線グラフを作成し，パーセンタイルを求める

(5) 分散と標準偏差

　標準偏差（σ）は散布度のなかでも最もよく使われる指標です。標準偏差の意味は「データのなかでそれぞれの数値がどのように分布しているのか。データの分布の広がりの幅（バラツキ）をみる一つの尺度である」と説明されています。標準偏差が小さければ平均値に近いところに数値が集まっていることになります。

　偏差とは個々のデータと平均値の差の値です。平均値からの差の値ですので，マイナスもプラスも存在することになり，合計すると 0 になります。そこで，偏差をそれぞれ 2 乗し，その総和に対してデータの個数で割ったものが**分散**です。分散はデータを 2 乗して得られるので，測定値の単位が元の単位と異なります。そのため，元の単位と統一させるために，分散の正の平方根（ルート）により求めた数値を，ばらつきの目安とした**標準偏差**と呼びます。データの散らばりが小さいほど，各偏差は小さくなるため，分散の値も小さくなるという特徴があります。

【標準偏差の求め方】

① データから平均値を引く（偏差）

② 求めた偏差を 2 乗する（偏差平方）

③ すべての偏差平方を合計する（偏差平方和）

④ 偏差平方和をデータ数で割る（分散）

⑤ 分散の平方根（ルート）を求める（標準偏差）

(6) 変動係数

　範囲や標準偏差などの散布度は，データの測定単位が同じものしか比較できません。測定単位が同

図表76 年齢と総コレステロール値の散布図例

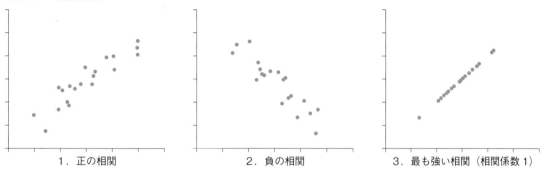

図表77 相関係数

1．正の相関	2．負の相関	3．最も強い相関（相関係数1）

じでも，データの絶対的な値が大きければ，その散布度である範囲や標準偏差の値も大きくなる傾向にあります。そこで，標準偏差を平均値で割った値を**変動係数**といい，散らばりの比較に用います。一般に標準偏差は平均値より小さい値であることが多く，100を掛けて「％」で表示します。

(7) 散布図

散布図は，二変量を横軸と縦軸にとり，データが当てはまるところに点を打って示す（「プロットする」といいます）グラフです。2つの項目の関連性を点の分布で表すグラフのことをいい，2変量間の関係を，視覚的に見ることができます（**図表76**）。対応のある2つのデータにおいて，一方の値に応じて他方のデータが連動して変化する場合，これらの間に**相関がある**といいます。

4）共分散と相関係数

2つの量的変量の関係を表すものに共分散と相関係数があります。

(1) 共分散

2つの変量x，yについて，xの平均からの偏差とyの平均からの偏差の積の総和（偏差積和）を，そのデータの個数で割ったものを共分散といいます。

共分散はデータのスケールに大きく左右されてしまうため，2変量間のデータにおいて，どちらか（あるいは両方）の変量のデータの単位が大きくなると共分散の値は大きくなってしまうという特徴をもちます。そのため，共分散で2変量間の相関を判断すると，誤った判断をしてしまうことがあります。

そこで，値に左右されない指標として相関係数を算出します。

図表 78　回帰直線（実測値と予測値）

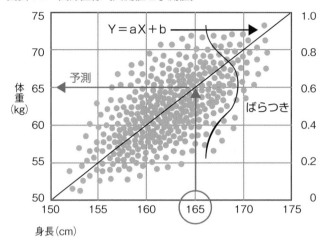

(2) 相関係数

　2つの変量の直線的な関連の強さを表す散布図において，データの並びが直線に近いほど，相関が強いと表現し，相関の度合いを表す指標として用いられます。2つの変量 x，y の共分散を，それぞれの分散の積の平方根，つまり標準偏差の積で割ったものを相関係数といいます。

　数値的には，相関係数 r は − 1 から ＋ 1 までの値をとり，− 1 に近づくほど強い負の相関関係（一方の値が増すとき，他方の値が減る関係），＋ 1 に近づくほど強い正の相関関係（一方の値が増すとき，他方の値も増す関係）があるとされます。− 1 または ＋ 1 のときにはデータの点はすべて 1 つの直線上にあります（**図表 77**）。また，0 に近づくほど相関関係が弱くなり，無相関となります。

　相関係数は X と Y に直線的な関係があるかどうかをみるための指標であり，曲線や円などの傾向をみるものではありません。例えば山型や円型のグラフの場合，X と Y に何らかの関係があることは予想されますが，直線的な関係ではないため相関係数はどちらも 0 に近い値になっています。

　相関係数に関しては，明確な基準はありませんが，0.5 を基準とした相関の有無を以下に示します。

　　$0.90 \leq |\,r\,|$　　　　　　　：非常に強い相関
　　$0.70 \leq |\,r\,| < 0.90$　　　：強い相関
　　$0.50 \leq |\,r\,| < 0.70$　　　：弱い相関
　　　　　　$|\,r\,| < 0.50$　　　：非常に弱い相関　→　相関なし

【相関係数の求め方】

　原因となる項目を X，結果となる項目を Y とする。

①　X の標準偏差を求める
②　Y の標準偏差を求める
③　X と Y の共分散を求める
　　1．X の偏差と Y の偏差を掛ける（偏差積）
　　2．偏差の積を合計する（偏差積和）
　　3．データの数で割る（共分散）
④　公式に標準偏差と共分散をあてはめて相関係数を求める

$$相関係数 = \frac{X と Y の共分散}{X の標準偏差 \times Y の標準偏差}$$

(3) 回帰分析

　相関係数が高いということは，①強い相関があり，②2変量に直線的な関連がある——ということになります。2つの関係を散布図に示し，散布図の点の真ん中を通るように直線を引くことで，2つの変量の関係の強さを用いて，一方が与えられたときの，もう一方の数値を予想することができます。これを**回帰分析**といいます。予測された直線は**回帰直線**と呼ばれ，予測された直線の式は**回帰式**と呼ばれます。

　求められた**傾き**は，**回帰係数**と呼ばれ，説明変数（何かの原因となっている変数）と結果変数（その原因を受けて発生した結果となっている変数）の関係を示す重要な指標となります。

　回帰分析は，1つの目的変数を1つの説明変数で予測することです。要因から結果を予測し，根拠ある予測を立てることが可能となります。説明したい変数 y を目的変数，それを予測するための変数 x を説明変数とよびます。

　その2変量の間の関係性を **y = ax + b** という一次方程式の形で表します。a は傾きを示し，b は x 軸が0の場合の y の値（切片）を示します（**図表 78**）。

【回帰式の求め方】

① 　2つのデータの相関係数を求める

② 　相関が強い（0.7 以上）ことが確認できたら回帰式を求める

③ 　求められた回帰式を用いて予測を行う

---

②の求め方

1. X と Y の平均を求める

2. X の偏差平方和を求める

　　　X について，それぞれのデータから平均値を引く（偏差）

　　　求めた偏差を2乗する（偏差平方）

　　　すべての偏差平方を合計する（偏差平方和）

3. X と Y の偏差の積和を求める

　　　「X の偏差」と「Y の偏差」を掛ける（偏差の積）

　　　「偏差の積」を合計する（偏差の積和）

　　　　公式にデータを代入する

　　　　　b ＝偏差の積和 ÷ X の偏差平方和

　　　　　a ＝ Y の平均値 － b × X の平均値

3．推測統計学

　推測統計とは，記述統計によって観察されたデータに基づいて全体の特徴や性質を推測することです。つまり，知りたい対象全体（母集団）から一部の要素を標本（サンプル）として抽出し（サンプリング），対象全体の特徴や性質を推定する統計学的手法の一つです。得られた統計データをもとに**母集団の確率分布を推定**します。例として，選挙の出口調査における速報やテレビの視聴率等があげられます。

　一般的に統計学の分析と呼ばれているものは，この推測統計学のことを指します。母集団となるデータから一部のデータを抽出し，これを標本とみなす推測統計学では，検定や多変量解析という表現で言い表します。むずかしい言葉を使うようですが，おおまかにいえば，単にデータの関連性の強さや，どの程度その関連性に関する仮説を検証できたのかということを表すものです。

　本来，可能であれば母集団の要素をもらさず調べ上げる全数調査が望ましいとされます。しかし，金銭的要因，母集団が無限大に近いなど様々な要因から，必ずしも全数調査ができるとは限りません。むしろ，全数調査ができる場合は限られているといえるでしょう。そのような困難を克服する目的で推測統計学が生み出されました。

　推測統計学で間接的に，**全体を知りうる「部分」が正しく選ばれていれば，そこから「全体」を知ることが論理上可能**といえます。「部分」は全体の一部でしかありませんが，「全体」を反映する部分と全体のギャップを埋めているのが，**確率**という論理であるといえます。

　記述統計学は，すべてのデータを扱うため，誰が処理しても，同一の結果になります。しかし，推測統計学は，欠落しているデータを推測して，サンプリングと処理を行うので，その結果は人によって，あるいはたとえ同一の人でも昨日と今日で得たデータが異なるなど，同一の結果になることは期待できない点に注意をする必要があります。

　推測統計学は，さらに推定論と検定論の2つに分類されます。

1）推定論

　全体の平均値がどこにあるかなど，母集団から無作為抽出した標本から母集団のパラメータ（母数：母集団の特性を示す定数）の推定を行うもので，点推定と区間推定があります。どちらも母集団のパラメータについて標本（データ）を使って推定します。

　パラメータ（母数）とは，確率分布を表現するうえでの未知の値です。すべての確率分布にパラメータが存在します。

　母集団の統計量：母平均，母分散，母標準偏差

　標本の統計量：標本平均，標本分散，標本標準偏差

(1) 点推定

　パラメータを統計量（標本の特性値）から1つの値（推定値）で与え，60点といったような1つの値（推定値）を推定します。

(2) 区間推定

　検定を行って棄却されない区間のことを示し，値が「この幅の間におそらくいるであろう」という区間で推定します。これにより母集団の平均範囲の推測が可能となります。この幅の間隔のことを**信頼区間**（CI：confidence interval）といいます。

　たとえば，「母集団の身長の平均は，95%の確率で，160cmから170cmの間に存在する」といった場合です。160cmから170cmという幅をもった区間が推定されています。信頼区間としては，95%信頼区間や90%信頼区間が用いられます。

　95%信頼区間とは，標本抽出を行い，平均値を求めるという作業において，その標本抽出を100回行えば，95回の確率で平均値が入るであろうという範囲をいいます。言い換えると，100回中5回は信頼区間外の平均値が得られてしまう危険性があるとされる範囲でもあるといえます。

　信頼区間の特徴として，以下の2点があげられます。

　ⅰ）区間の長さが長くなると信頼度は増すが，推定の精度（情報の利用価値）は低くなる。

ⅱ）区間の長さが短くなると，信頼度は減少するが，推定の精度は高くなる。

区間の長さ	長 ←→ 短	
信頼度	高 ←→ 低	
精度（利用価値）	低（悪） ←→	高（良）

2）検定論

　全体の平均値が想定した値と異なるか，2つの群で平均値に差があるかなど，母集団に対して仮説を立て，その仮説が成立するかどうかを標本により調べます。

3）正規分布

　データ解析の基礎となる重要な分布で，平均と標準偏差によって特徴づけることができます。

　正規分布のグラフは中央が一番高く，両側に向かってだんだん低くなっていき，左右対称で一峰性の形をしています（図表79）。正規分布では，この中央の一番高い位置に平均値がきます。左右対称とは，平均値より大きい値をもつデータと，平均値より小さい値をもつデータがほぼ同数で，それぞれ平均値からの離れ方もおよそつり合いが取れている状態という意味になります。

図表 79　正規分布

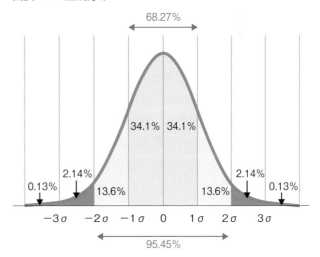

　平均値付近にデータが集中していて，極端な外れ値などがない状況だった場合，平均値から±2SD，すなわち平均値から標準偏差の2倍の値を引いた値から，平均値に標準偏差の2倍の値を足した値までの範囲に，全データのおよそ95.4％の対象が含まれることがわかっています。

　また，仮にどんなに歪んだ形にデータが分布していても，少なくとも全体の75％ほどの対象がこの平均値±2SD の範囲に含まれることが示されています。

図表 80　正規分布の確率

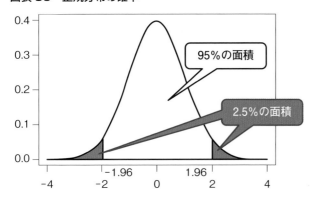

　曲線の下の面積は1であり，平均と標準偏差をもとにして，分布のある区間の面積を求めることができます。

【正規母集団における平均値±2×標準偏差の割合】

　データがおよそ正規分布型であれば「平均値±2×標準偏差」の範囲に全体の95％が入ることはすでに述べましたが，これを正規分布の確率で確認してみます（図表80）。

　標準正規分布の95％を占める面積

図表81 標準正規分布表

μ	.00	.01	.02	.03	.04	.05	.06	.07	.08	.09
0	0.500	0.496	0.492	0.488	0.484	0.480	0.476	0.472	0.468	0.464
0.1	0.460	0.456	0.452	0.448	0.444	0.440	0.436	0.433	0.429	0.425
0.2	0.421	0.417	0.413	0.409	0.405	0.401	0.397	0.394	0.390	0.386
0.3	0.382	0.378	0.374	0.371	0.367	0.363	0.359	0.356	0.352	0.348
0.4	0.345	0.341	0.337	0.334	0.330	0.326	0.323	0.319	0.316	0.312
0.5	0.309	0.305	0.302	0.298	0.295	0.291	0.288	0.284	0.281	0.278
1.6	0.055	0.054	0.053	0.052	0.051	0.049	0.048	0.047	0.046	0.046
1.7	0.045	0.044	0.043	0.042	0.041	0.040	0.039	0.038	0.038	0.037
1.8	0.036	0.035	0.034	0.034	0.033	0.032	0.031	0.031	0.030	0.029
1.9	0.029	0.028	0.027	0.027	0.026	0.026	0.025	0.024	0.024	0.023
2	0.023	0.022	0.022	0.021	0.021	0.020	0.020	0.019	0.019	0.018

（＝確率）の範囲にあればよい（両端の2.5％の面積の部分の極端な範囲に入らなければよい）ため，標準正規分布表から上側2.5％点を調べてみます（標準正規分布において，ある値より大きな値をとる確率が2.5％となるとき，このある値のことを「上側2.5％点」といいます）。

　図表81の丸で囲んだ値が「0.025」です。また，この値をとるのが，「$\mu = 1.96$」であることがわかります。標準正規分布表において上側2.5％点は「1.96」であり，標準正規分布は平均値において左右対称であるため，負の数「-1.96」以下の値をとる確率も2.5％となります。したがって，標準正規分布では，「$-1.96 \sim 1.96$」の範囲が0.95であり，この範囲の確率が全体の95％であるといえます。

4. 統計的仮説検定

1）検定（仮説検定）

　仮説検定とは，ある仮説を設定し，その仮説のもとで得られる統計量の確率を求め，その確率がある基準より大きいか小さいかで仮説の正当性を評価する手法です。

　検定法にはχ^2（カイ2乗）検定，t検定，F検定などの様々な方法がありますが，仮説の内容によって使い分けられ，それぞれの方法ごとに検定統計量を計算する式があります。検定統計量には対応する確率分布があり，その確率分布を用いて，検定統計量よりも大きくなる確率（上側確率）を算出します。この確率を有意確率またはp値（p-value）とよび，帰無仮説（主張したい仮説の逆の仮説）の起こりうる確率として考えることができます。このp値が小さいほど，帰無仮説が正しくないと主張するのに，強力な根拠となります。有意性検定とは，差があることをデータを用いて統計的アプローチにより検証する方法です。

　また，変数の尺度によって，以下のように検定方法が異なります。

　ⅰ）量的変量の場合：平均値や中央値に関する違いを明らかにする

　ⅱ）質的変量の場合：構成割合に関する分布の違いを明らかにする

【仮説検定の手順】

　①　適切な帰無仮説と対立仮説（帰無仮説が成り立たないときに採択される仮説）を立てる

　②　有意水準を設定する（一般的には5％または1％）

③　検定統計量の計算と有意確率を算出する

④　帰無仮説の棄却・採択の判定をする

⑤　結果の解釈を行う

(1) 帰無仮説 (null hypothesis)（表記：H_0）

　仮説を検定する際，差があることを主張したいときに，「差はない」，「違いはない」，「等しい」という逆に否定した仮説を立てることがあります。その仮説が否定されることで，結果的に「差がある」ことが検証できます。このように主張したい仮説の逆の仮説を**帰無仮説**といいます。

　つまり，その仮説のもとでデータの出現頻度がある基準（有意水準）より小さいときに，その仮説が間違っているとして否定（棄却）することにより，差があることを主張（対立仮説を採択）する方法です。仮説否定は 2 重否定の論理であるといえます。

　帰無仮説の「null」の意味は，「①無効の，②価値のない，③ゼロの」であることからも，帰無仮説は重要な主張ではない，つまり，対立仮説が「主張することや」，「言いたいこと」となります。帰無仮説は数学的に「＝」で成り立つものを想定します。

(2) 対立仮説 (alternative hypothesis)（表記：H_1）

　帰無仮説が棄却されたときに採択される仮説が**対立仮説**です。帰無仮説では，「＝」で成り立つものを想定するため，対立仮説では，帰無仮説と反する「≠」，「＞」，「＜」が想定されます。

　「≠」という記号は，「＞」（より大きい）と「＜」（より小さい）の両方を含んでいるため，対立仮説に「≠」を想定する場合は，両側検定と呼ばれます。一方，対立仮説に「＞」または「＜」のようにいずれかが大きいことを想定する場合は，片側検定と呼ばれます。特に断りがない場合は，両側検定が用いられます。

　　例 1）両側検定

　　　帰無仮説：当院の平均在院日数は全国の DPC 対象病院の平均在院日数と等しい

　　　対立仮説：当院の平均在院日数は全国の DPC 対象病院の平均在院日数と**等しくない**

　　例 2）片側検定①

　　　帰無仮説：当院の平均在院日数は全国の DPC 対象病院の平均在院日数と等しい

　　　対立仮説：当院の平均在院日数は全国の DPC 対象病院の平均在院日数より**長い**

　　例 3）片側検定②

　　　帰無仮説：当院の平均在院日数は全国の DPC 対象病院の平均在院日数と等しい

　　　対立仮説：当院の平均在院日数は全国の DPC 対象病院の平均在院日数より**短い**

　　　（注）等しい＝差がない，違いがない

　　　　　　等しくない＝差がある，違いがある

　調べたい検定の帰無仮説・対立仮説の立て方によって，片側検定にするか両側検定にするかが決まります。実際，片側検定と両側検定ではどう違うかというと，両側検定における p 値 0.05 は，片側 0.025 になりますが，片側検定では片側のみで 0.05 となるため，有意差が出やすくなります。棄却域に入った場合には帰無仮説が棄却され「有意差がある」ことになります。

　なお，左右対称の分布の場合，片側検定を 2 倍にすれば，両側確率になります（**図表 82**）。

(3) 有意水準（危険率）

　検定を行うときに，あらかじめ定めておく判定の基準となる確率を有意水準または危険率といいます。この確率は，まれなことが起こる確率を表しており，α という記号を用いて表されます。一般的には，$\alpha = 0.05$ または $\alpha = 0.01$ が用いられています。

図表 82　両側検定と片側検定

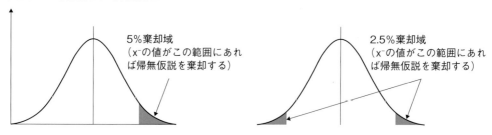

　1から信頼度を引いた値の有意水準は，信頼度が95%ならば有意水準は5%となります。危険度（有意水準）と信頼度は裏表の関係で，中央（平均）から範囲を拡大していくイメージで考えているのが信頼度，逆に端からどこまでを切るかというイメージが危険度になります（図表83）。

■2）量的変量の仮説検定

　基本的に比較したい「平均値の差が，平均値の差の分散（平均値の差がどれだけの範囲でばらつくか）と比べてどれだけ大きいか」という比較を用いて，データから計算された「平均値の差」の結果がどれだけあり得ないことかの，p値を算出する計算方法です。

(1) 一標本t検定

　集めたデータの平均と既知（数値がわかる）の母平均を比較したい場合に，一標本t検定を用います。既知の母平均とは，全国の小学生の体重などすでにどこかで集められたデータの平均のことを指します。この母平均と集めたデータの平均を比較する場合に，この検定を用います。

　　例）当院の平均在院日数と全国のDPC対象病院の平均在院日数（既存）は等しいか

(2) 二標本，二変量（母平均に関する検定）

　二標本の平均値に差があるかどうかを検定する場合，二標本のデータに対応があるかないかによって検定方法が分かれます（図表84）。

a）対応のあるデータ（標本間で対になったデータ）

　2組のデータ（標本）で対応のある場合とは，同じ対象（者）に対して，複数の条件下で測定を行い，その間で個別の差を測定できる場合などをいいます。データが対になっている場合，個別に識別でき，個別ごとに前後の差が測定できる場合が「対応のある場合」という意味となります。

　　例）運動の前後で血圧に変化があるか比較する場合

図表 83　有意水準と信頼度

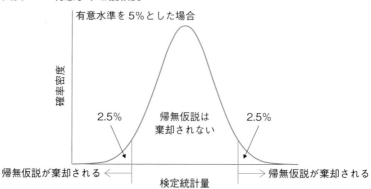

図表 84　t 検定の種類

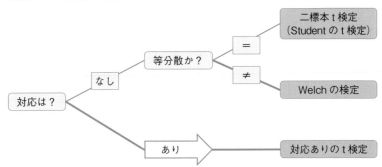

　　　ある集団の健診時と指導 3 カ月後の中性脂肪の値を比較する場合

　二変量（2 つの異なるデータ群）の平均に関しては，対応のある t 検定を行います。

b）対応のないデータ

　対応のない場合とは，たとえば，A 病院と B 病院の平均在院日数のような 2 組のデータで対象としているグループが別の場合のことをいいます。

　データに対応のない二標本の場合は，母集団の分散が等しいかどうか，母分散の比の検定（F- 検定）を行い，以下の 2 つの検定を選択します。

　①2 つの集団の母分散（未知：数値がわからない）が等しい場合：二標本の t 検定（Student の t 検定）

　②2 つの集団の母分散（未知）が等しくない場合：Welch（ウェルチ）の検定（等分散を仮定しない t 検定）

　①と②の違いは母分散が「等しい」か「等しくないか」，ということになります。しかし，母分散はパラメータであるため，実際には等しいかどうかはわかりません。そのため，事前に 2 つの母分散が等しいかどうかの検定（F 検定）を行う必要が生じます。

（3）F 検定（分散の差の検定）

　2 つの集団の平均値に差があるかどうかを確認するための方法として t 検定がありますが，「2 つの集団の比較」といっても，これが意味するのは，たまたま手元に得られた標本における平均値差ではなく，その標本が抽出されたもとの母集団における平均値差です。t 検定では「2 つの母集団における平均（母平均）の比較」を，それぞれの母集団から抽出した 2 つの標本によって行っているということになります。そして，t 検定を行うには，3 つの条件が必要となります。

【t 検定の前提条件】

　1．標本抽出が無作為に行われていること（無作為抽出）

　2．各群の母集団の分布が正規分布に従っていること（正規性）

　3．2 つの母集団の分散が等質であること（分散の等質性）

　この前提条件の 1 つである「分散の等質性」が満たされるかを確認するために，母集団の分散が等しいかどうかを調べる必要があります。そこで行うのが母分散の比の検定（F 検定）ですが，統計学の書籍では F 検定の方法についてあまり触れられていないため，例をあげて説明します。

　例）ある病院の男性と女性の HDL コレステロール値を比較します。男性 26 人の平均 HDL コレステロール値は 60mg/dℓ，分散は 20mg/dℓで，女性 31 人の平均 HDL コレステロール値は 65mg/dℓ，分散は 15mg/dℓでした。この結果から，男性と女性の HDL コレステロール値の分

散が等しいといえるでしょうか。

1．仮説を立てる

帰無仮説は「男性と女性の HDL コレステロール値の分散は等しい」とします。したがって対立仮説は，「男性と女性の HDL コレステロール値の分散は等しくない」となります。

2．有意水準を設定する

$a - 0.10$ とします。

3．適切な検定統計量を決める

等分散性の検定を行うことから，統計量 F を使います。統計量 F は，男性の分散と女性の分散の値を使用します。等分散性の検定において F 統計量を算出するときには 2 つの分散のうち，大きな値の方を分子にします。この例題では =20（男性），=15（女性）となります。

$$F = \frac{男性の分散}{女性の分散} \quad \left(= \frac{20}{15} \right)$$

4．棄却ルールを決める

この検定で使用する分布は自由度「(26-1，31-1) ＝ (25，30)」の F 分布です。2 つの分散が等しいかどうかを検定するため，両側検定を行います。このとき，統計数値表を参照する際に用いる a の値は，設定した有意水準である 0.1 を 2 で割った値の a =0.05 となることに注意してください。統計数値表から $F_{0.05}$ (25，30) の数値の値を読み取ると「1.919」となっています（図表 85）。

5．検定統計量を元に結論を出す

F ＝　　20／15　＝　1.33

図表 86 は自由度（25，30）の F 分布を表したものです。F=1.33 は図の矢印の部分に該当します。矢印が棄却域に入っていないことから，「有意水準 10% において，帰無仮説は棄却されない」という結果になります。つまり，「男性と女性の HDL コレステロール値の分散は等しくないとは言えない」と結論づけられます。

3）質的変量の仮説検定

質的変量は，適合度と独立性の検定があり，統計分析として χ^2 検定が使われます。χ^2 検定は，2 つのタイプの比較，適合度検定及び独立性検定に用いられます。

（1）適合度の検定

データが度数として得られる観測値について，期待度数（理論値）や母集団統計値と一致するかどうか（同じか異なるか）を検定する方法です。理論分布に基づいて期待度数を算出し，観測度数（観測値）との違いの程度を評価します。

　例）ある病院の外来患者数は，曜日によって来院患者に差があるか

（2）独立性の検定

観測された 2 つの質的データが独立である（関連がない）という仮説をもとに行う検定です。2 つの質的変量において，A_1，A_2，…，A_k と B_1，B_2，…，B_1 についてのクロス集計表（k × 1 の分割表）を作成し，この 2 属性に関連性があるのかを検定します。

　例）運動習慣の有無と高脂血症の有無の間に関連はあるか

t 検定と χ^2 検定は，両者とも変数に差があることを比較する検定手法ですが，t 検定は，データが連続した数量（間隔尺度・比例尺度）のときに，変数間の平均に違いがあるかを検定する場合に用い

図表85　F分布のパーセント点（α＝0.05）

v_2 ＼ v_1	1	2	……	10	20	30
1	161.45	199.50		241.88	248.01	250.10
2	18.513	19.000		19.396	19.446	19.462
3	10.128	9.552		8.876	8.660	8.617
4	7.709	6.944		5.964	5.803	5.746
5	6.608	5.786		4.735	4.558	4.496
20	4.351	3.493		2.348	2.124	2.039
25	4.242	3.385		2.236	2.007	1.919

図表86　自由度(25, 30)のF分布

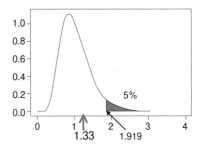

ます。これに対しχ^2検定は，データの個数の出現に違いがあるかを検定する場合に用います。

図表87　F検定の考え方

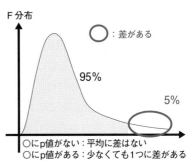

4）検定の解釈

　仮説検定では，結果の解釈が重要なポイントとなります。以下に検定統計量を計算し，統計数値表から得た結果の解釈について述べます。

　帰無仮説の起こりうる確率〔有意確率 p 値（計算により求める）〕と，まれなことが起こる確率〔有意水準（各自設定）〕の2つの値を比較して帰無仮説の棄却・採択を判定する。

　p 値≦α　→　「帰無仮説を棄却する」

　　　　　　帰無仮説が起こるのは非常にまれであり，仮説で残るのは「対立仮説」のみとなるため，主張すべき対立仮説が成立する。解釈は，「対立仮説」そのものを述べる。

　　1）の例1（両側検定）の場合の解釈：当院の平均在院日数は全国のDPC対象病院の平均在院日数と等しくない

　p 値＞α　→　「帰無仮説を採択する」

　　　　　　帰無仮説が採択されるが，主張すべき対立仮説に関しては何もいえないため，解釈も「対立仮説」に関しては，何もいえないとなる。

　　　　　　つまり，「対立仮説」が成立するとはいえないことを述べる。

　　1）の例1（両側検定）の場合の解釈：当院の平均在院日数は全国のDPC対象病院の平均在院日数と等しいとはいえない

「棄却する」ということは仮説を否定することとなりますが，**「採択する」**は否定されないことであり，**肯定できたということではない**ことに注意する必要があります。

5）統計的仮説検定における2種類の誤り

　仮説検定の判断として，以下の4パターンが考えられます。

　　①　帰無仮説が正しいとき，帰無仮説を採択する

　　②　帰無仮説が正しいのに，帰無仮説が棄却される

　　③　帰無仮説が正しくないのに，帰無仮説を採択する

　　④　帰無仮説が正しくないとき，帰無仮説が棄却される

　①と④は問題のない判断ですが，検定ではαと p 値のみで判定が行われるため，②と③のような

図表88　第1種の過誤と第2種の過誤

	真実	
決定	帰無仮説は正しい	帰無仮説は間違い
帰無仮説を棄却	第1種の誤り 確率：α	正しい決定 確率：$1-\beta$（検出力）
帰無仮説を棄却しない	正しい決定 確率：$1-\alpha$	第2種の誤り 確率はβ

2種類の誤りを犯す可能性もあります。

②の場合を「**第1種の過誤（Type Ⅰ error：α-error）**」と呼び，この誤りを犯す確率をαで表します。これは有意水準のことであり，この過誤を小さくするには，αを小さくします。

③の場合を「**第2種の過誤（Type Ⅱ error：β-error）**」と呼び，この誤りを犯す確率をβで表します。$1-\beta$のことを**検出力**（power）といい，「誤った帰無仮説を棄却する」確率を表します。第2種の過誤を小さくするには，検出力を大きくします。これは標本数を増やすことにつながるため，高い検出力を得るためには，データ収集前に標本数の設定を行う必要があります。

この2種類の過誤が起こる確率をともに小さくすることが望ましいのですが，一方の過誤の確率を小さくすると，他方の過誤の確率が大きくなるという関係があります。なお，仮説検定では第1種の過誤が重視されます。

第2種の過誤よりも第1種の過誤が重視される理由を，以下に例をあげて説明します。

　例）刑事裁判（目的：社会の公正）

　　　帰無仮説：無罪（弁護側の主張）

　　　対立仮説：有罪（検察側の主張）

　　　第1種の過誤の場合…無実なのに有罪（冤罪）

　　　第2種の過誤の場合…有罪なのに無罪（社会悪の見逃し）

　　どちらの誤りを小さくしたほうが良いかを考えると，無実の罪になる人を少なくしたいため，第1種の確率を小さくすることを優先します。つまり，第1種の過誤のほうが第2種の過誤よりも重視されるのです。

5．病院統計と診療情報管理

1）病院統計の種類

病院の診療に係る統計には大別すると**医事統計と医療統計**があり，医事統計は，月次の患者数や医療行為数，診療報酬金額などをベースに診療科別，病棟別等目的別に集計したもので，主に病院運営や医療収益，患者数把握等のために用いられる狭義の統計を示しているイメージがあります。

一方，医療統計は広義な表現として捉えることが多く，医療に係る情報全体を包含する統計になります。たとえば，病院収益等に係る医事統計はもちろんのこと，診療に係る患者数統計や疾病統計，DPC制度に関連するDPC／PDPS統計，医療の質評価に係る臨床指標等も含まれます。

診療情報管理では，以前より患者数と疾病，手術等に関する統計を中心に考えてきましたが，現在は医療統計まで広げて業務を構成する必要があります。

2）医事統計の目的と活用

　医事統計の目的は，第一に病院収益性（運営）の把握が挙げられます。さらに，収集された情報は，医療法の「診療機能情報制度」に用いられたり，診療報酬制度での施設基準に定められた条件としてデータ化し把握されるなど，医事統計は一病院を運営するための必要不可欠な情報であるとともに，医療行政全般に活用される医療統計の一部となっています。

　医事統計は，患者数統計や診療収入などの院内統計と，対外的な統計に分けて捉えることができます。患者数統計は受診状況の変化や診察などの状況を知るために詳細な区分に分けて数値をみます。診療収入の統計は，医療収益の変動をみるために，診療科別はもちろんのこと，手術手技別や診療行為，患者 1 人当たりの診療費用等に分けて数値をみます。そして，対外的な部分では，他医療機関との連携関係をみるための紹介患者数や紹介施設別の患者数，紹介された患者が治療後に元の医療機関に戻されたのかをみる逆紹介数などがあります。

　これらの統計は，医療機関が置かれた状況や地域医療の変化，医療政策などに影響して迅速にニーズに応えるようにして発展させていくものになります。また，最近は，こうした情報を医療機関自らがホームページなどで詳しく公開するところも増えています。

6．病院統計の基本的見方

　前項で述べたように，患者数や診療収入などの医療に係る統計は，下記のように使用用途に応じてさらに細分化して詳細を検討することができます。

【例】医療統計として考えられる詳細項目

○患者数統計
　・診療科別入院・外来患者数
　・病棟別入院患者数
　・新入院・外来患者数
　・休日・夜間入院・外来患者数
　・保険種別患者数
○診療収入の統計
　・診療科別請求額
　・診療行為別請求額
　・病棟別入院請求額
　・患者 1 人当たりの請求額
　・病床当たりの請求額

○対外的な統計
　・紹介患者数
　・逆紹介患者数
　・紹介医療機関別患者数
　・救急車搬送件数

　経営管理に関する統計のなかで，最もポピュラーなものに，入院病床の利用状況をみた病床利用率という指標があります。この指標は，「病床利用率」とも「病床稼働率」とも表現されます。医療現場ではこれらをときどき混在して使用するなど，その違いが理解しにくいようです。この 2 つの指標（利用率と稼働率）を理解するためには，計算式をみることが一番です。

　病床利用率は，分析する期間によって計算式を考慮する必要がありますが，日々の病床状況をみる場合，**病床利用率は〔24 時現在の患者数／病床数〕**，**病床稼働率は〔24 時現在の患者数＋退院患者数／病床数〕**で算出します。病床稼働率は，すでに退院して 24 時時点で在院していない当日の退院患者を含めるため，**同一病床に対して退院した患者と入院する患者をダブルカウント**（同日入退院）することになり，**病床稼働率は 100％を超える数値となる**ことがあります。

　「病床稼働率」は病院の収入を見る大切な指標の１つですが，患者数の減少等に伴う病床稼働率の低下を，平均在院日数の延長によって補う医療機関も少なくありません。これを「在院日数の引き伸ばし」と呼びますが，このマネジメントは極めて場当たり的で，将来性がありません。

　2018年診療報酬改定では，入院基本料部分は重症度・医療・看護必要度の実績要件が細分化し，厳格化が図られています。急性期を担うDPC制度下では，暫定調整係数の機能評価係数Ⅱへの切替えが終わり，その結果，在院日数短縮の指標「効率性係数」の点数配分が大きくなりました。つまり，病床稼働が低迷したからといって在院日数を不必要に延長することに対して，きびしい評価が下されるようになってきたのです。

　では，病床稼働率を下げないためにするべきことは何でしょうか。

　筆者は，病床稼働対策とは，新患，特に入院につながる初診患者を増やすことに尽きると考えます。そのために，自院の機能や医師の専門性，地域性などを考慮して，どういった初診患者を求めるべきかを明らかにすることが，今後，第一に検討すべき課題と捉えています。さらに，稼働安定のためには，救急車の受入れや救急患者頼みの緊急入院の計画に偏ることなく，予定入院を増やし，季節的な変動をカバーすることが大切だと実感しています。

　一方で病床の運営については，地域医療包括ケアが推進され，機能分化が求められていることも勘案すると，病院間の連携が重要な意味をもってくることでしょう。機能分化とは，言い方を変えれば，病院の機能や方向性に沿った診療体制を維持することですから，病院機能に沿わない医療については，転送や転院，逆紹介の必要が出てきます。この辺を整備することによって，より病院機能が明確になり，紹介患者が増えるなどの効果も期待できるのではないでしょうか。

7．医事統計の活用；医療機能情報提供制度

　医療機能情報提供制度（医療情報ネット）は，患者が医療機関を適切に選択できるよう，第5次医療法改正（2006年）で導入されました。

　この制度では，基本情報（診療科目，診療日，診察時間等）に加えて，対応可能な疾患・治療内容など，一定の情報を医療機関が都道府県に報告するとともに，医療機関でも閲覧できるようにすることを義務づけています。病院では，この制度のためにデータを収集し，報告する情報を整理する必要があり，一般には，診療情報管理部門がこのデータ整理業務を行っています。

　図表89に，診療情報管理部門で扱う項目について，東京都の情報を例に掲げます。

8．主要統計指標

　最後に，厚生労働省がホームページに掲げている経営管理指標の数式などを参考に，医療機関で必要とされる統計指標の主なものを掲げます。

　ここで用いられる用語の基本的な定義は，以下のとおりです。

　　在院患者数：24時現在に在院していた患者数（外泊患者を含む）

　　1日平均在院患者数：在院患者延数を暦日数で除した数

　　外来患者数：0時から24時までに新来・再来・往診を問わず受け付けた患者数（外来の同一患者が2以上の診療科で診療を受けた場合は，それぞれの診療科の外来患者数として数える）

①**病床利用率**（％）：病床数に対してどれ
　だけの患者を入院させたかをみる数値
　で，病院の経営水準を示す１つの目安

$$\frac{1\,日平均在院患者数 \times 100}{病床数}$$

②**平均在院日数**（日）：１人の患者が入院し
　てから退院するまでの在院日数

$$\frac{在院患者延数}{（新入院患者数＋退院患者数）\times 1／2}$$

③**病床回転数**：一定期間における病床の回
　転数（この数値が高いほど効率がよい）

$$\frac{暦日数}{平均在院日数}$$

④**外来新患率**（％）：外来患者に占める新
　外来患者の割合

$$\frac{新外来患者数 \times 100}{外来患者延数}$$

⑤**平均通院回数**：外来患者１人当たりの初診から転帰までの通院回数

$$\frac{外来患者延数}{新外来患者数}$$

⑥**入外比率**：病院が入院・外来のいずれの比重が大きいかを表す

$$\frac{1\,日平均外来患者数}{1\,日平均入院患者数}$$

⑦**在院患者１人１日当たり診療点数**：

$$\frac{診療点数}{在院患者延数}$$

⑧**職員１人１日当たり診療点数**：入院（暦日数），外来（診療実日数）別に算出し，合計を計上
　（職員数を医師数に変えれば，医師１人１日当たりの診療点数となる）

$$\frac{診療点数}{職員数 \times 診療実日数}$$

図表 89　医療機能として提供される情報の例

医療機能情報提供制度のなかで診療情報管理が担う可能性がある情報（例；東京都）
入院診療計画策定時における院内の連携体制の有無
診療情報管理体制
オーダーリングシステムの導入の有無および導入状況
ICD コードの利用の有無
電子カルテシステムの導入の有無
診療録管理専任従事者の有無および人数
情報開示に関する窓口の有無
症例検討体制
臨床病理検討会の有無
予後不良症例に関する院内検討体制の有無
治療結果情報，死亡率，再入院率，疾患別・治療行為別の平均在院日数その他の治療結果に関する分析の有無
死亡率，再入院率，疾患別・治療行為別の平均在院日数その他の治療結果に関する分析結果の提供の有無
患者数
病床の種別ごとの患者数
外来患者の数
在宅患者の数
平均在院日数
患者満足度の調査
患者満足度の調査の実施の有無

⑨**院内死亡率**（%）：病院機能に応じた患者の重症度に左右される点に注意

$$\frac{院内死亡数 \times 100}{退院患者数}$$

⑩**剖検率**（%）：医療評価指標として注目される

$$\frac{病理解剖数 \times 100}{院内死亡数}$$

⑪**医業収支比率**：

$$\frac{医業費用 \times 100}{医業収入}$$

⑫**医業利益率**：

$$\frac{医業損益 \times 100}{医業収益}$$

⑬**人件費比率**：人件費を材料費，医薬品費，委託費などに置き換えて各指標をみることができる

$$\frac{人件費 \times 100}{医業収益}$$

《参考文献》

1）秀和システム．世界一やさしくわかる医療統計，第 1 版，2011.10
2）一般社団法人日本病院会．診療情報管理士テキスト，診療情報管理Ⅲ，専門・診療情報管理編，第 6 版，2014.7
3）永野裕之．統計学のための数学教室，ダイヤモンド社，2015.9
4）菅民郎　土方裕子．すぐに使える統計学，SB クリエイティブ，2009.1
5）山田剛史　村井潤一郎．よくわかる心理統計，ミネルヴァ書房　2004.9
6）統計学入門（統計学特論）
7）統計 WEB（https://bellcurve.jp/statistics/course/9932.html）
8）データ分析基礎知識
　　（https://www.albert2005.co.jp/knowledge/statistics_analysis/multivariate_analysis/single_regression）

第11章 DPCと診療情報管理

執筆　石﨑義弘

1．DPCとは何か

　日本の医療費請求は，**出来高払い方式**となっていました。医療財政の逼迫，複雑な診療報酬制度などの理由から，アメリカの支払方式等を参考にした日本独自の急性期入院医療に係る**診断群分類**（**DPC：Diagnosis Procedure Combination**）**制度**が採用されました。2010年12月以降，支払制度を診断群分類と区別するため**DPC／PDPS**と表現しました。PDPSとは，Per-Diem Payment Systemのことであり，「1日ごとの支払い方式」を意味します。

　出来高払い方式では，個々の診療行為の医療費への反映には対応できますが，過剰診療となりうること，医療の質や効率性への評価がされにくいこと，医療技術や医療機関のコスト等への適切な反映が十分にされないこと等から，日本独自の患者分類に基づく診断群分類による**1日当たりの定額報酬算定制度**が導入されたものです（**図表90**）。

　当初，1998年11月より国立病院等10病院における1入院当たりの「急性期入院医療の定額払い方式」の試行が行われ，2003年4月より特定機能病院等（82病院）において急性期入院医療を対象

図表90　診療報酬体系（出来高と包括）の基本的考え方

☆医療技術の適正な評価（難易度，時間，技術力を重視）
〈ドクターフィー的要素〉

☆患者の視点の重視
・情報提供の推進
・患者による選択の重視

出来高払い　手術等

機能の評価

包括払い
疾病の特性，重症度を反映した評価

包括払い
病態，ADL，看護の必要度等に応じた評価

出来高払い
かかりつけ医・歯科医・薬剤師の機能，プライマリケア機能等を重視

出来高払い
専門的な外来診療，紹介・逆紹介等を重視

特定機能病院

回復期リハ等

☆医療機関のコストや機能の適切な反映
〈ホスピタルフィー的要素〉

診療所・中小病院等　　大病院　　急性期　　慢性期

[外来医療]　　[入院医療]

とする1日当たりの包括評価が導入されました。これがDPC制度の始まりとなっています。年々，DPC対象病院は増え，2010年度は1,390病院，2012年度は1,505病院，2014年度は1,585病院，2016年度は1,667病院，2020年度は1,757病院，2022年度には1,764病院となり，一般病床約90万床のうち，過半数を占めるようになっています。

２．診断群分類の構造と決定方法

1）診断群分類の基本構造

診断群分類は，18の「主要診断群（MDC：Major Diagnostic Category）」と呼ばれる疾患分野ごとに大別され，それぞれ傷病により分類されています（図表91）。次に，診療行為（手術，処置等），重症度等により分類されます。傷病名は**国際疾病分類**である**ICD：International Classification of Diseases**により，診療行為については診療報酬上の区分により定義され，重症度等については傷病ごとに評価する重症度等の指標が設定されています。

2）診断群分類コード14桁の構成と内訳

すべての診断群分類は，数字とxからなる14桁の診断分類番号で表しています。

図表92の場合ですと，最初の2桁：06はMDCの消化器系疾患，肝臓・胆道・膵臓疾患，次の4桁：0040は直腸肛門（直腸S状部から肛門）の悪性腫瘍というように，それぞれの桁ごとに意味をもって表し，14桁により行った医療行為を分類しやすいようにしています。

3）診断群分類の決定

診断群分類は，**医療資源を最も投入した傷病**をもって決定されます。

「医療資源を最も投入した傷病」とは，入院患者の入院期間全体を通じて，治療を行った傷病のうち，最も人的・物的医療資源を投入した傷病となっています。「1入院中に複数の傷病に対しての治

図表91　ＤＰＣにおける１８の主要診断群分類

【18の主要診断群分類】
MDC01　神経系疾患
MDC02　眼科系疾患
MDC03　耳鼻咽喉科系疾患
MDC04　呼吸器系疾患
MDC05　循環器系疾患
MDC06　消化器系疾患，肝臓・胆道・膵臓疾患
MDC07　筋骨格系疾患
MDC08　皮膚・皮下組織の疾患
MDC09　乳房の疾患
MDC10　内分泌・栄養・代謝に関する疾患
MDC11　腎・尿路系疾患及び男性生殖器系疾患
MDC12　女性生殖器系疾患及び産褥期疾患・異常妊娠分娩
MDC13　血液・造血器・免疫臓器の疾患
MDC14　新生児疾患，先天性奇形
MDC15　小児疾患
MDC16　外傷・熱傷・中毒
MDC17　精神疾患
MDC18　その他

図表 92　診断群分類コード 14 桁の構成

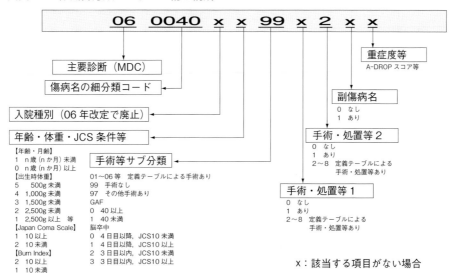

療が行われた場合であっても，『医療資源を最も投入した傷病』は１つに限る」と定められています。

「医療資源を最も投入した傷病」が不明な時点では，「入院の契機となった傷病」に基づいて診断群分類を決定することとなっています。

なお，包括評価の対象診断群分類に該当しない患者は，出来高算定となります。

ＤＰＣ分類は，１層目：医療資源

図表 93　ＤＰＣコーディングの決定手順

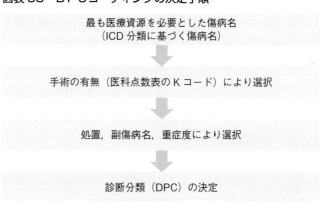

を最も投入した傷病名，２層目：手術，３層目：付随する処置や副傷病名，重症度等を選択するという「３層構造」となっています（**図表 93**）。そして，１層目，２層目，３層目の順に，一方通行の考え方により決定を行うこととなります。

ＤＰＣの分類における適用の考え方（令和２年３月 23 日保医発第２号）
入院患者に対する診断群分類区分の該当の有無は，定義告示に定める傷病名，手術，処置等及び定義副傷病名等からツリー図及び定義テーブルに基づき主治医が判断する。
ツリー図は，定義テーブルに定める診断群分類ごとに，手術，処置等又は定義副傷病の有無等に応じた分岐及び当該分岐ごとに設定された 14 桁の DPC コードで構成され，DPC コードのうち，診断群分類区分に該当する分岐の 14 桁コードを実線で，診断群分類区分に該当しない分岐の 14 桁コードを点線で表したものであり，主治医はこれに基づき適切な DPC コードを選択する。

診断群分類を決定するために，疾患ごとにその階層の分岐をわかりやすく示した樹形図（ツリー図）（**図表 94**）がつくられ，それに従って決定した診断群分類には，それぞれ入院期間に応じた告示

点数が一覧表で示されています（図表95）。

図表94　DPCの樹形図（ツリー図）

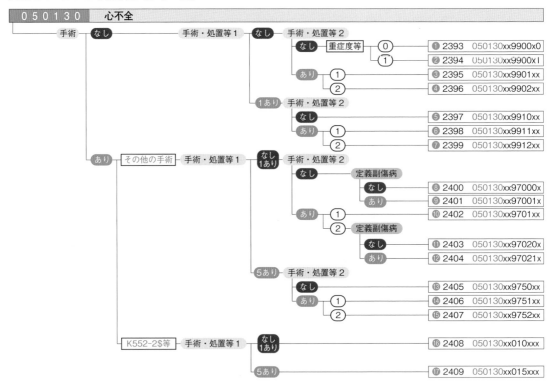

図表95　診断群分類点数表

樹形図番号	入院期間			A日以下		A日超B日以下		B日超C日以下	
	A	B	C	入院期間①	点数／日	入院期間②	点数／日	入院期間③	点数／日
① 2393	8	16	60	1〜8日	2,866	9〜16日	2,033	17〜60日	1,728
② 2394	9	19	60	1〜9日	2,695	10〜19日	1,912	20〜60日	1,625
③ 2395	8	17	60	1〜8日	3,195	9〜17日	2,266	18〜60日	1,926
④ 2396	11	22	60	1〜11日	3,352	12〜22日	2,378	23〜60日	2,021
⑤ 2397	7	13	30	1〜7日	3,322	8〜13日	2,356	14〜30日	2,003
⑥ 2398	8	17	60	1〜8日	3,432	9〜17日	2,435	18〜60日	2,070
⑦ 2399	10	20	60	1〜10日	3,725	11〜20日	2,642	21〜60日	2,246
⑧ 2400	10	21	60	1〜10日	2,924	11〜21日	2,075	22〜60日	1,763
⑨ 2401	19	37	90	1〜19日	3,003	20〜37日	2,130	38〜90日	1,811
⑩ 2402	12	24	60	1〜12日	3,194	13〜24日	2,266	25〜60日	1,926
⑪ 2403	17	35	90	1〜17日	3,318	18〜35日	2,354	36〜90日	2,001
⑫ 2404	28	55	120	1〜28日	3,635	29〜55日	2,579	56〜120日	2,192
⑬ 2405	10	20	60	1〜10日	3,183	11〜20日	2,258	21〜60日	1,919
⑭ 2406	7	20	60	1〜7日	4,420	8〜20日	2,461	21〜60日	2,092
⑮ 2407	20	39	120	1〜20日	4,258	21〜39日	3,021	40〜120日	2,447
⑯ 2408	24	48	90	1〜24日	3,283	25〜48日	2,329	49〜90日	1,980
⑰ 2409	26	52	120	1〜26日	4,252	27〜52日	3,016	53〜120日	2,413

３．ＤＰＣの対象病院と患者

１）ＤＰＣ対象病院の基準

DPC 対象病院となるためには，次のように基準が設けられています。

(1) A100「1」急性期一般入院基本料，A104 特定機能病院入院基本料（一般病棟に限る），A105 専門病院入院基本料について，7 対 1 入院基本料，10 対 1 入院基本料に係る届出を行っていること

(2) A207 診療録管理体制加算の届出を行っていること

(3) 厚生労働省が実施する「DPC 調査」に適切に参加し，入院患者および外来診療に係るデータを提出すること

(4) 上記(3)の調査において適切なデータを提出し，かつ，調査期間 1 月あたりの（データ／病床）比が 0.875 以上であること

(5) 「適切なコーディングに関する委員会」を設置し，年 4 回以上（開催月と同月内に 2 回以上開催した場合，2 回目以降は当該基準である 4 回には含めない）開催すること

２）ＤＰＣの対象外患者

DPC の算定対象患者は，対象病院の一般病棟に入院している患者で，包括点数の設定された診断群分類に該当するものが算定対象となります。

ただし，次の患者については包括算定の対象外とされ，従来どおり出来高での算定となります。

(1) 入院後 24 時間以内に死亡した患者または生後 1 週間以内に死亡した新生児

(2) 評価療養または患者申出療養を受ける患者

(3) 臓器移植を受ける患者

　K014　皮膚移植術（生体・培養）

　K014-2　皮膚移植術（死体）

　K514-4　同種死体肺移植術

　K514-6　生体部分肺移植術

　K605-2　同種心移植術

　K605-4　同種心肺移植術

　K697-5　生体部分肝移植術

　K697-7　同種死体肝移植術

　K709-3　同種死体膵移植術

　K709-5　同種死体膵腎移植術

　K709-6　同種死体膵島移植術

　K716-4　生体部分小腸移植術

　K716-6　同種死体小腸移植術

　K780　同種死体腎移植術

　K780-2　生体腎移植術

　K922　造血幹細胞移植

(4) 急性期以外の特定入院料等算定患者

　A106　障害者施設等入院基本料

A306　特殊疾患入院医療管理料

A308　回復期リハビリテーション病棟入院料

A308-3　地域包括ケア病棟入院料

　（地域包括ケア病棟入院料1から4まで及び地域包括ケア入院医療管理料1から4までのいずれ
　　かを算定する直前に療養に要する費用の額を別表により算定していた患者を除く）

A309　特殊疾患病棟入院料

A310　緩和ケア病棟入院料

A319　特定機能病院リハビリテーション病棟入院料

A400　短期滞在手術等基本料1

(5)　その他厚生労働大臣が別に定めるもの

4．DPC／PDPSの算定・請求

1）包括の範囲

　診断群分類に該当し包括算定となる場合であっても，すべての点数が包括されているわけではありません。包括評価とされているのは施設報酬であって，技術料については，出来高点数で別途算定することとなっています。その詳細は**図表96**のようになっています。この「包括評価」部分を「ホスピタルフィー」，「出来高評価」部分を，医師等の技術料と考え，「ドクターフィー」と表現することがあります。

図表96　包括評価と出来高評価の分類

「医科点数表」における項目		包括評価	出来高評価
A　入院料等	入院基本料	全て	
	入院基本料等加算	機能評価係数Ⅰ	患者ごとに算定される加算等
	特定入院料	※入院基本料との差額を加算	
B　医学管理等		手術前後の医学管理料	左記以外
C　在宅医療			全て
D　検査		右記以外	心臓カテーテル検査　内視鏡検査　診断穿刺・検体採取料
E　画像診断		右記以外	画像診断管理加算　動脈造影カテーテル法
F　投薬		全て	
G　注射		右記以外	無菌製剤処理料
H　リハビリテーション		薬剤料	左記以外
I　精神科専門療法		薬剤料	左記以外
J　処置		1,000点未満処置	1,000点以上処置　人工腎臓及び腹膜灌流
K　手術			全て
L　麻酔			全て
M　放射線治療			全て
N　病理診断		右記以外	術中迅速病理組織標本作製　病理診断・判断料
薬剤料		右記以外	HIV治療薬　血液凝固因子製剤

2）算定方法

　DPC／PDPS における診療報酬の額は，包括評価部分と出来高評価部分で構成されています。包括評価については，診断群分類点数表に定められた分類区分に応じて，それぞれの入院期間点数（1日当たり点数）が掲げられています。対象患者1人ごとに，その点数に医療機関別係数を掛けて算定します。

　すなわち，DPC／PDPS による包括評価部分の算定式は図表 97 のようになります。

図表 97　ＤＰＣ／ＰＤＰＳ包括部分の算定方式

```
診療報酬＝包括評価部分点数＋出来高評価部分点数

 包括評価部分点数＝診断群分類ごとの1日当たり点数
                  ×在院日数×医療機関別係数

     医療機関別係数
    ＝機能評価係数（Ⅰ）＋機能評価係数（Ⅱ）＋基礎係数＋激変緩和係数
```

(1) 診断群分類ごとの1日当たり点数（入院期間別点数）

　在院日数に応じた医療資源の投入量を適切に評価する観点から，診断群分類ごとの1日当たり点数は在院日数に応じて3段階に逓減する仕組みとなっています。

　この点数設定は基本形と他の3つの設定方法からなっています（図 98-1～98-4）。

　在院日数は，以下のような3段階の期間に区切られます。

a)　入院期間Ⅰ

　平均在院日数の 25 パーセンタイル値（在院日数の短いほうから上位 25% の患者が含まれるように設定した値）までの期間で，平均点数に 15% 加算。加算された部分を A とします。

b)　入院期間Ⅱ

　25 パーセンタイル値から平均在院日数までの期間で，a），b）の合計が平均点数と等しくなるような点数。平均点数から A に相当する部分を控除した点数となります。

c)　入院期間Ⅲ

　平均在院日数を超えた日以降の期間で，b）の 85% で算定となっています。すなわち，在院日数が短ければ短いほど高い点数が算定できる仕組みがとられています。そして，平均在院日数の標準偏差の2倍を超える日以降がすべて出来高での算定とされていましたが，2016 年改定では，その日を超える 30 日の整数倍の日以降と改定されました。

(2) 医療機関別係数

①**機能評価係数Ⅰ**：医療機関の人員配置や医療機関全体として有する機能など，医療機関単位の構造的因子を評価する係数

②**機能評価係数Ⅱ**：診療実績や医療の質向上への貢献などに基づき，医療機関が担うべき役割や機能を評価する係数（具体的には6つの係数として評価）（図表 101）

③**基礎係数**：直近の医療機関別包括範囲出来高点数（改定前の点数表および退院患者調査に基づき実績値）の平均値に改定率を乗じた報酬に相当する係数（図表 99，100）

④**激変緩和係数**：調整係数廃止に伴う激変緩和の対応として 2018 年度のみ設定された係数

162

図表 98 - 1　一般的な診断群分類

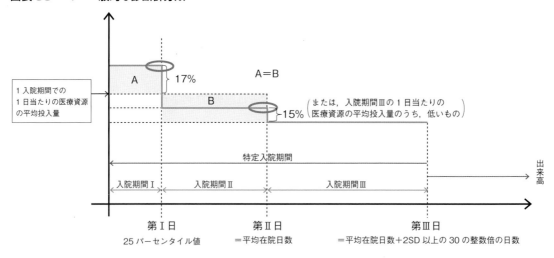

図表 98 - 2　入院初期の医療資源の投入量の多い診断群分類

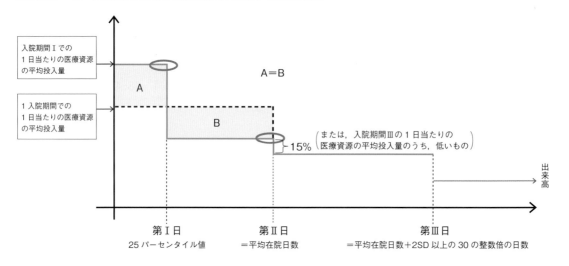

3) 請求方法

　請求方法については，出来高算定の場合と同様に月単位での請求となります。また，2009 年 1 月より，診療行為の内容がわかる情報（コーディングデータ）を添付することとされました。

　どの診断群分類で請求するかは，1 入院中に最も多くの医療資源を投入した（費用のいちばん多くかかった）傷病名とされ，主治医が決定します。特に，1 入院中に複数科受診した場合についても，傷病名は 1 つとなります。

【請求に伴う留意事項】

(1) 請求時点で病名が確定していない場合については，入院の契機となった傷病名とします。

(2) 月をまたいだ入院の途中で傷病名の変更があった場合には，退院時調整（差額を調整）をします。

(3) 同一月に診断群分類点数と出来高点数が混在する場合には，いちばん上に総括表という明細書を添付して，「療養の給付」「食事療養」の合計額がわかるように記載します。

図表98－3　入院初期の医療資源の投入量の少ない診断群分類

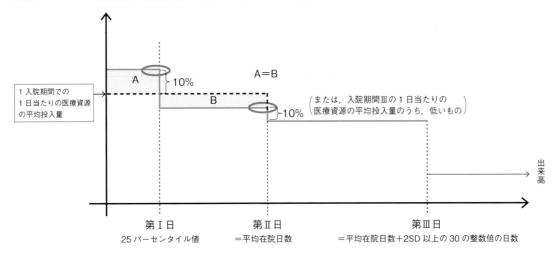

図表98－4　高額薬剤や手術等に係る診断群分類

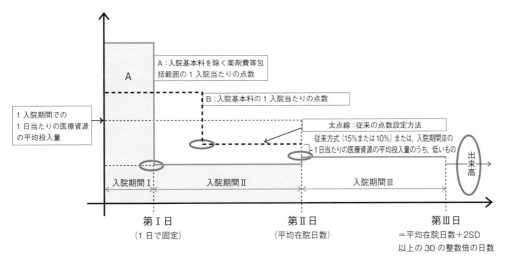

（4）月の途中で包括評価の診断群分類に該当しなくなった場合など，入院期間に請求方法が複数存在する場合は退院時に決定された請求方法により行います。

4）医療資源を最も投入した傷病名における注意点

　傷病名を決定する際の原則事項として，傷病名に含まれる情報は，部位＋病理学的区分の2つを明示することとなります。つまり，DPCは基本的な構造として，傷病名の部位と病理から決定されるものです。

（1）傷病名の選択における細則

①傷病名を表記する場合には，部位をICDが求めるレベルまで明示するように配慮していきます。

　　例）胃癌→噴門部癌，乳癌→乳房中央部乳癌，肺癌→上葉肺癌

②診療行為を行うに至った，原因となった傷病名を記載していきます。処置名，手術名，検査名，分

図表 99　3 つの医療機関群の基礎係数

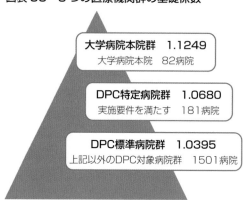

図表 100　医療機関群の実施要件

実績要件 1：診療密度	1 日当たり包括範囲出来高平均点数（全病院患者構成で補正；外的要因，後発医薬品補正）		
実績要件 2：医師研修の実施	届出病床 1 床当たりの臨床研修医師の採用数（基幹型臨床研修病院の免許取得後 2 年目まで）		
実績要件 3：特定の医療技術の実施	外科系《外保連試案》	（3a）：手術実施症例 1 件当たりの外保連手術指数（外科医師数及び手術時間補正後）	
		（3b）：DPC 対象病床当たりの外保連手術指数（外科医師数及び手術時間補正後）	
		（3c）：手術実施症例件数	
	内科系《特定内科診療 2019 年度版》	（3A）：症例割合	
		（3B）：DPC 対象病床当たりの症例件数	
		（3C）：対象症例件数	
実績要件 4：補正複雑性指数	複雑性指数（重症 DPC 補正後）		

図表 101　機能評価係数Ⅱの 6 つの係数

名称	評価の考え方
保険診療係数	適切な DPC データの作成，病院情報を公表する取組み，保険診療の質的改善に向けた取組みを評価
効率性係数	各医療機関における在院日数短縮の努力を評価
複雑性係数	各医療機関における患者構成の差を 1 入院当たり点数で評価
カバー率係数	様々な疾患に対応できる総合的な体制について評価
救急医療係数	救急医療の対象となる患者治療に要する資源投入量の乖離を評価
地域医療係数	地域医療への貢献を評価

　娩法は病名ではありません。

　　例）人工肛門形成状態，人工血管移植後

③両側性を必要とする ICD コードには，詳細な傷病名の記載が必要となります。記載がない場合は，片側と判断されてしまいます。片側等については，左右，上下等を明示していきます。

④骨折の場合には，「開放性」「閉鎖性」の記載が必要となります。

⑤悪性新生物（腫瘍）の場合，「悪性」または「癌」の記載が必要です。記載がない場合は，ICD コードは詳細不明に分類され，診断群分類が良性となる場合があります。

⑥先天性の場合には，必ず病名表記をするようにします。

　傷病名の選択については，保険者・審査支払機関・行政機関等，第三者的立場の者にも容易に理解できる傷病名の記載でなければならず，当然，主治医の診療録にその診断根拠等とともに記載される必要があります。

(2) 傷病名入力時の注意点

例 1) 良性，悪性，部位の区別（消化器系統等はさらに詳細な部位の明示を求める）がない例

　　「悪性（修飾語）」＋「噴門部（修飾語）」＋胃腫瘍（D37.1）

　　　→　本当は噴門部癌（C16.0）

　　※ D37.1 の胃の性状不詳の新生物，詳細不明のコードに分類されてしまう

　この場合の診断群分類については下記のようになります。

　　胃腫瘍（D37.1）（胃の性状不詳の消化管腫瘍）　060090

　　噴門部癌（C16.0）（胃の幽門部癌）　　　　　　　060020

　このように，医療資源病名では良性または悪性の区別をつけることにより，大きく診断群分類が変更となります。

例 2) 部位が明確になっていない例

　　「尺骨（修飾語）」＋「骨折（T14.20）」

　　　→　尺骨骨折（S52.20）

　　※ T14.2 の部位不明の骨折コードに分類されてしまう。

　このように，修飾語を用いることによって ICD コードが変化する場合があるため注意が必要となります。

　この場合の診断群分類については下記のようになります。

　　骨折（T14.20）（詳細不明の損傷など）161060

　　尺骨骨折（S52.20）（前腕の骨折）　　160760

5．ＤＰＣの管理

1）ＤＰＣ提出データ

　DPC 対象病院・準備病院は，DPC 請求とは別に，カルテ・レセプト情報をデータで厚生労働省に提出することが義務づけられています。提出するデータは，3 つの内容に分けられています。

　①患者単位で把握する診療録情報で，主に診療録（カルテ）からの情報

　②患者単位で把握するレセプトデータ情報で，主に診療報酬明細書（レセプト）からの情報

　③医療機関単位で把握する情報

　図表 102 に，その提出データ一覧を掲げました。これは，厚生労働省保険局医療課より，公表された「令和 5 年度『DPC 導入の影響評価に係る調査』実施説明資料」に掲載されている内容となります。以下にその具体的な内容を示します。

(1)【様式 1】

a）　対象範囲

　様式 1 はカルテからの匿名化情報で，調査参加病院のうち，調査対象期間中に 1 日でも医科保険で入院料を算定したものについて記載します。

　また，対象となる患者は，調査対象期間（4 月から翌年 3 月まで）の間に退院した患者で，入院年

図表102　ＤＰＣ調査の提出データ一覧

内容			様式の名称
患者別匿名化情報	診療録情報（主傷病名，入院の目的，手術術式等）		様式1
	医科保険診療以外（公費，先進医療等）の実施状況		様式4
	カルテからの日別の匿名化情報（重症度，医療・看護必要度）		Hファイル
	請求情報 診療報酬	入院患者の医科点数表による出来高情報	入院EF統合ファイル
		外来患者の医科点数表による出来高情報	外来EF統合ファイル
		診断群分類点数表により算定した患者に係る診療報酬請求情報（DPC対象病院のみ）	Dファイル
施設調査票※（病床数，入院基本料等加算算定状況等）			様式3
①生年月日，②カナ氏名，③性別を基に生成した共通IDに関する情報			Kファイル

※患者単位ではなく医療機関単位での情報

月日は問いません。そして，医科保険で調査対象の一般病棟等の入院料を１日でも算定した患者については，包括の診断群分類に該当しない，いわゆる「出来高払い」の症例も対象となります。

　治験や先進医療の対象患者，救急患者として受け入れた患者が，処置室，手術室等において死亡した場合で，当該保険医療機関が救急医療を担う施設として確保することとされている専用病床に入院したものとみなされるもの（死亡時の１日分の入院料等を算定するもの）も対象となります。

　医科のレセプトを使用しない自費診療のみ，または医科以外の他保険のみの患者，医科保険で入院料を算定せず一部の投薬・注射のみ保険適用した患者，移植術（例えば腎移植）の場合の臓器提供者（ドナー）などは対象外となりますが，対象外となる患者データを提出しても差しつかえないこととされています。

b)　必要となる情報

　様式１の内容は，退院時サマリーのイメージとなるもので，たとえば主傷病名，入院の目的，手術術式等があり，匿名化された情報になります。

c)　データ入力・取扱いにおける特記事項

　入院日から退院日までの期間を基本としますが，一般病棟から療養病棟等へ転棟があった場合，転棟した時点で様式１を別に作成・提出します。また，同一疾患で７日以内に再入院した場合は，新たに一連とした様式１も追加作成します。

　様式１のデータは傷病名等，診断・診療に関わる情報であるため，主治医による入力票を活用した方式，ICD-10（傷病名）のコーディングに関しては，熟練した診療情報管理士等が分担する方法も考えられます。入院中に転科があった場合には，複数の科別サマリーを１入院として集約する必要があります。病院によって様々な方策が考えられますが，一つの方法として管理担当者（診療情報管理士等も含む）が集約することも考えられます。

　傷病分類については，疾病，傷病及び死因統計分類提要，ICD-10（2013年版）準拠を使用します。

d)　提出時期

　原則として３カ月分を一括して，提出スケジュールの締切日までに，データを提出します。

(2)【様式3】

a)　必要となる情報

　様式３は「施設調査票」で，医療機関別の病床数，入院基本料等の算定状況及びがん診療連携拠点病院等の都道府県における指定状況等，地域医療指数における指定状況等の情報が含まれます。

b)　データ入力・取扱いにおける特記事項

　様式3は患者単位ではなく医療機関単位での情報であるため，医事課等において別途把握が必要となるデータです。

c)　提出時期

　原則として3カ月分を一括して，提出スケジュールの締切日までに，データを提出します。

(3)【様式4】

a)　対象範囲

　様式4は「医科保険診療以外のある症例調査票」で，全患者が対象です。つまり，自費のみによる出産，健康診断のための入院，労災保険のみの入院等も含め，すべての症例が対象となります。

b)　必要となる情報

　医科保険診療以外の診療の有無に関する情報が必要となり，入院を通してどのような支払いがされていたかの実績について，退院時点の確定情報でデータを作成します。その区分については，①医科レセプトのみ，②歯科レセプトあり，③保険請求なし，④保険と他制度の併用，⑤その他の区分があり，いずれかに分類します。

c)　データ入力・取扱いにおける特記事項

　様式4は患者単位のレセプトだけではわからない情報であり，様式3と同じく医事課等において別途把握が必要となるデータです。

d)　提出時期

　原則として3カ月分を一括して，提出スケジュールの締切日までに，データを提出します。

(4)【入院ＥＦ統合ファイル】

a)　対象範囲

　医科点数表に基づく出来高による診療報酬の算定分，入院料の包括診療項目，及び持参薬を範囲としており，入院医科保険の全患者が対象です。労災・公害・その他の除外分と保険分とが混在した場合には，D，E，Fファイルは医科保険部分のみ対象とします。治験や先進医療の対象患者も調査の対象となり，D，E，Fファイルは医科保険部分のみ対象となります。

　また，特定入院料等を算定する場合は，これら特定入院料等に包括される診療項目も出力します。特定入院料等以外に関しても出力してもかまいませんが，その際は，原則に則った方法で行います。

　自費診療のみ，労災・公害・その他保険のみの患者などは対象外となり，対象外となるデータを提出した場合はエラーとして取り扱われ，修正・再提出が求められます。

　移植術（例えば腎移植）の場合のドナー（臓器提供者）はレシピエントに総括し，作成時期に間に合わない場合には不要とします。

b)　必要となる情報

　EF統合ファイルは診療報酬明細書情報です。医科点数表に基づく出来高による診療報酬の算定情報で，匿名化された情報（対象は全患者）です。

c)　データ入力・取扱いにおける特記事項

　医科点数表に基づく出来高による診療報酬の算定情報については，レセプトデータダウンロード方式によるE，Fファイルが原則です。

　DPC対象病院においては，包括評価対象患者に係る診断群分類点数表に基づく診療報酬の算定情報が別途必要です。

　また，DPC対象病院においては短期滞在手術等基本料2及び3が算定できないため，当該基本料

のデータが出力されないことに留意します。

d）　提出時期

　原則として3カ月分を一括して，提出スケジュールの締切日までに，データを提出します。

e）　ＥＦファイル統合

　提出にあたり，EFファイル統合ソフトにより，EFファイルを統合させることが必要になります。

(5)【外来EF統合ファイル】

a）　対象範囲

　医科点数表に基づく出来高による診療報酬の算定範囲及び病名情報とし，外来医科保険の全患者が対象です。

　DPC対象病院及びデータ提出加算2に係る届出を行っている医療機関のみ作成し，それ以外の医療機関は作成不要です。労災・公害・その他の除外分と保険分とが混在した場合には，E，Fファイルは医科保険部分のみ対象とします。治験や先進医療の対象患者も調査の対象となり，E，Fファイルは医科保険部分のみ対象となります。

　自費診療のみ，労災・公害・その他保険のみの患者などは対象外となり，対象外となるデータを提出した場合はエラーとして取り扱われ，修正・再提出が求められます。

b）　必要となる情報

　外来EF統合ファイルは診療報酬明細書情報です。医科点数表に基づく出来高による診療報酬の算定情報で，匿名化された情報（対象は全患者）です。

c）　データ入力・取扱いにおける特記事項

　医科点数表に基づく出来高による診療報酬の算定情報については，レセプトデータダウンロード方式によるE，Fファイルが原則です。

d）　提出時期

　原則として3カ月分を一括して，提出スケジュールの締切日までにデータを提出します。

e）　ＥＦファイル統合

　提出にあたり，EFファイル統合ソフトにより，EFファイルを統合させることが必要になります。

(6)【Dファイル】

a）　対象範囲

　Dファイルは「包括レセプト情報」であり，DPC対象病院のみが提出するものです。包括範囲の診療報酬請求情報及び出来高による診療報酬の算定範囲とし，出来高理由コードに係るレコードも出力します。

b）　必要とする情報

　診断群分類点数表により算定する患者の包括評価点数，医療機関別係数等に関する請求情報で匿名化された情報です。

c）　データ入力・取扱いにおける特記事項

　DPC対象病院のみ提出します。

d）　提出時期

　原則として3カ月分を一括して，提出スケジュールの締切日までに，データを提出します。

(7)【Hファイル】

a）　対象範囲

　「重症度，医療・看護必要度に係る評価票」により評価を行う入院料を届け出ている病棟の入院患

者について作成します。

b) 必要となる情報

「重症度，医療・看護必要度に係る評価票」の各評価項目の点数。

c) データ入力・取扱いにおける特記事項

Ｈファイルは，ＥＦファイルと同様に，１日ごとに情報を入力して１カ月分を１つのファイルに作成します。

d) 提出時期

原則として３カ月分を一括して，提出スケジュールの締切日までに，データを提出します。

(8)【Ｋファイル】

a) 対象範囲

当該月の入院ＥＦ統合ファイルで含まれている症例について生成します。

b) 必要とする情報（抜粋）

生年月日，カナ氏名，性別をもとに生成した一次共通ID，被保険者番号等。

c) データ入力・取扱いにおける特記事項

提出にあたり，Ｋファイル生成機能により生成します。

d) 提出時期

原則として３カ月分を一括して，提出スケジュールの締切日までに，データを提出します。

2）ＤＰＣデータの検証

前述のとおり，ＤＰＣは医療資源を最も投入した傷病名によって，請求が決定します。その傷病名については，根拠のある傷病名であり診療記録に記載されていることが重要となります。そのため，傷病名を決定するためには，診療記録と医事会計との整合性の確認が必要です。

医療機関によっては，医療資源を最も投入した傷病名の検証を行う部門を設けている病院もあります。そういった病院では，日々の退院患者の内容を確認しながら，退院前に必ず診療記録と医事会計とを見直し，医師が決定した傷病名との整合性を確認しながら検証を行い，相違がある場合には医師に対して確認をしていきます。そうすることによって，適正なＤＰＣ請求やデータ提出が可能となります。

このように適正なデータを後押しするには，医学的知識やICDの知識が必要となるため，担当者として診療情報管理士が適任と思われます。ＤＰＣについては，適正な病名を付与することにより，請求金額に大きな影響が出てきます。また，ＤＰＣデータ提出も必要とされ，最終的には経営にも影響しかねないこととなります（図表103）。

図表103　ＤＰＣデータ検証体制

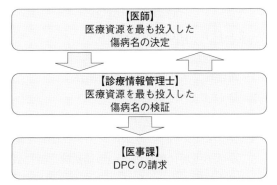

3）ＤＰＣにおける質に関する注意点

ＤＰＣコーディングについて，システムを使用して行っている場合には，注意しなくてはいけない事項があります。特に，標準病名マスタを使用している場合には，注意が必要となりま

図表 104　厚生省特定疾病血液凝固異常症調査研究班 DIC 診断基準（1988 年）

スコア		0 点	1 点	2 点	3 点
Ⅰ．基礎疾患		なし			
Ⅱ．臨床症状	出血症状 (注1)	なし			
	臓器症状	なし			
Ⅲ．検査成績	血清 FDP（μg／mL）	10 >	10 ≦　< 20	20 ≦　< 40	40 ≦
	血小板数（× 10^3／μL）(注1)	120 <	120 ≧　> 80	80 ≧　> 50	50 ≧
	フィブリノゲン（mg／dL）	150 <	150 ≧　> 100	100 ≧	
	PT 時間比	1.25 >	1.25 ≦　< 1.67	1.67 ≦	

す。

　特に注意が必要な ICD コーディングの事例を 2 つ取り上げます。

（1）ＤＩＣ

　播種性血管内凝固症候群（DIC）においては，DPC の請求金額が高額となります。DIC によって請求する場合には，次の内容が記載された症状詳記を添付することと規定されています。ただし，DPC レセプトの「出来高部分」欄に DIC に係る症状詳記の記載をすれば，必ずしも症状詳記を添付する必要はありません。

　　ア　DIC の原因と考えられる基礎疾患

　　イ　厚生労働省 DIC 基準による DIC スコアまたは急性期 DIC 診断基準（日本救急医学会 DIC 特別委員会）による DIC スコア

　　ウ　入院期間中に実施された治療内容（DIC 及び DIC の原因と考えられる基礎疾患に対する治療を含む）及び検査値等の推移

　これらの内容に関しては，当然ですが，診療記録に記載されていないといけませんので，周知を図ることが必要です。

　図表 104 に掲げた DIC 基準は，以下のように定められています。

a)　判定　注2)

　1.　白血病その他注 1 に該当しない疾患

　　　7 点以上　　DIC

　　　6 点　　　　DIC の疑い　注 3)

　　　5 点以下　　DIC の可能性少ない

　2.　白血病その他注 1 に該当する疾患

　　　4 点以上　　DIC

　　　3 点　　　　DIC の疑い　注 3)

　　　2 点以下　　DIC の可能性少ない

b)　診断のための補助的検査成績，所見

　1.　可溶性フィブリンモノマー陽性

　2.　D–D ダイマーの高値

　3.　トロンビン–アンチトロンビンⅢ複合体（TAT）の高値

　4.　プラスミン–α_2プラスミンインヒビター複合体（PIC）の高値

　5.　病態の進展に伴う得点の増加傾向，特に数日内での血小板数あるいはフィブリノゲンの急激な減少傾向ないし，FDP の急激な増加傾向の出現

　6.　抗凝固療法による改善

図表 105　胆石症におけるＩＣＤ分類名称と病態

ＩＣＤ	ＩＣＤ分類名称	病態
K 80.0	急性胆のう＜嚢＞炎を伴う胆のう＜嚢＞結石	急性胆のう＜嚢＞を伴うK 80.2 の各病態
K 80.1	その他の胆のう＜嚢＞炎を伴う胆のう＜嚢＞結石	（慢性）胆のう＜嚢＞炎を伴うK 80.2 の各病態
		胆石症を伴う胆のう＜嚢＞炎の詳細不明
K 80.2	胆のう＜嚢＞炎を伴わない胆のう＜嚢＞結石	詳細不明又は胆のう＜嚢＞炎を伴わないもの
K 80.3	胆管炎を伴う胆管結石	胆管炎を伴うK 80.5 の各病態
K 80.4	胆のう＜嚢＞炎を伴う胆管結石	胆のう＜嚢＞炎（及び胆管炎）を伴うK 80.5 の各病態
K 80.5	胆管炎及び胆のう＜嚢＞炎を伴わない胆管結石	詳細不明又は胆管炎もしくは胆のう＜嚢＞炎を伴わないもの
K 80.8	その他の胆石症	

c）　注

注1：白血病および類縁疾患，再生不良性貧血，抗腫瘍剤投与後など骨髄巨核球減少が顕著で，高度の血小板減少をみる場合は血小板数および出血症状の項は0点とし，判定はa）2.に従う。

注2：基礎疾患が肝疾患の場合は以下のとおりとする。

a. 肝硬変及び肝硬変に近い病態の慢性肝炎（組織上小葉改築傾向を認める慢性肝炎）の場合には，総得点から3点減点したうえで，a）1.の判定基準に従う。

b. 劇症肝炎及び上記を除く肝疾患の場合は，本診断基準をそのまま適用する。

注3：「DIC の疑い」患者で，「b）診断のための補助的検査成績，所見」のうち2項目以上満たせばDIC と判定する。

d）　除外規定

1. 本診断基準は新生児，産科領域の診断には適用しない。

2. 本診断基準は劇症肝炎の DIC の診断には適用しない。

（2）胆石症

胆石症と入力した場合には，多数の傷病名が出力されてきます。傷病名を決定する際には，診療記録で病態を確認し，決定する必要があります（図表 105）。

4）医療資源病名決定の事例

下記に実際にある医療機関であった事例を紹介します。

事例 1）

3年前に脳梗塞にて入院し，その後外来通院中の患者。今回，発熱，下肢麻痺があり外来を受診。レントゲン後，肺炎が判明，緊急入院となった。抗生剤を5日間点滴し肺炎は改善したが，下肢麻痺は変わらず，リハビリを開始した。原因は，脳梗塞後遺症による下肢麻痺である。4週間の入院によるリハビリを施行して退院，外来治療となった。

職名	医療資源を最も投入した傷病名	ＩＣＤ 10
医師	肺炎	J 189
診療情報管理士	下肢麻痺	G 831
理由	肺炎で入院治療は行っていたがリハビリ治療を同時に行っており，肺炎治療が終了した後もリハビリ治療は継続して行っていたため，リハビリ治療の医療資源投入量が大きいため	

事例 2）

上葉肺癌で治療中の患者が，胸部の痛みを訴え緊急入院。CT を施行し，肺癌による胸水貯留と判明した。持続的胸腔ドレナージ施行し，痛み軽減し退院。

職名	医療資源を最も投入した傷病名	ＩＣＤ10
医師	上葉肺癌	C 341
診療情報管理士	癌性胸水	C 782
理由	肺癌が主で，ＣＴにより胸水貯留が判明し，持続的胸腔ドレナージを施行していたため	

事例 3）

　大腸ポリープで入院した患者に対し，大腸ポリープ切除を施行した。病理検査の結果，下行結腸腺腫であることがわかった。

職名	医療資源を最も投入した傷病名	ＩＣＤ10
医師	大腸ポリープ	K 635
診療情報管理士	下行結腸腺腫	D 124
理由	病理検査結果を確認したところ，下行結腸腺腫であったため	

　これらの事例はいずれも，診療記録・検査結果・医事会計などを確認した結果から，適正な傷病名に変更になっています。場合によっては，大きな金額の変更となることもあります。病名の変更がされても，診断群分類が変更とならないこともありえます。しかし，適正な傷病名を得ることが，最終的には経営を左右することにもつながります。

　また，このように検証した事例については，一覧などを作成しその内容について医師側と検討する材料とする，あるいはまとめて資料として配布するなどして認識を共有するとよいでしょう。

5）適切なコーディングを行うための委員会

　下記の通知では，適切なコーディングに関する委員会（以下「コーディング委員会」）を設置し，年 4 回以上開催しなければならないと定められており，委員会は毎月開催することが望ましいとされています。

「DPC 制度への参加等の手続きについて」（令和 4 年 3 月 25 日付保医発第 0325 第 4 号）より抜粋

　適切なコーディングに関する委員会（以下「コーディング委員会」という）を設置し，年 4 回以上（開催月と同月内に 2 回以上開催した場合，2 回目以降の開催は当該基準である 4 回には含めない）当該委員会を開催しなければならない。なお，当該委員会は毎月開催することが望ましい。

　また，DPC 調査等において，コーディング委員会の開催を確認できなかった場合は，確認後 1 月以内にコーディング委員会を開催するとともに，地方厚生（支）局へ使用した資料を提出する。

　コーディング委員会とは，標準的な診断及び治療方法について院内で周知を徹底し，適切なコーディング（適切な診断を含めた診断群分類の決定をいう。以下同じ）を行う体制を確保することを目的として設置するものであって，診療報酬の多寡に関する議論を行う場ではないことに留意する。コーディング委員会の開催に当たっては，コーディングに関する責任者の他に少なくとも診療部門に所属する医師，薬剤部門に所属する薬剤師及び診療録情報を管理する部門又は診療報酬の請求事務を統括する部門に所属する診療記録管理者を構成員とし，実症例を扱う際には当該症例に携わった医師等の参加を求めるものとする。

　なお，病院内の他の委員会において，目的及び構成員等がコーディング委員会の要件を満たしている場合には，当該委員会をコーディング委員会とみなすことができる。ただし，当該委員会の設置規程等に適切なコーディングに関する事項を明記し，適切なコーディングに関するテーマについて，年 4 回以上，委員会を開催する。当該委員会はコーディング委員会と同様，毎月開催することが望ましい。

　また，コーディング委員会開催時には，「DPC／PDPS 傷病名コーディングテキスト（厚生労働省保険局医療課）」を活用することが望ましい。

　規定のなかでは，「コーディング委員会とは，標準的な診断及び治療方法について院内で周知を徹底し，適切なコーディング（適切な診断を含めた診断群分類の決定をいう）を行う体制を確保することを目的として設置するものであって，診療報酬の多寡に関する議論を行う場ではないことに留意すること」とされており，委員会の活動目的は，標準的な診断および治療方法について院内で周知を徹

底し，適正なコーディングに導かれるように教育し，コーディングの違いによって診療報酬請求額の違いを議論する場ではないと規定されています。例えば，事例ごとの出来高差を基に，高いＤＰＣを選択できるような議論については，きびしく指摘されています。

　また，コーディング委員会の構成員についても規定されており，他職種が関わることとされています。さらに，「ＤＰＣ／ＰＤＰＳ傷病名コーディングテキスト」を活用したコーディングの標準化にも触れられています。つまり，ＤＰＣは病院全体として適切なコーディングができるように取り組む必要があると言えます。自院で委員会の運用が適切なのかもう一度見直す必要があります。

6）ＤＰＣデータ分析

　ここまで適正なＤＰＣデータを得る体制，注意点など，ＤＰＣの管理・運営について説明してきました。では，ＤＰＣで特に適正なデータを必要とする理由は何なのでしょうか。

　ＤＰＣの利点は，コード化されているため様々な指標がすぐに数値として表せることです。また，これらのデータは，厚生労働省のＤＰＣ導入の影響評価に係る調査「退院患者調査」として提出されており，厚生労働省のホームページ内の「中央社会保険医療協議会診療報酬調査組織（ＤＰＣ評価分科会）」のページにて，結果報告として公開されています。

　図表106は，公開されたデータをもとに作成したものになります。この一覧表は，地域における他病院との比較を表にしただけのものですが，同機能を持った医療機関と比較することにより，自院のあり方の見直しも可能となります。このように，公開されている他院のＤＰＣデータを活用し，自院のデータと比較することにより，自院の位置づけの把握や戦略立案にもつなげることができ，病院経営をするうえでの強力なツールとして活用することができるのです。

　さらに現在は，多くのＤＰＣ分析のためのソフト開発をしているベンダーがあります。そのＤＰＣ分析ソフトを活用し，自院の経営戦略に活かしている病院も多く見受けられます。

　ＤＰＣ分析ソフトの使用例ですが，図表107は肺の悪性腫瘍（040040xx99040x）における自院と他院とのベンチマークを行ったもの，図表108は自院のある診療科における手術後の抗生剤の使用状況を表したものとなります。ＤＰＣ分析ソフトについては，このほかにも，あらゆる視点から容易にデータを活用することが可能となりました。

　これらのＤＰＣデータを活用しながら，まずは，診療科の扱い件数や病院での収入が大きい疾患について，診療科の患者，すべての入院期間，出来高算定額，ＤＰＣ算定額，その差額を表にして医師に提示します。医師は自分の行った治療行為の差額が大きくなると，そのマイナスの原因について興

図表106　同一医療圏内ＤＰＣ対象病院（500床以上）の高度医療内容ベンチマーク

名称（件）	手術有	化学療法有	放射線療法有	救急車搬送有	全身麻酔
TJ医科大学病院	13,170	2,369	505	1,627	6,668
N医科大学病院	9,326	1,522	339	2,827	5,607
J大学病院	14,041	2,161	341	1,262	8,426
TI医科大学病院	8,700	1,633	478	1,637	3,943
T大学病院	12,330	3,128	537	1,967	5,626
S大学病院	8,449	585	80	1,993	4,852
TM病院	8,029	2,140	254	1,313	4,302
TK病院	6,024	3,353	783	736	3,096
KC病院	7,209	4,984	1,256	300	4,480
SC病院	4,555	781	127	2,137	2,400

図表 107　大規模病院における肺の悪性腫瘍（04　　図表 108　肺癌手術翌日における薬剤使用状況の把握
　　　　　0040xx99040x）のベンチマーク

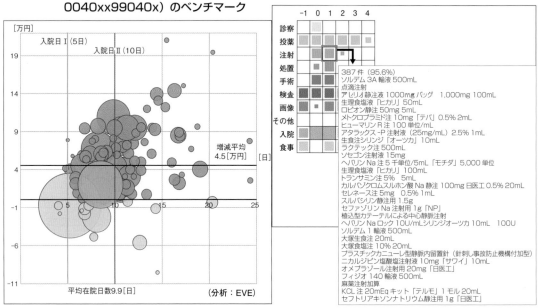

味を示してくれます。そこで，その原因についてどの部分の医療資源が大きいかを説明してもらいます。そこから，なぜマイナスに至ったかを互いに検討し合い，その結果をバリアンスとして収集し，その部分ついて分析していきます。そして，医師からの疑問点などを聞き，標準的治療パターンを作成して，フイードバックしていきます。

　また，DPC はクリニカルパスともつながる部分があります。分析した内容をもとに，医師だけでなく，看護師等の医療職種とも連携し合い，見直しを行っていくことも必要です。特に，診療報酬改定が 2 年に 1 度行われるため，それに伴って見直していくことが必要となります。

　DPC については，医師だけでなく院内全体で取り組むべきであり，適切な分析と定期的な見直しを続けることが重要です。

　これらのデータを活用するうえでは，適正なデータでないと意味がありません。そのためにも，診療情報管理士が積極的に関与し，適正なデータ作成をしていかなければなりません。

《参考文献》
1）医学通信社. DPC 点数早見表, 2023 年 4 月増補版, 2023.4
2）厚生労働省保険局医療課. DPC／PDPS 傷病名コーディングテキスト〔改定版〕, 2023.4
3）厚生労働省. 2023 年度「DPC 導入の影響評価に係る調査」実施説明資料, 2023.4.3

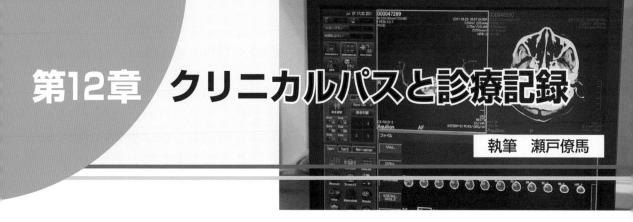

第12章 クリニカルパスと診療記録

執筆 瀬戸僚馬

1. クリニカルパスとは何か

　クリニカルパスとは，日本クリニカルパス学会の定義によると，「患者状態と診療行為の目標，および評価・記録を含む標準診療計画であり，標準からの偏位を分析することで医療の質を改善する手法」といわれています。

1）クリニカルパスの目的

　この定義から，クリニカルパスには，**標準診療計画**という側面，**診療記録**の側面，そして**医療の質を改善する**「手法」という側面があることがわかります。それぞれ，もう少し噛み砕いてみましょう。

　標準診療計画は，患者の傷病や症状などのプロブレム（問題）に対して，標準的なアウトカム（到達目標）を設定し，これを達成するための標準的な診療やケアの内容やその時期を定義したものです。ここでの「標準」とは，同じようなプロブレムを抱える患者であれば相当程度は同じような臨床経過をたどるという前提のもと，自院でどのような医療を実践すればいいかという「目じるし」を指します。

　標準の設定には，いくつかの考え方があります。まずは，今行われている診療・ケアの内容を可視化したうえで，その代表的な状態（たとえば在院日数や，抗生剤投与やドレーン挿入などの「期間」であれば，平均値や中央値）を標準とする考え方です。もっとも，この方法では今行われている診療・ケアに改善の余地が大きくてもそれを追認することになり，すなわち**現状ベース**のクリニカルパスになってしまいます。

　そこで，他院のクリニカルパスを参考にするなどの方法によって，あるべき姿を追求したクリニカルパスを作るという**理想ベース**という考え方もあります。ただ，ドレーン挿入期間は術中の出血量などに依存しますし，歩行までの日数も患者の意欲などに左右されます。ですので，あまりに現状と乖離した理想論でクリニカルパスを作っても，絵に描いた餅になってしまうことも事実です。

　さらには，DPC／PDPSで定められた入院期間を軸にした**診療報酬ベース**という考え方も，一つの手段ではあります。いうまでもなくDPC／PDPSの入院期間は全国的には「現状」を示すものですし，よって在院日数が長い病院にとっては「理想」を示す面もあります。ですので「目じるし」としては便利なものですが，在院日数というのは本来結果として現れる数字ですから，そこまでのプロセスを詰めずに無理に合わせようと思っても，なかなかうまくいきません。

　経済産業省の審議会である日本産業標準調査会では，標準化を「自由に放置すれば，多様化，複雑化，無秩序化する事柄を少数化，単純化，秩序化すること」と定義しています。すなわち物事には，放置すれば自ずと多様・複雑・無秩序になる性質があるということです。診療やケアもこれは同じですから，現状ベースのよりよい形にせよ，理想を追求するにせよ，あるいは DPC／PDPS で示されている入院期間に合わせるにせよ，多職種が関わる現代の医療においては，**チームのなかで共有できる「目じるし」**が必要だということです。

　さて，多くの病院のクリニカルパスは，「現状」を「理想」に近づけるために，両者の折衷案のようなかたちで作成されています。

　たとえばある病院で大腿骨頸部骨折の患者に人工骨頭置換術を行うと，杖をついて退院するまでに8週間かかるとします。ここで他院のものを参考に4週間のクリニカルパスを導入したとしても，予定どおりの経過で進まないことは明らかです。ですので，何日目にどのような状態であればいいのか，そのためにはどのような投薬やリハビリテーション，日常生活援助をすればいいのか，などを議論することになります。そこで**「とりあえずの仮説」としての標準を立案**してクリニカルパスを作りますが，実際に患者に適用してみると当然ながら現実とのギャップ（偏移，いわゆる**バリアンス**）が生じます。そこで**仮説を修正し，修正した標準**を患者に適用するというプロセスを繰り返すことになります。

　このように，標準診療計画は一朝一夕でできるものではなく，実績に基づいて議論を積み重ねて，はじめて実装できるものといえます。ですので，クリニカルパスには「医療の質を改善する手法」という側面もあるのです。

　さて，このような議論を進めるためには，仮説を患者に適用したらどうなったか，という**実績を示すデータ**が必要です。このデータはどこから得られるかといえば，もちろん**診療記録**ということになります。

　これまでも，診療記録には POS（Problem Oriented System）に基づいて患者の健康上の問題点やこれを解決するための計画を明記し，その問題点ごとに診療・ケアの経過を記載するという考え方がありました。クリニカルパスで重視しているアウトカム（到達目標）は，プロブレムを解決した形を示しているにすぎませんから，表現形態が異なるだけで根本的に異なる内容を示しているわけではありません。その意味では，クリニカルパスは，POMR（Problem Oriented Medical Record）が進化ないし多様化した一つの形態ともいえます。

2．クリニカルパスの形式と時間軸

　クリニカルパスも POMR も患者の健康上の問題点を明確にし，それを解決しようとしている診療記録であることには変わりありません。しかし，従来の診療記録とは大きく異なる点もあります。それが**「時間軸」**の概念です。

　原始的な診療記録は，起きたことが時系列で記載されているのみで，何が焦点なのかが明確ではありませんでした。そこに POMR が普及することによって，プロブレムを明確にした記録が記載されるようになってきました。それでも，紙を前提とした診療記録である以上，物理的には，時系列で書

かざるを得ません。電子カルテシステムではある程度の絞り込み表示もできますが，プロブレムごとに診療記録を閲覧するような使い方は，あまりされていないのが現状です。

１）クリニカルパスの構成要素

クリニカルパスは，「**時間軸，ケア介入（タスク），アウトカム，バリアンスの4つの要素から構成される**」とされています。通常，時間を横軸に，ケア項目を縦軸に取ります。

時間軸は，通常は1日単位で記述します。しかし，手術当日などは，患者の居場所が一般病棟，手術室，集中治療室などと変化することや，臨床的な焦点が変わってくることから，手術前・手術中・手術後と，同一日を細分化するようなものもよく用いられます。

ケア項目とは，処方（内服薬と外用薬）・注射・処置・検査などの「オーダ種」のほか，「検査・食事・排泄・清潔・栄養・安静度・指導・リハビリ」なども含むものです。すなわち，医師，看護師，薬剤師，臨床検査技師，理学療法士などの多職種が，1人の患者の診療・ケアを行う際に必要な要素を，網羅的に整理したものといえます。

この**時間軸（横軸）とケア項目（縦軸）をマトリックスにしたもの**が，クリニカルパスの一般的な形式です（図表109）。

さて，このマトリックスは，単に見やすくするという意義だけではありません。「医療の質を改善する手法」としての，きわめて本質的な目的が込められています。

図表109　クリニカルパスの形式例

白 内 障 手 術 ク リ ニ カ ル パ ス

	入院日	手術日（術前）	手術日（術後）	退院日
到達目標	自己点眼ができる。	異状なく手術を受けられる。	感染微候が起きていない。傷みが自制内である。	創部の異状がない。自己点眼ができて，生活上の注意点を理解している。
手術処置		PEA&IOL 10時30分入室	眼球保護帯着用	眼球保護帯着用
注射処方	ジクロフェナク，レボフロキサシン点眼 ○14時　○16時 △18時　△20時	トロピカミド，ジクロフェナク，フェニレフリン点眼 □7:00　□8:00 ○8:30　○9:00 ○9:30 ソルデム500mL ○9:00	セフカペンピボキシル，レバミピド，セラペプターゼ内服 △夕食後	レボフロキサシン，ジクロフェナク，ベタメタゾン点眼 ○10時　○14時 セフカペンピボキシル，レバミピド，セラペプターゼ内服 □朝食後　○昼食後
検査	血糖測定（要・否）△17時30分	血糖測定（要・否）□7:30　○入室前	血糖測定（要・否）○昼食前　△17:30	眼科外来受診 8時30分 血糖測定（要・否）□7:30　○11:30
栄養	△常食	□朝禁食	○常食（喫食は帰室2時間後から）△常食	□常食 ○常食
安静度清潔	○入浴・洗髪 ○安静度フリー	□洗顔	○帰室2時間後より病室内フリー	□病室内フリー ○眼科外来診察後より安静度フリー
観察	○T P BP／ 自己点眼　できる・できない △T P BP／ 自己点眼　できる・できない	○T P BP／ 自己点眼　できる・できない 散瞳　している・不十分	○T P BP／ 眼痛（　）頭痛（　）嘔気（　）□T P BP／ 眼痛（　）頭痛（　）嘔気（　）	□T P BP／ 眼痛（　）頭痛（　）嘔気（　）○T P BP／ 眼痛（　）頭痛（　）嘔気（　）

2）クリティカルパスの手法に由来

　ところでクリニカルパスには，クリティカルパスという表現もあります。医療に限定しない用語としては「クリティカル（危機的な，重大な）」という言葉がより一般的ですし，医療分野でも元々はこの言葉が語源でした。いったい，何が「危機的ないし重大」なのでしょうか。

　例として，自動車を製造するという工程を考えてみます。自動車を組み立てる際に，①エンジンを作る＜3日＞，②車体を成型する＜2日＞，③車体に塗装する＜塗るのは1日，乾くのに2日＞，④エンジンと車体を組み立てて完成させる＜1日＞，⑤動作確認する＜1日＞という5つの工程があるとします。これをすべて通しで行うと，自動車ができるまでに10日間かかります。しかし，エンジンができ上がる前に同時進行で車体を成型したり，あるいは塗装が乾ききっていなくても室内で動作確認をするなど，改善する余地はありそうです。この場合は，わずか5日で製造が終わることになります（図表110）（これはクリティカルパスを説明するための例ですので，実際の工程とは必ずしも一致しません）。

　つまり，**同じ目標に達するために，どのような道（Path）を通るのが合理的かを追求**し，決定的に重要な意味を持つ道のことを**クリティカルパス**と呼んでいるのです。医療においては，1980年代にアメリカのカレン・ザンダーがケースマネジメントの一手法としてこの方法を医療にもち込み，1990年代にわが国にも広まってきたといわれています。

　もっとも，医療で扱うのは人間であり，製造業のような「（それが実現しないと重大な結果を招くという意味で）危機的な，あるいは重要な道」という考え方はなじまず，むしろ道を探求するプロセス（≒もっとも安全かつ効率的に患者のプロブレムを解決してアウトカムに到達するための議論）に重点を置くという考え方も根強いです。

　このため，語源の「クリティカル」と語感が似ている「クリニカル（臨床）」を充てて，クリニカルパスという表現が用いられるようになりました。重点の置き方に若干の違いはありますが，どちら

図表110　製造業におけるクリティカルパスの活用例

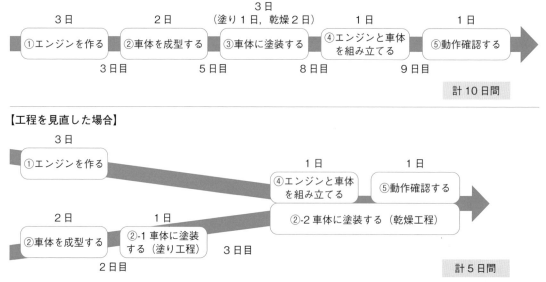

※この図はクリティカルパスの概念を説明するためのイメージであり，実際の自動車製造工程とは異なります。

も根本的には同じことを目指しているといえます。行政的にも，厚生労働大臣が告示する医師国家試験出題基準で用いられている用語は「クリニカルパス」であり，他方で医療法施行規則には「地域連携クリティカルパス」という表記がみられるなど，混在しているのが現状です。

いずれにせよ，クリニカルパスにおいて「時間軸」はきわめて重要な概念です。患者のプロブレムを解決して最終的なアウトカム（胃がんで手術を受けた患者であれば，点滴やドレーンが抜け，異状もなく，全粥を食べられる状態で退院できることなど）にたどり着くためには，日々の細かいアウトカムを達成していることが前提になるからです。

たとえば術後 3 日目に硬膜外注入の痛み止めが抜けなかったり，手術の翌週に行う胃透視検査で異状が見つかったりすれば，当初の計画を変更せざるを得なくなる可能性も高くなります。ですから，日々のアウトカムを明確にし，その進捗を，多職種で，さらには患者・家族とも共有していくことが，クリニカルパスの基本的な考え方です。よって，単なる計画表と考える性質のものではありません。

もっとも，医療従事者の用語はあまりに専門的であり，患者・家族にはきわめて難解です。そこで，オーダを発行したり記録するための**医療者用パス**と，患者・家族に説明するための**患者用パス**を併用することが一般的です。こうしてみると，クリニカルパスは**患者参加型の診療記録**という特性があることがわかります。

3．クリニカルパスは診療記録といえるか

クリニカルパスが，医療の質や効率を高めるのに大きな役割を果たすことは明らかです。しかし，診療情報管理士としては，クリニカルパスがどのような位置づけの診療記録になるのか，またその制度上の根拠はどこにあるのかを整理しておくことが重要です。

結論からいうと，クリニカルパスは単一の記録とは性質が異なります。すなわち，医師法第 24 条に基づく診療録，あるいは医療法施行規則第 20 条，第 21 条の 5 および第 22 条の 3 で掲げられている何らかの記録に 1 対 1 で対応するものではないということです。

もっとも，**「患者用パス」**については，**入院診療計画書とほぼ同様**の扱いということができます。入院診療計画書の法的・制度的な根拠は，医療法と，診療報酬で定められている入院基本料の施設基準と，双方にあることはすでに解説したとおりです。このうち前者は，医療法第 6 条の 4 が「患者を入院させたときは，厚生労働省令で定めるところにより，当該患者の診療を担当する医師又は歯科医師により，次に掲げる事項を記載した書面の作成並びに当該患者又はその家族への交付及びその適切な説明が行われるようにしなければならない」と定めており，その様式については明確な定めがないことから，クリニカルパスを用いた説明で十分ともいえます。むしろ「**医療者と患者・家族でアウトカムを共有する**」という観点から言えば，より医療法第 1 条の 4 で意図している「医療の担い手は，医療を提供するに当たり，適切な説明を行い，医療を受ける者の理解を得るよう努め」るという趣旨に近い説明形態ともいえます。

他方，診療報酬における入院基本料の施設基準では入院診療計画書の参考様式が定められていますので，その様式を前提としつつ，同基準の「参考様式の項目すべてが含まれている場合は，各保険医療機関が適当とする様式で差し支えない」という文言を根拠に，**クリニカルパスをもって入院診療計画書に充てる**という考え方になります。よって，入院診療計画書に記載すべき事項は網羅する必要が

ありますし，たとえば関東信越厚生局東京事務所でも，適時調査を通じて「クリティカルパスで運用している場合に，病名，症状を記載すること」という指摘をしています（関東信越厚生局東京事務所管内の保険医療機関に対して平成26年度に実施した適時調査において改善を求めた主な指摘事項，2015）。

　これと比べて，**「医療者用パス」はかなり複雑**です。まず，医師については医師法施行規則第23条で定めている**診療録の記載事項**〔病名および主要症状，治療方法（処方および処置）〕をどこまでクリニカルパスに盛り込めるかが論点になります。同法では診療録の様式は定めておらず，保険医療機関及び保険医療養担当規則第8条で定めている保険診療録についても，その様式に**「既往歴・原因・主要症状・経過等」「処方・手術・処置等」**という文言があるのみで，いわゆるSOAP形式に記載することを義務づけているわけではありません。つまり，医師がクリニカルパスという形態で診療録を記載することに制度上の妨げはありませんが，医師法施行規則第23条等の記載事項が網羅できなければ，これだけで記録を簡潔にすることはむずかしくなってきます。

　また，看護師についても，医療法施行規則には看護記録の様式についての定めがなく，入院基本料の施設基準に定める**「入院基本料に係る看護記録」**でも「その様式，名称等は各医療機関が適当とする方法で差し支えない」とされていることから，「個々の患者について観察した事項及び実施した看護の内容等」を，クリニカルパスに記載する余地が出てきます。しかも，「病状安定期においては診療録の温度表等に状態の記載欄を設け，その要点を記録する程度でもよい」とされていますから，それこそ経過が想定の範囲内で推移している（つまり，バリアンスが生じていない）状況では，クリニカルパスという形で看護記録を記載することが現実的といえます。2018年に日本看護協会が公表した「看護記録に関する指針」でも，「クリニカルパスには，看護記録として標準計画と経過記録が含まれる」としています。

　薬剤師，臨床検査技師，管理栄養士，理学療法士，社会福祉士などの記録についても，一職種単独の記録を義務づけられていたり，そのような様式が定義されているようなことはありません。ですので，クリニカルパスを診療記録として用いる場合，それは各職種の記録を統合したものという位置づけになり，よって制度上の根拠も，各職種の記録のものがそのまま適用されることになります。

なお，**日本診療情報管理学会「診療情報の記載指針」**（2017年版）にも次のような文言があります。

> ・有効なチーム医療を実践するために，診療・看護をはじめとする各部門の記録が相互に参照可能である必要がある。
> ・多職種が共有する情報であるという認識をもち，相互に理解可能な用語や表現を用いて記録し，一般的に通用しない造語や記号等は使用しない。
> ・各部門，あるいは栄養支援・緩和ケア等の医療チームに指示または依頼を出した場合は，その実施を確認するとともに，結果を評価して次の方針や計画について記録する。

　多職種が共用するものですから，手順やルールを明確にしておくことは重要です。とりわけ，ケア介入の項目が揃っていないようでは，誰がどこに何を書けばいいのか不明瞭になってしまいます。ここは，診療情報管理委員会やクリニカルパス委員会などで，少なくとも**院内標準にしておくことが望**まれます。例えば日本医療マネジメント学会のクリティカルパス情報交換委員会では，「達成目標」「治療・処置・薬剤・リハビリ」「検査」「安静度（活動）」「栄養（食事）」「清潔」「排泄」「教育・指導（栄養・服薬）・説明」からなるカテゴリーを用いていますので，これを参考にすることも一つの方法です。

4．クリニカルパスの作り方

　クリニカルパスに「現状ベース」や「理想ベース」など様々な考え方があることは，冒頭に述べたとおりです。次に，このような議論をいかに進め，クリニカルパスを構築していくかを考えてみます。前述のカレン・ザンダーも「理想ベース」のクリニカルパスは唐突にできるものではなく，改善活動の結果として生まれるものであることは強調しています。

　さて，極端なことをいえば，**図表111**の第1段階のクリニカルパスは，1人でつくることも可能です。また，第2段階は，現状と理想を踏まえて落としどころを定義する作業ともいえます。ですので，こうした「たたき台」は医師，薬剤師，看護師，そして診療情報管理士など，どの職種でも行うことができます。むしろ，そのクリニカルパスが関係する**各職種の意見を反映させ，コンセンサスを形成するプロセスがより重要**といえます。

　コンセンサスの形成には，**トップダウン**（当該診療科の診療部長が決定するなど）や，**ボトムアップ**（各職種のいわゆる「若手」が中心になって素案を検討し，委員会で承認してもらうなど）など様々なアプローチがあります。これは組織文化の問題ですから，どの方法が適切であるかについて一般論を述べることはできません。ですので，ここでは**Evidence Based Medicine（EBM）のプロセス**に沿ったクリニカルパスの構築方法を示しておきます。それは，EBMのプロセスが，クリニカルパスを構築するプロセスの下敷きになっているからです。

　EBMのプロセスには4段階（**図表112**）あり，「一つ一つのプロセスはそれぞれが行動を起こすためのガイドとなっており，これはまさに行動科学の手法に他ならない」ともいわれています。クリニカルパスはもともとクリティカルパスという工程管理手法に端を発していることは前述しましたが，仮に人間を扱うツールであるという理由で若干アプローチを変える余地があるのならば，それは**行動科学の手法**によって解決できます。

　まず，疑問の定式化については，そのまま**アウトカムの明確化**に置き換えることができます。アウトカムがないとクリニカルパスは成立しませんし，アウトカムを表現するには，何らかの課題（診療・ケアに関していえばプロブレム）の存在が大前提になるからです。次に，**情報の収集**については，医学論文やガイドラインなどに始まり，他病院のクリニカルパスを参考にすることなどもその範疇といえるでしょう。もっとも，収集した情報をそのまま適応できるわけではありません。特に，各病院がインターネットなどで公開しているクリニカルパスには，適用基準や除外基準が記載されていません。**患者背景や，自院がもつリソース（人員や設備などの資源）の違いを踏まえて，自院に合わせたクリニカルパスをつくっていく必要があります。**そのうえで患者に適応し，評価を繰り返すという手順です。

　実際のEBMのシナリオには，「乳房温存手術後に断端陰性でも全乳房照射は必要であるが，乳癌治療に関する一般書を読んだ患者からブースト照射はどうしても必要かと問われた」という疑問

図表111　クリニカルパスの3段階的導入

第1段階	現在行っている臨床ケアのまとめ
第2段階	標準化して改善したクリニカルパス
第3段階	バリアンスをデータとしてシステム改善したクリニカルパス（数年かかる）

図表112　Evidence-Based Medicine の4つのプロセス

ステップ1	患者についての疑問の定式化
ステップ2	疑問についての情報収集
ステップ3	収集した情報の批判的吟味
ステップ4	情報の患者への適用

があり，結論として「今回のシナリオにおいてブースト照射を適用することは妥当と判断」するような例がみられます。クリニカルパスでも「術後の経口摂取は術後2日目からにしているが，どうしても待たなければいけないか」のような疑問があれば，やはりEBMのプロセスを辿って議論することになるので，この手法を大いに活用することが望まれます。

このようなプロセスには，自院のデータや他院の経験，可能であれば他院のデータまで取りそろえることが求められます。

よって，診療やケアの当事者に加えて，少し距離をとってみえる立場の診療情報管理士が参画することは，第3段階のクリニカルパスを構築するうえではきわめて重要です。

5．クリニカルパスの運用管理

このように構築されたクリニカルパスも，つくったら終わりというわけにはいきません。ここでは，診療記録を安全かつ適切に管理し，活用するという診療情報管理士の役割を踏まえて，バリアンス分析，診療計画のマスタ管理，病院情報システムの運用管理についてふれていきます。

1）バリアンス分析

バリアンス分析とは，**アウトカムを達成できなかった頻度やその原因を可視化し，その改善に務める一連の活動**をいいます。その方法には，在院日数などの特定のアウトカムを対象とした**センチネル方式**，患者の達成目標ごとに評価を行う**ゲートウェイ方式**，さらには**オールバリアンス方式**とよばれるものがあります。オールバリアンス方式とは，患者の達成目標やその基準を「患者アウトカム」，そのための医療者の行為を「介入アウトカム」ととらえ，クリニカルパスに記載されているすべての項目を「アウトカム」と考える方法です（この場合，予定どおりに実行されなかった診療・ケアはすべて「バリアンス」となります）。これは直接的な医療の質の改善ばかりでなく，施設そのものの質の改善ができるという利点がある一方で，膨大な数のバリアンスが発生したり，それゆえ漏れが生じやすいという課題も残ります。

どの方法を用いるにせよ，アウトカムの表現が妥当でなければ，適切なバリアンス分析は困難です。そこで，日本クリニカルパス学会では，患者アウトカムに特化したかたちで，**Basic Outcome Master（BOM）** というマスタを開発しました。たとえば「患者アウトカム―患者状態―麻酔から覚醒する」あるいは「（同）―活動・安静・ADL―入浴ができる」のように階層的に患者アウトカムを定義したうえで，最後の「麻酔から覚醒する」をどの観察項目で表現するのか，といった紐づけが可能です。なお，BOMは2019年に保健医療分野標準化指針に採択されました（HS-029）。

また，観察項目はできる限り2016年に厚生労働省標準規格にも採択されている「**看護実践用語標準マスター（HS-024）**」を用いて表現することになっています。これらを活用することによって，クリニカルパスごとに，どの程度アウトカムを達成できたのかを，自院の「方言」ではなく，標準的なかたちで示すことが可能になっています（図表113）。

2）診療計画マスタ管理

次に，診療計画のマスタ管理も重要な業務です。これは，クリニカルパスに積まれている**医薬品や医療材料などが変わったり，そこに紐づいている医事コードが変更された場合に適時マスタの修正を**

図表 113　アウトカムと観察項目の標準化

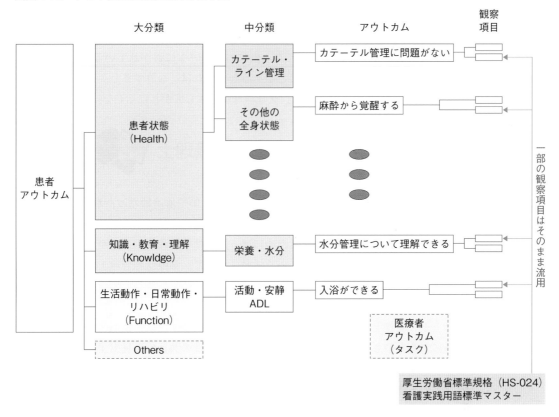

行っていくというものです。この修正が滞ると，その項目だけ手作業でオーダや医事の請求項目を修正することになり，無駄な事務作業が増えてしまいます。

　クリニカルパスはあらゆる職種の治療・ケアを一つに統合したものですから，一つの職種だけですべてのマスタを管理することはかなり困難です。たとえばジェネリックの採用によって変更頻度が高い医薬品は，医薬品情報管理室（DI 室）の薬剤師に参画してもらう等，**複数の職種がマスタ管理に携わる**ようにしておくことも重要です。

3）病院情報システム管理

　最後に，病院情報システムの運用管理についてもふれておきます。これは情報システム部門が管轄している病院も多いですが，診療記録への記載という意味では診療情報管理士とも密接なつながりがあります。

　これまで述べてきたように，クリニカルパスは単なる入院診療計画書ではなく，診療の計画であり，そして記録という意味をもっています。特に，クリニカルパスに記載された計画が，漠然とした方向性を示すものに過ぎないのか，それとも正式な「指示（オーダ）」なのかが不明確であると，インシデントの原因にもなってしまいます。

　日本診療情報管理学会の診療情報の記載基準にも「**指示者を明確にし，代理者の場合は必ず実施前に指示者が確認できること。指示記録だけでなく，経過記録にも必ず記録する**」「**指示出し・指示受け・実施が，円滑に確認できるように記録する**」とあるように，クリニカルパスに記載された注射な

どを実行するためには，医師が「指示出し」するという手順を飛ばすことができません。もっとも紙のクリニカルパスの場合は，医師がパスシートに署名すれば，それを院内処方せん等として運用することも十分可能です。しかし，電子カルテシステムの場合は，何らかのかたちで医師がオーダ発行しない限り，そのオーダを実行することはできません。仮にパスシートに書かれているという理由で，医師以外の職員がオーダに入力しているようなことがあると，それは「なりすまし」になってしまいます。こうした不適切な運用が横行するようでは，クリニカルパスも広がりにくくなってしまいます。

6. クリニカルパスと診療情報管理士

　これまでは，クリニカルパスを開発し，運用していく中心は医師や看護師だったかもしれません。これらの職種は欠かせませんが，カレン・ザンダーがいう第3段階のクリニカルパス（バリアンスをデータとしてシステム改善したもの）を運用するためには，診療情報管理士の参画がきわめて重要になってきます。そこで，クリニカルパスを進めていく活動において，診療情報管理士がどのような役割を果たすことができるか述べていきます。

　まずは，**第1段階のクリニカルパスづくりを支援**することです。

　診療情報管理士は，その職務上，日ごろから退院要約にふれています。同一傷病名の退院要約（看護要約等の医師以外によるものも含む）を揃えて，そこに一定程度の共通性を見出すならば，その疾病や治療については，クリニカルパスを適用できる可能性が高くなってきます。

　ドレーン抜去日などの重要な日は退院要約からも拾える可能性が高いので，これを活用して「現在行っている臨床ケアのまとめ」を提示するのは，診療情報管理士の得意分野ともいえるでしょう。

　次に**第2段階の標準化プロセスの支援**です。

　治療・ケアのプロセスを標準化するには，ある程度，病態的なあるいは日常生活能力的な背景が近似していることが前提になります（同じ骨折でも，運動で骨折した若年者と，骨粗鬆症を持つ高齢者で回復までのプロセスが一致しないことは当然です）。そこで，退院要約に加え，DPCの「様式1」などですでに保有しているデータ，あるいは注射・検査などのオーダ履歴を活用して，どのような診療・ケアが行われているかを可視化していくという役割です。標準化するためには可視化することが必要であり，これは診療情報の二次利用に他なりません。

　もっとも，すべての可視化を診療情報管理士だけで行う必要はありません。抗生剤の適正使用などは薬剤師と，術後の検体検査回数などは臨床検査技師と，ADLの回復状況やリハビリテーションの時期は理学療法士等と，転院のための準備は社会福祉士と，これらのほとんどのプロセスに関わる医師や看護師を含め，**多様な職種とともに議論し，クリニカルパスを創り上げていくプロセス**があってこそ，**第3段階のクリニカルパス**にたどり着くことができます。これらのデータなしには議論ができませんから，診療情報管理士は，クリニカルパスを開発し，運用していくうえでのキープレイヤーであることは確かです。

　これまでも，診療情報管理士は，ICD-10という表現体系とそのコーディング業務を通じ，その病院の患者のプロブレムを可視化するという役割を担ってきました。現在では診療行為コーディングも診療情報管理士の所掌範囲であり，より，可視化できる範囲が広くなってきました。そこにクリニカルパスを用いると，その先の「プロブレムがどのように解決されたのか」まで可視化できるようになってきます（**図表114**）。

図表 114　クリニカルパスによる診療過程の可視化

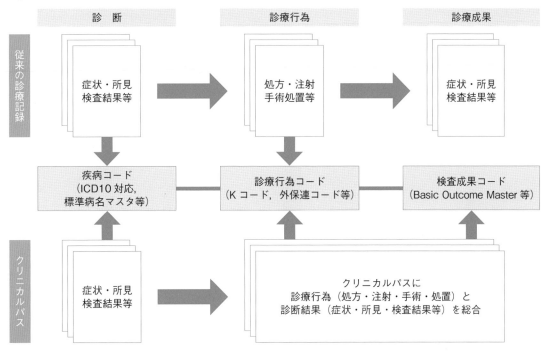

　このようにクリニカルパスには，診療記録を通じて医療の質と効率性を向上させていく可能性がたくさんあります。特に地域包括ケアが推進されるなかで，IT 化の流れと合わせて，クリニカルパスにも今までの病院内だけでの役割ではなく，新たな役割があるといわれるようになりました。そこには単にパスシートを管理するだけではなく，開発から運用管理，そして分析までより幅広いかたちで診療情報管理士が携わっていくことが期待されています。

《参考文献》

1）Zander K. "Managed care within acute care settings: design and implementation via nursing case management" Health Care Superv. 1988; 6(2):27-43。

2）Zander K. "Use of variance from clinical paths: coming of age" Clin Perform Qual Health Care. 1997 ;5(1): 20-30。

3）瀬戸僚馬，渡辺加奈子，武藤正樹 "クリティカルパスのケアカテゴリーの標準化" 医療マネジメント学会雑誌 2003; 3(4), 620-624。

4）名郷直樹 "Evidence-Based Medicine について" 行動医学研究 1997; 4(1), 9-13。

5）関口建次 "乳癌治療における EBM の実践"

6）阿部俊子，カレン・ザンダー，山崎絆 "クリティカル・パス―その導入へ向けて" 週刊医学界新聞第 2332 号，1999.3.29（電子版 http://www.igaku-shoin.co.jp/nwsppr/n1999dir/n2332dir/n2332_01.htm#hyo1）。

7）勝尾信一 "バリアンス分析の実際―オールバリアンス方式" 医療マネジメント学会雑誌 2004; 5(3): 425-430。

8）副島秀久，中熊英貴 "基本アウトカムマスター（Basic Outcome Master: BOM）の目的と構造および今後の課題：経験から科学へ" 日本クリニカルパス学会誌 2011; 13(2), 91-97, 2011。

9）瀬戸僚馬 "電子パスの課題と問題点―診療記録としての活用と品質保証を中心に" 日本クリニカルパス学会雑誌 2016; 18(1): in press。

10）小西敏郎 "スマートプラチナ時代になぜクリニカルパスは必要か" 日本クリニカルパス学会雑誌 2015;17(Supp):449。

参考資料 *

（それぞれについて，まずチェック票のサンプル例を掲げ，その後に
それらのリスト内各項目に対する評価基準等を示してあります）

* 序文参照

① 保険の監査

保険監査チェック票（例）

1．傷病名

Yes No
- ☐ ☐ 診断根拠のない傷病名はない
- ☐ ☐ 疑い病名が，診断がついた後も放置されていない
- ☐ ☐ 急性期を終了した病名が残されていない
- ☐ ☐ 傷病名の重複はない
- ☐ ☐ 急性・慢性，左右の別，部位の記載が漏れている傷病名はない

2．入院基本料等加算・特定入院料

Yes No
- ☐ ☐ 研修医の診療録記載に対する承認漏れはない
- ☐ ☐ 救急医療管理加算の対象（重症度）として矛盾はない
- ☐ ☐ 緩和ケア診療加算による患者への説明の記載および実施計画書の漏れはない
- ☐ ☐ 精神科身体合併症管理加算の対象として矛盾はない
- ☐ ☐ 精神科リエゾンチーム加算による患者説明の記載および実施計画書の漏れはない
- ☐ ☐ 栄養サポートチーム加算による栄養管理計画書の漏れはない
- ☐ ☐ 褥瘡ハイリスク患者ケア加算による褥瘡リスクアセスメント票，褥瘡予防治療計画書およびケアの記載などに漏れがない
- ☐ ☐ 呼吸ケアチーム加算による診療計画書の漏れはない

3．医学管理料

Yes No
- ☐ ☐ 医学管理料等について，指導内容の要点および指定項目の記載漏れはない
- ☐ ☐ 在宅療養指導管理料等について，指導内容の要点の記載漏れはない
- ☐ ☐ 診療情報提供料について，紹介先の機関名の記載漏れはない
- ☐ ☐ 呼吸心拍監視について，指導内容の要点の記載漏れはない

4．検査・画像診断

Yes No
- ☐ ☐ 検査・画像診断の回数が適切で，必要以上に実施されていることはない
- ☐ ☐ 検査を行う根拠，結果，評価についての診療録記載に漏れはない
- ☐ ☐ 医学的に必要性が乏しい検査・画像診断はない

5．投薬・注射

Yes No
- ☐ ☐ 添付文書が遵守され，禁忌，適応外，過量，期間など不適切な使用はない

6．その他

Yes No
- ☐ ☐ 保険収載されていない特殊な手術はない
- ☐ ☐ 手術の内容が文書により説明され，同意書なく実施したものはない
- ☐ ☐ 医師法で禁止されている無診察治療と誤解される事例はない

患者ID　　　　　　　，患者名　　　　　　　，監査者

保険監査の実施に当たって（監査者の視点と対応）

1．傷病名

① 診断の根拠のない傷病名はない
- ・診断根拠となる検査の診断記録の記載がある
- ・臨床所見など診断にかかわる記載がある

② 疑い病名が，診断がついた後も放置されていない

　　・特別な理由もなく 3 カ月以上続く疑い病名を放置する
③ 急性期を終了した病名が残っていない
　　・急性病名や感冒など，急性期を終了した病名が未処理のまま残されている
④ 傷病名の重複はない
　　・同じ疾患を示す病名表現がある
⑤ 急性・慢性，左右の別，部位の記載が漏れている傷病名はない
　　・急性・慢性，左右の別などが必要な病名に漏れがある

2．入院基本料等加算・特定入院料
① 研修医の診療録記載に対する承認漏れはない
　　・直近 2 週間の記録を確認し，承認漏れが 1 カ所でもあれば不可とする
② 救急医療管理加算の対象（重症度）として矛盾はない
　　・算定した当該加算 1，2 の重症度が合致しているかをみる
③ 緩和ケア診療加算による患者への説明の記載および実施計画書の漏れはない
　　・緩和ケアチーム介入を対象とし，記録をチェックする（未算定も含む）
④ 精神科身体合併症管理加算の対象として矛盾はない
　　・精神科病棟入院患者を対象に行う
⑤ 精神科リエゾンチーム加算の患者説明の記載および実施計画書の漏れはない
　　・リエゾンチーム介入者を対象とする
⑥ 栄養サポートチーム加算による栄養管理計画書の漏れはない
　　・入院診療計画書の特別な栄養の有無が「有」を対象にチェックする
⑦ 褥瘡ハイリスク患者ケア加算による褥瘡リスクアセスメント票，褥瘡予防治療計画書及びケアの記載などに漏れはない
　　・当該ハイリスク対象者を対象とする
⑧ 呼吸ケアチーム加算による診療計画書の漏れはない
　　・当該チーム加算を算定したものを対象とする

3．医学管理料
① 医学管理料等について，指導内容の要点および指定項目の記載漏れはない
　　・診療科ごとに管理料算定件数の上位を対象とする
　　・指定要件に沿った記載や様式などを確認する
② 在宅療養指導管理料等について，指導内容の要点の記載漏れはない
　　・診療科ごとに在宅項目の算定件数の上位を対象にする
　　・在宅を取り扱う診療科を対象にする
③ 診療情報提供料について，紹介先の機関名の記載漏れはない
　　・当該提供料の算定者を対象として全科をみる
④ 呼吸心拍監視について，指導内容の要点の記載漏れはない
　　・当該監視を実施したものを対象とし，必須の検査値の記載などをみる

4．検査・画像診断
① 検査・画像診断の回数は適切で，必要以上に実施されていることはない
② 検査を行う根拠，結果，評価についての診療録記載に漏れはない
③ 医学的に必要性が乏しい検査・画像診断はない
　　・医師の判断とする

5．投薬・注射
① 添付文書が遵守され，禁忌，適応外，過量など不適切な使用はない
　　・医師の判断とする

6．その他
① 保険収載されていない特殊な手術はない
　　・医師の判断とする
② 手術の内容が文書により説明され，同意書なく実施したものはない
　　・診療録の記載と同意書を確認する

③ 医師法で禁止されている無診察治療と誤解される事例はない
　・診療録の記載より判断する

適切な保険診療に関する院内自主点検（保険監査）について

　すべての病院職員が保険診療および診療報酬請求に対する知識を深め，保険医療機関として適切な保険診療の実施に努めるための院内自主点検（保険監査）を実施する。

1．背景・目的
　(1)　特定共同指導は，保険診療が適切に実施されていることを確認するためのものであり，厚生労働省，地方厚生（支）局，都道府県により共同で行われる。
　　　診療報酬請求の根拠となる診療録不備，自動算定，実態と異なる請求，記録の欠如の有無，届出・院内掲示等が適切に実施されているかの指導がなされ，不適切な事例では数千万円から数億円の返還金が生じる可能性がある。
　(2)　特定共同指導対策として，保健委員会，保険小委員会では，入院診療計画書の漏れのない策定・患者交付，各種テンプレート整備，適切な保険診療に関する院内講習会，診療科別戸別訪問等の様々な対策を行ってきたが，どの程度適切に実施されているかは未確認である。
　(3)　特定共同指導の監査事項は，今後も指導を受ける可能性が高いものばかりであることから，診療科（部），看護部，メディカルスタッフによる院内自主点検（保険監査）を定期的に実施することとしてはどうか。

2．組織・開催頻度
　(1)　院内自主点検（保険監査）は，保険委員会委員長・保険小委員会委員長主催のもと実施する。
　(2)　年に2回程度の実施とする。
　(3)　自主点検の実施対象は各診療科，看護部，薬剤部，放射線部，臨床検査部，リハビリテーション部，病態栄養治療部とする。
　(4)　各診療科（部）の1回の自主点検期間は7〜10日程度とする。

3．具体的方法
　(1)　各診療科（部）は，医事課が指定したレセプト5例について，患者の保険診療が適切に実施されているかを自主点検する。実施に当たっては所定のチェックシートを使用する。
　(2)　自主点検項目は，特定共同指導において指摘を受けやすい保険診療および診療報酬請求に関する一般的な事例を扱うこととする。
　(3)　各診療科（部）が対象患者ごとにチェックシートへ記載した内容は，診療科長の承認を受けたうえで保険委員会委員長・保険小委員会委員長へ提出する。
　(4)　各診療科から提出されたチェックシートの集計は医事課が行い，保険委員会・保険小委員会にて報告する。
　(5)　提出された自主点検内容の取り纏め結果については，診療科（部）内の時系列比較，今後の適切な保険診療の実施対策に活用する。また，各診療科（部）に共通する事項については院内委員会等で周知し，診療科（部）個別の事案については医事課からの診療科訪問等にて周知する。

以上

② 医師の監査

監査項目チェック票（例）

No.

チェック日：
チェック者：
患者番号：
患者名：
入院科：
入院日：
退院日：

1．経過記録

	評価			コメント
傷病名の記載は十分かつ適切か	□ 良	□ 可	□ 否	
第三者にも読みやすいように丁寧に記載されているか	□ 良	□ 可	□ 否	
医学用語は学会用語集に準拠して用いられているか	□ 良	□ 可	□ 否	
症状・所見・治療計画などは，簡潔で明瞭に記載されているか	□ 良	□ 可	□ 否	
患者の訴えや状況を具体的・正確に記載し，記載者の主観を交えていないか	□ 良	□ 可	□ 否	
患者や家族に対する説明内容（IC）は反応を含め，正確に記載されているか	□ 良	□ 可	□ 否	
同意書の記録が適切に記載され，保存が行われているか	□ 良	□ 可	□ 否	
カンファレンス・回診の記載があるか	□ 良	□ 可	□ 否	

2．退院サマリーの作成

	評価			コメント
主病名・併存症・合併症・術式等は適切に記載されているか	□ 良	□ 可	□ 否	
入院期間の医療内容が適切に要約されているか	□ 良	□ 可	□ 否	
手術・処置・検査等，侵襲性のある医療行為が十分に記載されているか	□ 良	□ 可	□ 否	

問題のある場合，その内容

監査評価基準

良＝優れている，可＝大きな問題はない，否＝改善が望ましい
　　※　評価の判断に迷う場合は，評価の良いほうを選択
　　※　"否"にした場合には，理由をコメントに入れてください

1．経過記録

傷病名の記載は十分かつ適切か
　　良：主病名のほか経過中必要な併存／合併症が明記されている

　　可：主病名が明記されている

　　否：記載がない，複数の病名が錯綜している，「疑い」病名のまま継続

　第三者にも読みやすいように丁寧に記載されているか

　　良：構成や表記に工夫がある

　　可：日本語として概ね自然である

　　否：構成の不良，誤字脱字が多い

　医学用語は学会用語集に準拠して用いられているか

　　良：非常に正確な記載

　　可：医学用語として不適切な表現なし

　　否：医学用語として不適切な表現あり

　症状・所見・治療計画などは，簡潔で明瞭に記載されているか

　　良：診断・治療の根拠，プロセスを含め明瞭に記載されている

　　可：概ね明瞭に記載されている

　　否：記載がない，記載はあるが明瞭でない

　患者の訴えや状況を具体的・正確に記載し，記載者の主観を交えていないか

　　良：客観的に状況が手に取るようにわかる

　　可：客観的な具体的記載がある

　　否：具体的な記載が不十分，主観が入っている

　患者や家族に対する説明内容（IC）は正確に記載されているか

　　良：患者，家族の説明に対する反応に関しても記載あり

　　可：説明対象・説明内容が明記されている

　　否：侵襲的な治療・検査を行っているが説明の明記なし

　　　（"IC"が不要と思われる症例はコメント欄に記載）

　同意書の記録が適切に記載され，保存が行われている

　　良：具体的な記載・表現で作成され，保存が行われている

　　可：概ね問題なく記載がされ，保存が行われている

　　否：同意書に対する記載内容が不十分，保存がされていない

　カンファランス・回診の記載がある

　　良：内容も含めた記載がある

　　可：カンファランス，（科全体の）回診を行ったとの記載がある

　　否：記載なし

２．退院サマリーの作成

　主病名・併存症・合併症・術式等は適切に記載されているか

　　良：併存／合併症に関して適切な取捨選択がなされている

　　可：主病名が合っている

　　否：主病名が不適切，病名と経過の内容が合っていない，転帰なし

　入院期間の医療内容が適切に要約されていない

　　良：検査結果なども適切に取捨選択され，必要な情報のみ載っている

　　可：経過中の治療内容の記載があり，適度な長さにまとまっている

　　否：診断に直結する治療，検査結果の記載がない，全体として長い

　手術・処置・検査等，侵襲性のある医療行為が十分に記載されているか

　　良：入院経過のなかで特に強調されている，行為の内容が具体的にわかる

　　可：手術欄に記載がある

　　否：記載がない

問題がある場合，その内容

　特に目立った不備について，または優れた点について

　日本語の表記に対する指摘，　等

索　引

〔監修・執筆〕

須貝 和則（すがい かずのり）

国際医療福祉大学院 診療情報管理学修士

1987年 財団法人癌研究会付属病院 入職

1991年 診療録管理士 取得

1995年 学校法人昭和大学病院 入職

1997年 診療情報管理士 取得

2002年 日本医師会医療安全推進者養成講座 修了

2005年 診療情報管理士指導者 取得，AIS コーディングプロバイダーコース 修了

2006年 社会医療法人ジャパンメディカルアライアンス 入職

2012年 国立研究開発法人国立国際医療研究センター 入職 現在に至る

日本診療情報管理士会会長，日本診療情報管理学会理事

日本病院会診療情報管理士教育委員会委員，同医師事務作業補助者コース小委員会委員長

〔執筆〕

11章：石﨑 義弘（いしざき よしひろ）

　　　　国立研究開発法人国立がん研究センター

　　　　企画経営部 柏キャンパス企画経営課 企画経営課長補佐

12章：瀬戸 僚馬（せと りょうま）

　　　　東京医療保健大学 医療保健学部医療情報学科 教授

実践&入門
診療情報管理パーフェクトガイド ［改訂新版 Ver.3］ ＊定価は裏表紙に表示してあります

2016年11月10日　第1版第1刷発行
2023年 9月28日　第3版第1刷発行

著　者　須　貝　和　則
発行者　小　野　　　章
発行所　医学通信社

〒101-0051 東京都千代田区神田神保町2-6 十歩ビル
TEL　03-3512-0251（代表）
FAX　03-3512-0250（注文）
　　　03-3512-0254（書籍の記述についてのお問い合わせ）

https://www.igakutushin.co.jp
※ 弊社発行書籍の内容に関する追加
　情報・訂正等を掲載しています。

装丁デザイン／EBranch 冨澤崇

（表紙写真・© Decorwithme-Fotolia）

印刷・製本／シナノ

落丁，乱丁本はお取り替えいたします。
© K. Sugai, 2023. Printed in Japan
ISBN 978-4-87058-896-7

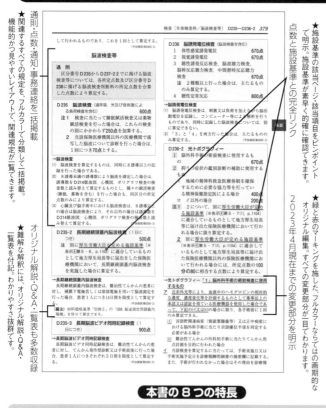

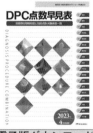
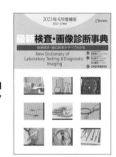

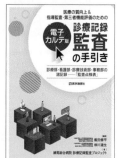
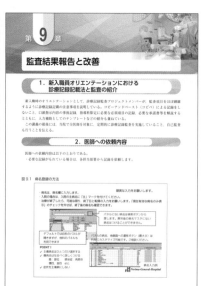
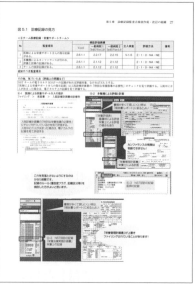

診療報酬・医学臨床・
適応疾患—電子辞書 BOX

2023 年診療報酬
改定に準拠し，
バージョンアップ !!

GiGi-Brain
ギギ

★ 2023 年6月1日
データ更新 !!

※ バージョンアップにより画面が
画期的に見やすくなりました!!

Version2.2　2023 年 6 月

診療報酬点数表，臨床手技・傷病名解説，医学・医療用語，カルテ・レセプト略語——など，臨床現場やカルテ・レセプト業務に必要な書籍データを，図表・イラスト・写真も含めて，すべて収録しています。『GiGi-Brain』では，①**全書籍データの目次検索**，②**各書籍データ内の文字検索**，③**全書籍データを連結させた文字検索**——という3種類の検索機能を装備。全データ間をクロスした検索が可能です。

　例えば，「診療報酬」→「臨床手技解説」→「適応病名解説」→「医学用語・略語解説」という各書籍データ間の検索が，スピーディに実現できます。

① 診療点数早見表　2023年4月増補版
② 最新 検査・画像診断事典　2023年4月増補版
③ 手術術式の完全解説　2022-23年版
④ 臨床手技の完全解説　2022-23年版
⑤ 医学管理の完全解説　2022-23年版
⑥ 在宅医療の完全解説　2022-23年版
⑦ 標準・傷病名事典　ver.3.0
⑧ 最新・医療用語 4200
⑨ 臨床・カルテ・レセプト略語 28000

★ 2023 年6月，バージョンアップ
★『診療点数早見表 2023 年 4 月増補版』『最新 検査・画像診断事典 2023 年 4 月増補版』を反映

(1)『GiGi-Brain』をお申込みいただきユーザー登録された方に，IDとパスワードをお送りします。
(2) IDとパスワードで，弊社ホームページからパソコンにダウンロード（インストール）すれば使用できます。
※ 推奨動作環境は，Windows7, 10です。

▪1端末1,000円（＋税）/月，利用契約期間2024年3月まで
　→利用料は，**2024年3月までの月数×1,000円（＋税）**
▪**お申込みされた月は無料**とさせていただきます。

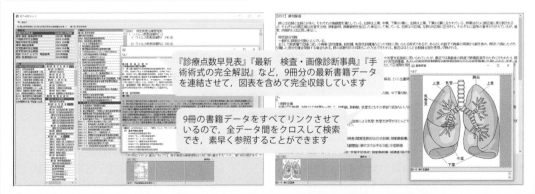

『診療点数早見表』『最新 検査・画像診断事典』『手術術式の完全解説』など，9冊分の最新書籍データを連結させて，図表を含めて完全収録しています

9冊の書籍データをすべてリンクさせているので，全データ間をクロスして検索でき，素早く参照することができます

【ご注文方法】①HP・ハガキ・FAX・電話等でご注文下さい。
②振込用紙同封でダウンロードのご案内をお送りします。

☎ 101-0051 東京都千代田区神田神保町 2-6 十歩ビル
tel.03-3512-0251　fax.03-3512-0250
ホームページ https://www.igakutushin.co.jp

医学通信社

★2022年改定から2040年へ激変する医療制度と診療報酬——感染症医療体制の構築，働き方改革，地域包括ケアと地域医療構想，ICT推進，アウトカム評価など，最新の動向を的確にキャッチ!!

★①最適の診療報酬請求と施設基準選択，②効率的な経営マネジメントと組織活性化，③医療の質と患者サービスの向上，④請求もれ・査定減ゼロ——など，あらゆるノウハウと実務知識を満載!!

★2022年4月改定後の告示・通知・事務連絡もすべて掲載し，2022年10月改定や2023年4月からの特例措置等の内容もわかりやすく解説。新型コロナ特例措置の変更点や，オンライン資格確認・働き方改革などの行方についても詳しく解説しています。最新情報とノウハウを月1冊に凝縮した，実務に役立つ医療総合誌です!!

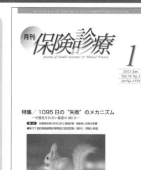

■A4判／約120頁
■フルカラー／2色刷

月刊 保険診療
Journal of Health Insurance & Medical Practice

12月号付録

2022年改定から2040年に向けたマネジメントと実務ノウハウを満載!!

本誌特集

本誌の主な連載

■お申込みはHP・ハガキ・電話・FAXで，何月号から購読されるかお知らせ下さるだけでOK。
■希望者には見本誌をお送りいたします。

■価格：**1,800円**(税込1,980円)
■定期購読(送料無料)　半年：**10,800円**(税込11,810円)
　1年：**21,600円**(税込23,760円)

★口座引落による1年契約には割引特典(1割引)→1年：**19,440円**(税込21,384円)

※ 診療報酬改定年の3月号(別冊『診療報酬BASIC点数表』)／4・5月合併号(『診療点数早見表』)は特別価格(税込4,180円／4,950円)となりますが，定期購読の場合は定期購読料のみで，差額分はサービス(無料)となります。

【ご注文方法】①HP・ハガキ・FAX・電話等でご注文下さい。②振込用紙同封で書籍をお送りします(料金後払い)。③または書店にてご注文下さい。

〒101-0051 東京都千代田区神田神保町2-6 十歩ビル
tel.03-3512-0251　fax.03-3512-0250
ホームページ https://www.igakutushin.co.jp

医学通信社